MARINE LORPHELIN
MÉDECIN GÉNÉRALISTE

En pleine FORME

Photographies par Laurence Laborie

MARABOUT

Sommaire

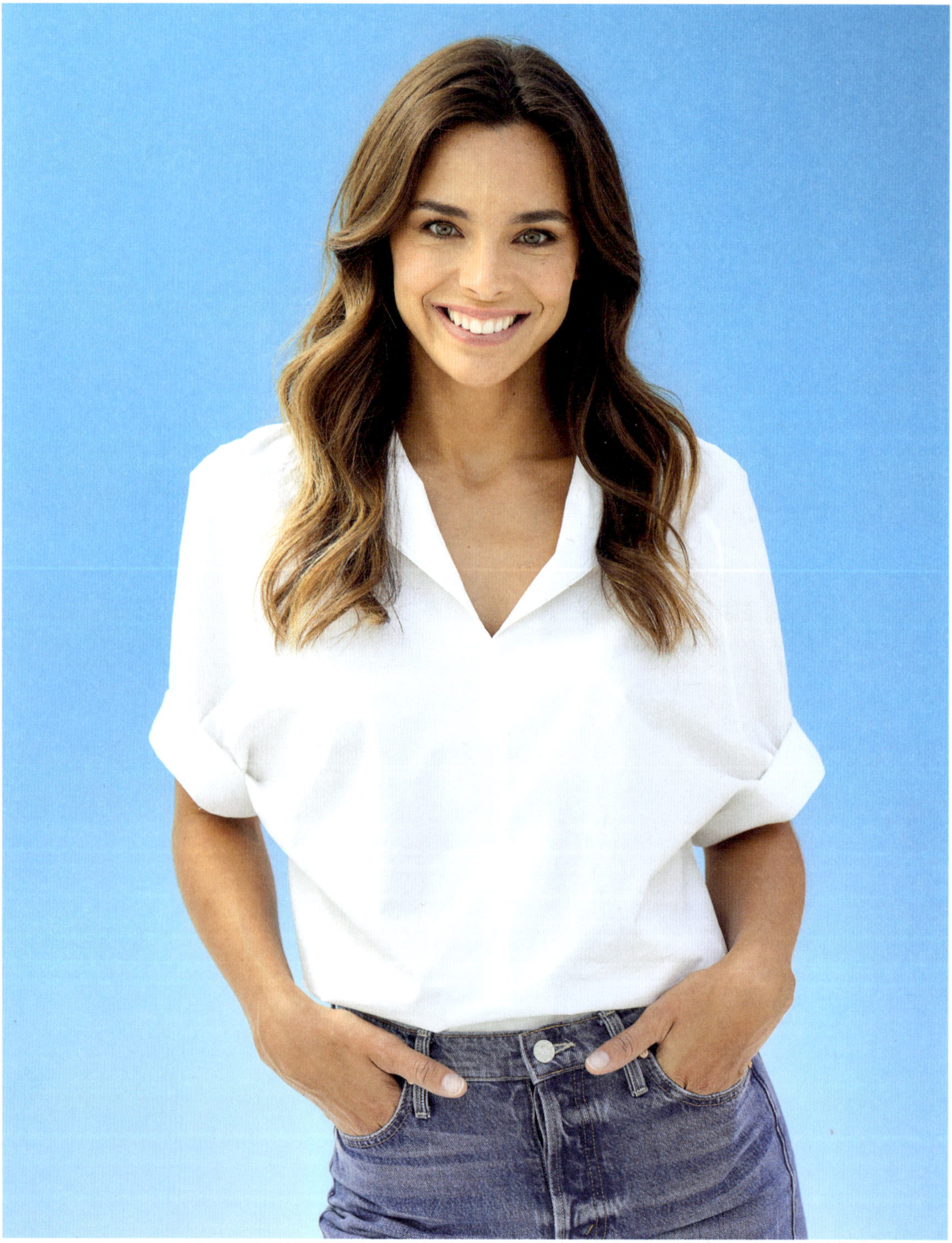

Introduction

Tous les jours, ou presque, nous discutons ensemble de santé : au cabinet médical en consultation, ou *via* les réseaux sociaux. Vous vous posez des questions pertinentes, légitimes, vous avez accès à beaucoup d'informations scientifiques, grâce aux médias ou autre, mais aussi à des *fake news* qui peuvent embrouiller votre jugement. Il y a beaucoup de choses à dire concernant la santé !

En tant que médecin, mon objectif est de vous accompagner sur le terrain, au quotidien, vers une meilleure santé. En parallèle, j'ai la chance de bénéficier d'une certaine visibilité sur les réseaux sociaux, que je mets à profit pour faire de la prévention auprès du grand public et aider un maximum de personnes à aller mieux : tandis qu'un message expliqué au cabinet touchera une dizaine de personnes par jour, sa diffusion sur Instagram en ciblera peut-être 200 000, ou plus ! Ce sentiment d'utilité m'anime au quotidien et donne un but à ma vie !

J'ai souhaité rassembler au sein d'un ouvrage des informations claires, précises, et vous donner les moyens d'être actrice et acteur de votre santé. Vous trouverez ainsi un condensé des facteurs sur lesquels vous pouvez agir pour aller bien, pour aller mieux. Pour prévenir avant de guérir, car c'est ce en quoi je crois le plus. Vous les connaissez déjà certainement : le sommeil, l'alimentation, l'activité physique, la santé mentale, le soin du corps et un suivi de santé régulier. Parce que santé physique et santé mentale sont intimement liées, la question du bien-être mental est le fil rouge du livre. Le but ultime ? Que vous soyez bien dans votre corps et dans votre tête. Et oui, on ne peut pas prendre soin de son corps si sa tête déraille ! Et vice versa !

Je n'ai pas la prétention de révolutionner la santé, loin de là, mais je souhaite vous apporter ma vision de la prévention, vous prodiguer des conseils pratiques et un peu de mon expérience personnelle, qui je l'espère vous inspirera. Vous trouverez aussi au fil des chapitres des avis complémentaires d'experts, que je remercie de leur participation. J'espère que ce guide pourra vous aider à être vraiment en pleine forme !

Bonne lecture !

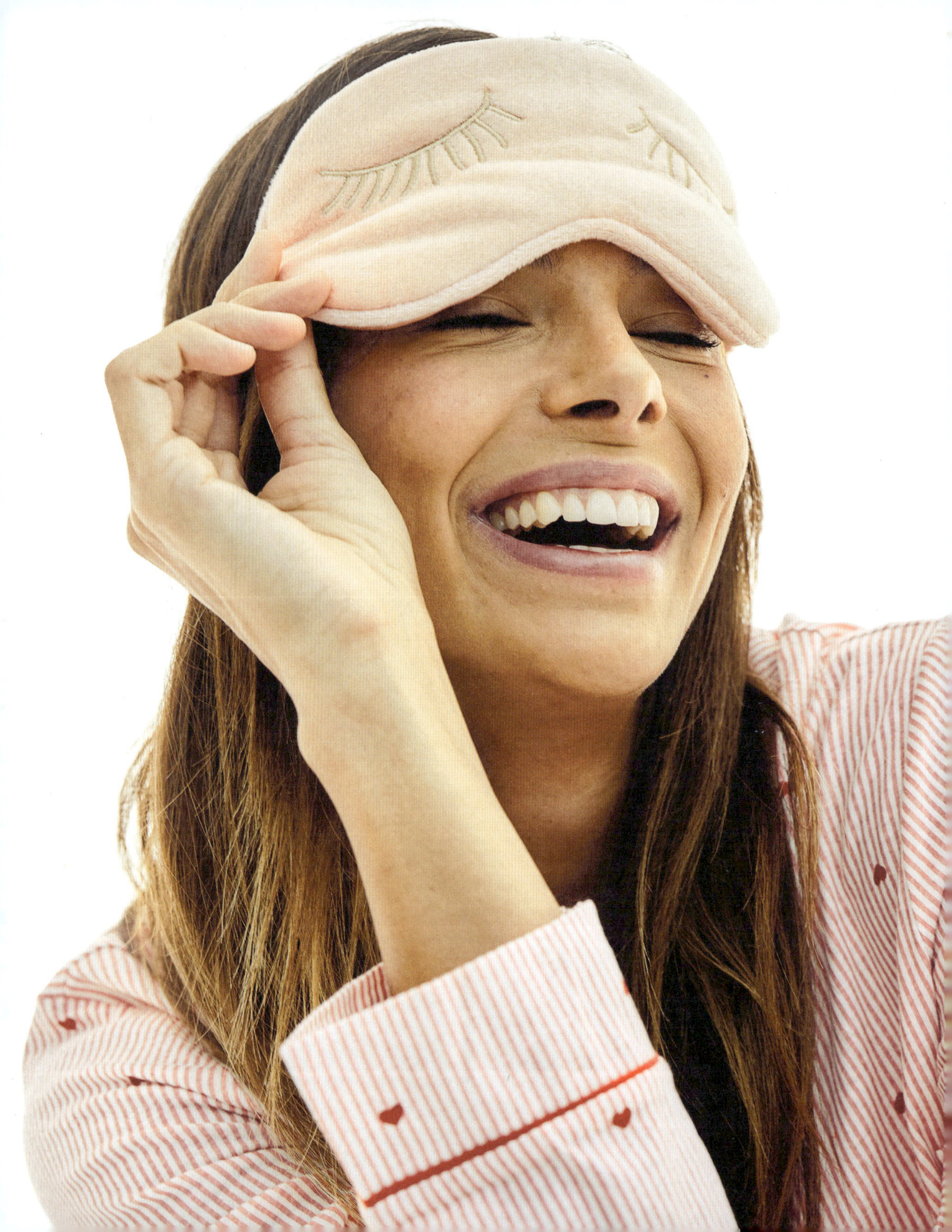

Le sommeil

LE PREMIER PILIER D'UNE BONNE SANTÉ

Rien de tel qu'une bonne nuit de sommeil pour se sentir en forme ! Nous l'avons tous vérifié, moi la première ! C'est pourquoi j'ai voulu commencer cet ouvrage par le sommeil qui, pour moi, est le premier pilier des fondations d'une bonne santé physique et mentale. C'est la première pierre dans la construction de votre équilibre, l'ingrédient principal de la recette de votre bien-être quotidien.

Dormir, c'est vital !

En effet, l'être humain ne peut pas se passer de sommeil. Il passe même 1/3 de sa vie à dormir ! Mais aujourd'hui, nous dormons en moyenne 1 h 30 de moins qu'il y a 50 ans ; 1/3 des Français souffrent d'un ou plusieurs troubles du sommeil, 1/4 se disent fatigués la journée. Le sommeil est fragile, il se détraque facilement et nous joue des tours. À moi la première : j'ai longtemps fait des insomnies d'endormissement liées à mon anxiété. Alors, si vous estimez que vous ne dormez pas assez ou que vous souffrez de troubles du sommeil, j'aimerais vous rassurer : il existe des solutions pour y remédier !

MAIS COMMENT ÇA MARCHE ?

Il est essentiel de comprendre comment le sommeil fonctionne afin de pouvoir mettre en place des routines efficaces. Nos journées sont rythmées par l'alternance de deux états définis par notre horloge interne : la veille et le sommeil. On parle de « rythme circadien » (sur 24 heures) ou, plus précisément, de « **rythme nycthéméral** » pour désigner l'alternance jour/nuit correspondant à un cycle biologique de 24 heures. Celui-ci est influencé par la lumière naturelle : nous sommes donc programmés pour être éveillés le jour et pour dormir la nuit.

Le bon réflexe ? Le soir, on baisse les lumières au maximum.

L'alternance lumière du jour/obscurité de la nuit permet au cycle veille/sommeil de se réaliser. Donc s'exposer à une lumière forte le matin permet de bien se réveiller ; à l'inverse, y être trop exposé le soir retarde l'endormissement...

Le soir, on baisse donc les lumières au maximum : on arrête les écrans 30 minutes à 1 heure avant d'aller se coucher (leur lumière bleue excite 100 fois plus la rétine que celle du jour !) et on préfère les lumières orangées plus apaisantes et favorables au sommeil.

LES BIENFAITS DU SOMMEIL

On a beau savoir que dormir suffisamment en qualité et en quantité est essentiel, notre sommeil est trop souvent délaissé. En cause, entre autres, une diminution du temps qui lui est dédié. On devrait pourtant y prêter plus d'attention tant il nous apporte de bénéfices.

Physiques :

— une meilleure forme et une immunité renforcée ;
— une performance et une récupération musculaires améliorées, une énergie renouvelée ;
— une diminution du risque de surpoids, de diabète, d'hypertension artérielle ;
— un fonctionnement métabolique optimal, avec la régulation de nombeuses hormones dont celles de l'appétit et de la régulation du sucre ;
— une croissance respectée et une température corporelle régulée ;
— une régénération des cellules ;
— une diminution des douleurs ;
— un cœur et des artères en pleine forme.

Psychiques :

— une bonne humeur en toutes circonstances ;
— une diminution du stress, de l'anxiété, de la dépression et de leurs conséquences délétères ;
— des facultés intellectuelles améliorées ou consolidées (apprentissages, cognition, mémorisation, réflexion, vigilance...) ;
— une meilleure régulation des émotions.

En résumé, en nous permettant de récupérer physiquement, psychologiquement et intellectuellement, le sommeil est un allié naturel antidéprime, antipoids pour une croissance et une santé au top !

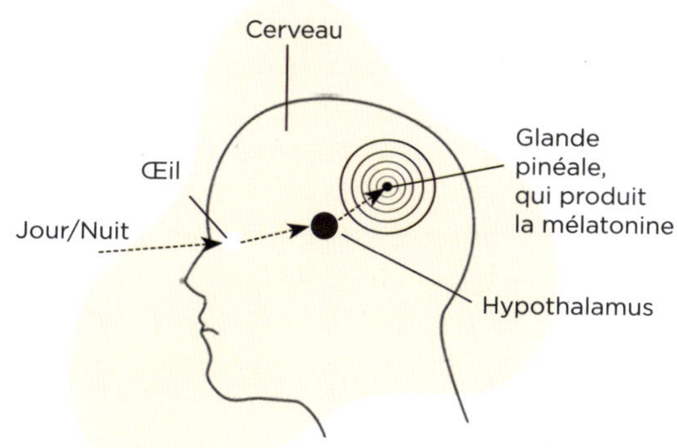

01 L'alternance lumière/obscurité enclenche l'horloge circadienne.

02 Le cerveau commande la sécrétion de mélatonine, appelée « hormone du sommeil ».

03 Le taux de mélatonine augmente à mesure que la lumière diminue.

Le saviez-vous ?

La pression de sommeil correspond au besoin de dormir, qui s'accumule petit à petit au fur et à mesure de la journée avec la fatigue physique et qui correspond à la production de substances dites « hypnogènes » (qui font dormir) dans notre cerveau, freinant petit à petit les mécanismes qui nous tiennent éveillés. Quand cette pression de sommeil devient importante, on ne peut pas lutter !

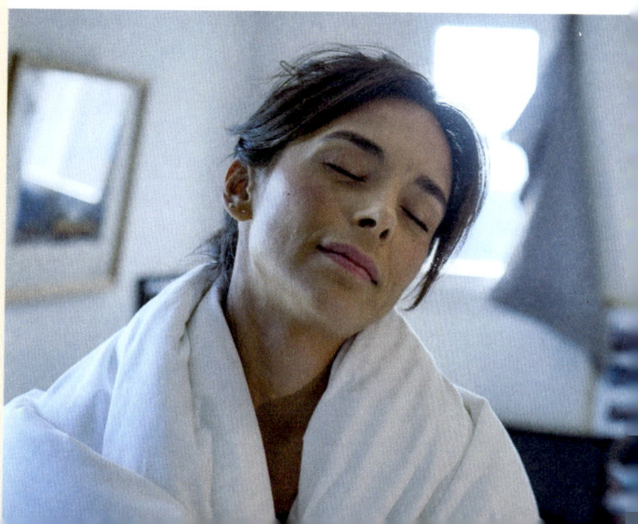

LES CYCLES DU SOMMEIL

Une nuit de sommeil se découpe en plusieurs **cycles de sommeil**, eux-mêmes divisés en deux grands états aux rôles complémentaires :
— le **sommeil lent**, qui nous permet de récupérer physiquement ;
— le **sommeil paradoxal**, dit « paradoxal » parce que si notre corps n'a pas de tonus, notre cerveau, lui, travaille ; c'est pendant le sommeil paradoxal que notre mental récupère et que se produisent la plupart de nos rêves.

Imaginez un cycle de sommeil comme un train composé de plusieurs wagons.

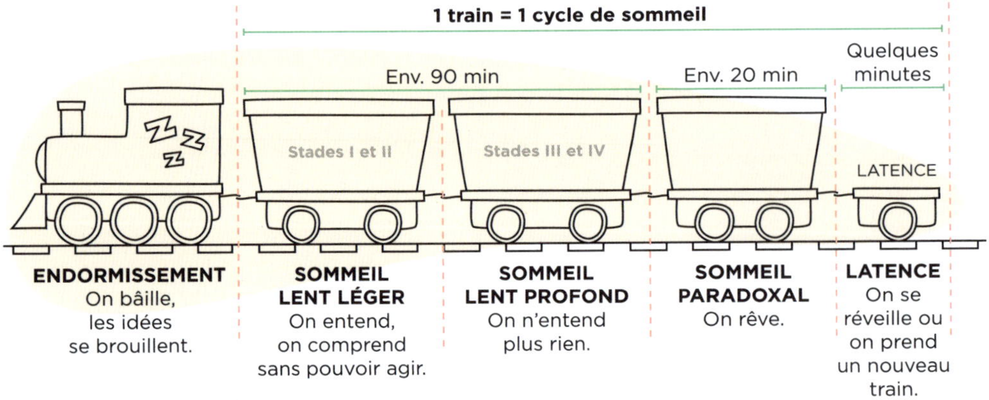

Lorsque vous n'êtes pas soumis à la pression du réveil, pendant le week-end par exemple, vous allez vous réveiller naturellement à la fin d'un cycle.
Au contraire, lorsque vous travaillez, l'alarme de votre réveil se déclenche sans prendre en compte vos cycles de sommeil. Si elle tombe juste à la fin d'un cycle, vous vous réveillerez en forme. Mais si elle sonne en plein milieu, vous allez mal le vivre ! Le réveil sera particulièrement difficile, comme on dit, vous aurez la tête dans le brouillard !

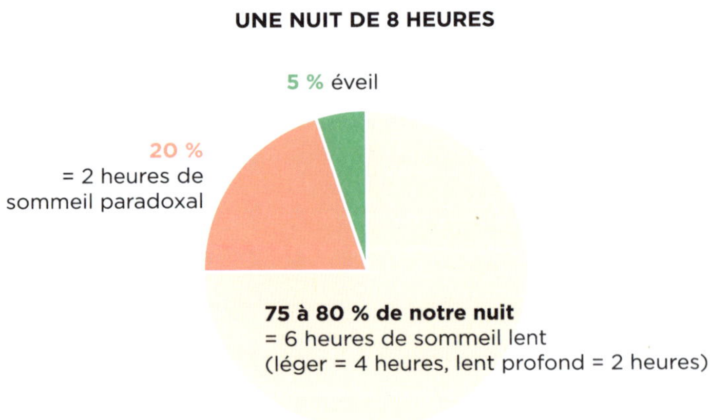

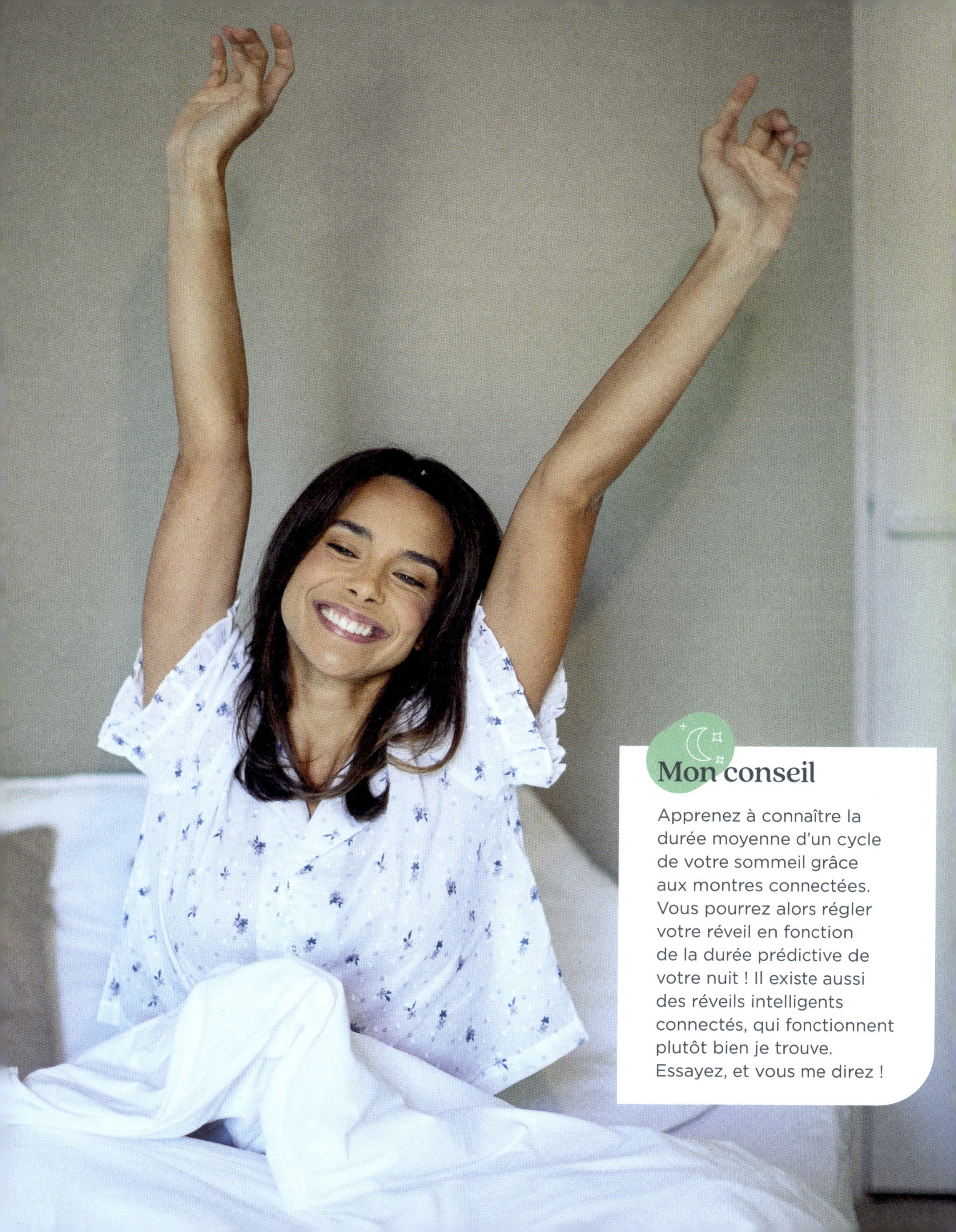

Mon conseil

Apprenez à connaître la durée moyenne d'un cycle de votre sommeil grâce aux montres connectées. Vous pourrez alors régler votre réveil en fonction de la durée prédictive de votre nuit ! Il existe aussi des réveils intelligents connectés, qui fonctionnent plutôt bien je trouve. Essayez, et vous me direz !

8 HEURES DE SOMMEIL, MYTHE OU INFO ?

— **On entend souvent dire** qu'il faut dormir 8 heures par nuit. En réalité, notre type de sommeil (nombre d'heures, durée des cycles) est en partie déterminé génétiquement, même si notre hygiène de vie et nos habitudes l'influencent !

— **Chaque individu** a sa propre horloge interne. Il dort pendant une durée idéale qui lui est propre et qui évolue au cours de la vie.

— **Donc la durée idéale de sommeil**, c'est celle qui vous permet de vous sentir bien et de mener vos projets à terme en pleine capacité physique et mentale !

— **Dire à la population générale** qu'il faut dormir 8 heures par nuit pour être en forme est faux. Alors déculpabilisez-vous si ce n'est pas votre cas.

— **Si vous avez l'habitude** de dormir 6 heures par nuit et que cela vous satisfait, alors vous êtes un **court dormeur**. On parle de court dormeur à moins de 6 heures de sommeil par nuit et de **long dormeur** pour plus de 9 heures par nuit.

— **Il faut cependant différencier** les longs dormeurs, qui se sentent bien en dormant longtemps chaque jour, des personnes en privation de sommeil qui tentent de rattraper leur dette de sommeil les week-ends et jours fériés. Votre critère pour savoir si vous dormez suffisamment est tout simplement votre état de forme le lendemain.

— **Remettez à l'heure votre horloge biologique !** Pour mieux repérer vos besoins en sommeil, le mieux reste encore de vous évaluer pendant des vacances, loin de toutes contraintes sociales. Écoutez-vous, couchez-vous aux premiers signes de fatigue et levez-vous dès que vous ouvrez les yeux le matin. Notez vos horaires le temps de cette expérience d'une semaine et observez vos courbes physiologiques. Je parie que vos horaires sont réguliers… Alors, ce n'était pas sorcier et cela peut vous aider à mieux réguler votre sommeil !

Aidez votre ado à prendre soin de son sommeil !

Votre ado a du mal à se lever le matin ? Son cas n'est pas isolé : 42 % des parents disent la même chose ! C'est le paradoxe de l'ado : il a un besoin accru de sommeil, mais son mode de vie fait qu'il ne le prend pas en compte. Les jeux vidéo avec les amis ou les textos à l'amoureux·sont tellement plus importants qu'il se couche très tard et se lève tard… Il décale son rythme veille/sommeil. Je peux vous prédire qu'il n'aura pas sommeil le lendemain soir avant une heure tardive : coucou le cercle vicieux ! Mais les jours de semaine, son réveil sonne impitoyablement. Il est en déficit chronique de sommeil, ce qui entraîne dans la journée une somnolence, des maux de tête, une baisse d'immunité, de concentration, de performances, d'apprentissage, une irritabilité.

Alors oui, soyez ferme ! Faites un marché avec lui pour gérer son exposition aux stimulations lumineuses, surtout aux écrans. Idéalement, évitez-lui les jeux vidéo violents le soir. Il pourrait peut-être aussi lire ce chapitre ?

Le saviez-vous ?

Médicalement parlant, la **privation de sommeil** est néfaste pour votre santé si vous dormez moins de 6 heures par nuit. Et peut-être cela va-t-il vous étonner, mais trop dormir n'est pas bon non plus !

— Une privation de sommeil engendre des difficultés à se concentrer, à mémoriser, une humeur irritable, une augmentation du risque d'obésité, de diabète, de dépression, et affaiblit vos défenses immunitaires...

— Un excès de sommeil est quant à lui associé à un risque d'obésité et de dépression. Allez, on se lève !

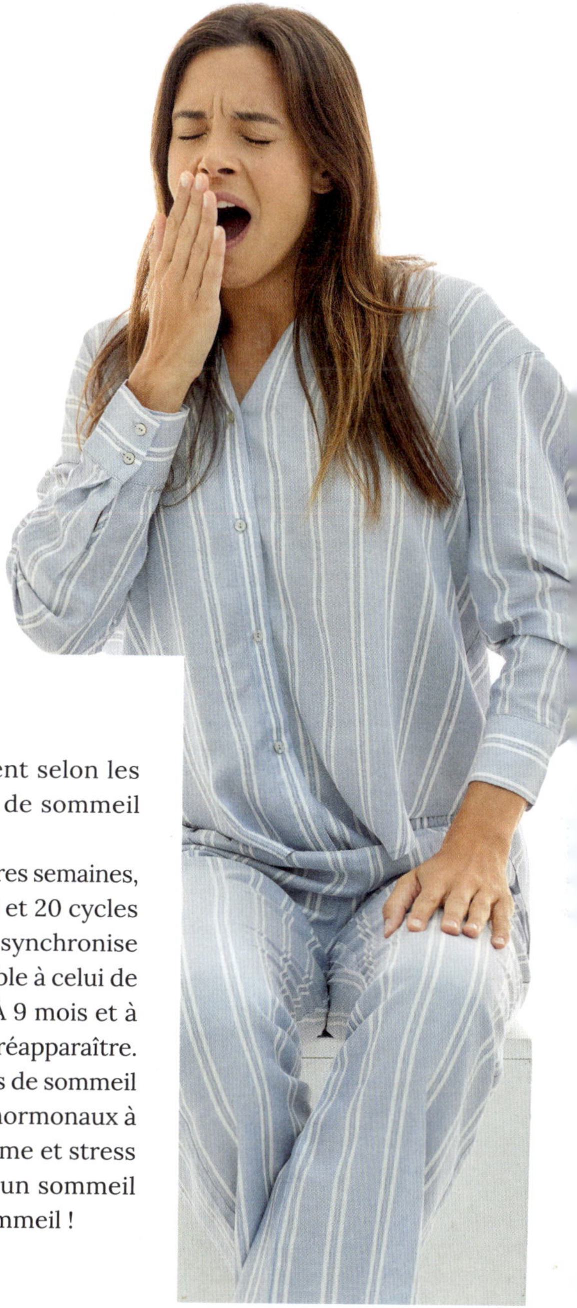

LE SOMMEIL ET L'ÂGE

Les durées de sommeil et sa qualité varient naturellement selon les périodes de la vie. Maximal à la naissance, notre besoin de sommeil diminue avec l'âge.

— **Les bébés** ont besoin de beaucoup dormir ; dans les premières semaines, leurs cycles sont courts, avec un sommeil morcelé entre 16 et 20 cycles par jour ! Puis, vers 6 mois, leur rythme veille/sommeil se synchronise avec leur rythme biologique ; à 9 mois, leur sommeil ressemble à celui de l'adulte, réparti entre sommeil lent et sommeil paradoxal. À 9 mois et à nouveau autour de 18 mois, des troubles du sommeil peuvent réapparaître.

— **Les adolescents** ont toujours besoin de beaucoup d'heures de sommeil pour assurer une bonne croissance. Mais les changements hormonaux à la puberté et un mode de vie différent à l'adolescence (rythme et stress scolaire, café, tabac, alcool, sorties, écrans...) perturbent un sommeil jusqu'ici bien installé. Ils sont trop souvent en déficit de sommeil !

QUANTITÉ RECOMMANDÉE DE SOMMEIL SELON L'ÂGE

Âge	1 à 3 mois	4 à 11 mois	1 à 2 ans	3 à 5 ans	6 à 13 ans	14 à 17 ans	18 à 25 ans	26 à 64 ans	+ de 65 ans
Durée de sommeil	14 à 17 heures	12 à 15 heures	11 à 14 heures	10 à 13 heures	10 à 13 heures	8 à 10 heures	7 à 9 heures	7 à 9 heures	7 à 8 heures

— Le sommeil **des adultes** dépend de leurs contraintes : travail, stress, trajets, charge mentale, responsabilités, environnement… Les changements hormonaux ne sont pas en reste pour eux aussi influer sur le sommeil lors d'une grossesse ou de la ménopause.

— **Les seniors** connaissent généralement des problèmes de sommeil avec un temps d'endormissement plus long, un sommeil moins profond, de nombreux réveils nocturnes et un réveil précoce (on parle d'avance de phase). De fait, facilement fatigués, ils ont souvent recours aux siestes.

SE COUCHER TÔT POUR SE LEVER TÔT ? PAS SI SIMPLE

Dans l'idéal, c'est mieux pour votre sommeil de vous coucher tôt. Pourquoi ? Parce qu'il a été démontré que les heures de sommeil en début de nuit, avant minuit, favorisent la qualité du sommeil avec une quantité plus importante de sommeil lent profond qu'en fin de nuit. Or, on l'a vu, ce sommeil lent profond est le plus réparateur.

Allez, chiche, on se couche avant 23 heures pendant une semaine ? Ce n'est pas votre rythme ? Là encore, déculpabilisez-vous ! Vous ne pouvez pas lutter contre la génétique, même si adopter de meilleures habitudes pourra améliorer votre sommeil. Retrouvez-les page 24.

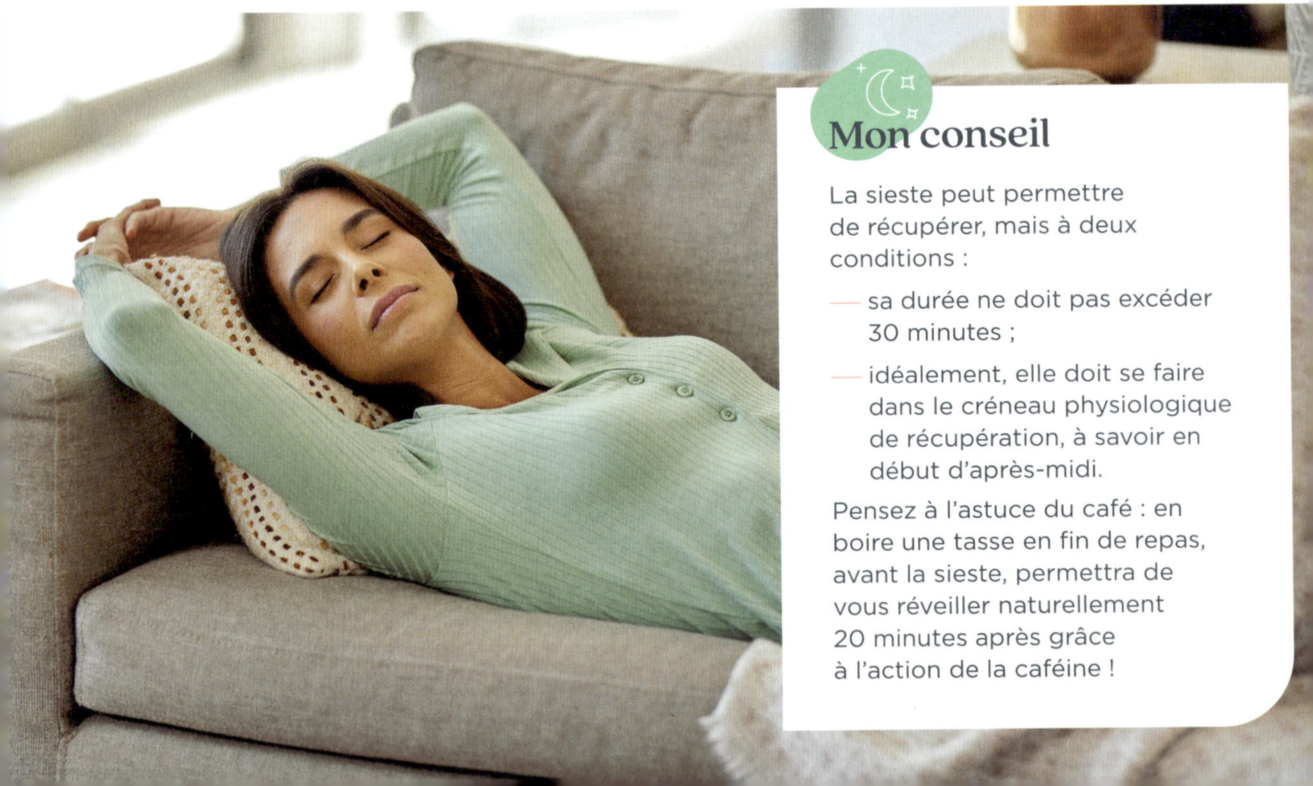

Mon conseil

La sieste peut permettre de récupérer, mais à deux conditions :

- sa durée ne doit pas excéder 30 minutes ;
- idéalement, elle doit se faire dans le créneau physiologique de récupération, à savoir en début d'après-midi.

Pensez à l'astuce du café : en boire une tasse en fin de repas, avant la sieste, permettra de vous réveiller naturellement 20 minutes après grâce à l'action de la caféine !

Quand le sommeil est détraqué…

Stress, planning surchargé, sorties nocturnes régulières… Il est vrai que dans nos sociétés occidentales, nous avons tendance à nous imposer un rythme de vie effréné. Et le premier à en pâtir est notre sommeil ! Qui n'a pas déjà souffert d'insomnies ou de réveils nocturnes ? D'ailleurs, les troubles du sommeil sont souvent un motif de consultation chez le médecin généraliste, encore plus depuis la crise sanitaire. Quand j'étais interne en médecine à Paris, j'enchaînais les gardes hospitalières et les événements médiatiques en soirée ; je me couchais toujours tard, j'étais sous pression. J'avais du mal à m'endormir, à cause des pensées anxieuses liées à mon planning du lendemain et des bruits extérieurs. Je me réveillais exténuée. Pour tenir le coup et me sentir mieux, j'ai commencé par reprendre soin de mon sommeil avec de bons réflexes et une routine personnalisée (voir page 29).

UN SOMMEIL PERTURBÉ, C'EST UNE PERSONNE EN SOUFFRANCE.

Les troubles du sommeil englobent plusieurs problématiques :
— **les insomnies :** les difficultés à s'endormir ;
— **les réveils nocturnes :** les réveils intempestifs pendant la nuit avec difficulté à se rendormir ;
— **les réveils précoces :** les réveils trop tôt le matin avec difficulté à se rendormir ;
— **le sommeil non réparateur :** le réveil avec la sensation d'être fatigué.

Parfois, ils signent une maladie sous-jacente qu'on peut traiter ! Alors, si vous souffrez de troubles du sommeil, mon premier conseil est de **consulter votre médecin traitant.** Grâce à la discussion et à l'examen clinique, le médecin va identifier vos problématiques et tenter de poser un diagnostic. Il peut être amené à vous prescrire des examens si besoin.

Mon conseil

Avant de consulter, il peut être intéressant de réaliser un calendrier de votre sommeil pendant 15 jours, en semaine et le week-end : notez vos heures de coucher, de réveil matinal, de réveils nocturnes, mais aussi vos ressentis, vos activités de la veille, vos repas pris…

LES PATHOLOGIES DU SOMMEIL

01

Le syndrome d'apnées hypopnées obstructives du sommeil (SAHOS)

— **C'est quoi ?**
Ce syndrome largement sous-diagnostiqué se caractérise par des apnées, c'est-à-dire des pauses respiratoires ou une diminution du débit respiratoire pendant la nuit, entraînant une mauvaise oxygénation du sang lors de très courts instants mais de manière répétée.

— **Quels symptômes ?**
La nuit est agitée avec des réveils nocturnes, parfois des ronflements remarqués par le conjoint, des maux de tête le matin et surtout une fatigue importante voire une somnolence journalière.

Attention, ce n'est pas parce que l'on ronfle que l'on a forcément un SAHOS ! Mais quand on ronfle, le sommeil est souvent perturbé.

— **À quoi est dû ce trouble ?**
Ce syndrome est lié à un obstacle sur les voies aériennes qui bloque le passage de l'air.

— **Comment est posé le diagnostic ?**
Le diagnostic est fait par un examen réalisé pendant une nuit de sommeil qui s'appelle « polysomnographie ». On va mesurer le nombre de réveils, les mouvements du patient, la saturation en oxygène du sang, le débit de l'air dans les voies aériennes. Cet examen est réalisé dans des centres du sommeil ou des centres de pneumologie.

— **Quelle prise en charge et pourquoi ?**
Il faut traiter ce syndrome car il est fortement associé à des problèmes cardiovasculaires : hypertension, troubles du rythme cardiaque… et des troubles anxiodépressifs ! Le SAHOS se contre par l'utilisation d'une machine ventilatoire pendant la nuit. La personne dort avec un masque spécifique pour améliorer sa respiration…

02

Le syndrome des jambes sans repos

— **C'est quoi ?**
Il s'agit d'un trouble neurologique engendrant des manifestations gênantes des membres inférieurs :
— des sensations désagréables dans les jambes (fourmillements, brûlures, décharges électriques) qui surviennent surtout au repos et sont accentuées la nuit. Les patients ont un besoin irrépressible de bouger pour atténuer ces sensations : on parle d'« impatiences dans les jambes » ;
— des mouvements involontaires des jambes pendant le sommeil, pas toujours perçus par le patient.

— **Quels symptômes ?**
Un sommeil agité, des réveils nocturnes, une fatigue journalière, des impatiences dans les jambes, ou un conjoint qui se plaint de recevoir des coups de pied involontaires pendant la nuit !

— **À quoi est dû ce trouble ?**
On ne connaît pas totalement les causes de ce syndrome, mais l'hypothèse est un déficit de dopamine, une molécule qui permet la communication entre les neurones. Une prédisposition génétique, une grossesse, une insuffisance rénale, un diabète, une maladie neurologique, une carence en fer et certains médicaments peuvent être des facteurs déclenchant ou aggravant les symptômes de cette maladie.

— **Comment est posé le diagnostic ?**
Il est posé lors de la discussion avec le patient ou grâce à la polysomnographie qui permet l'enregistrement des mouvements du patient pendant son sommeil.

— **Quelle prise en charge et pourquoi ?**
Selon le tableau, le patient peut être soulagé par des médicaments augmentant le taux de dopamine ou des médicaments utilisés dans l'épilepsie. Le but est de soulager ces sensations bizarres, d'améliorer son sommeil et donc sa qualité de vie !

La narcolepsie

— C'est quoi ?

Bien connue du grand public, la narcolepsie se présente par des endormissements intempestifs et irrépressibles dans la journée. Vous savez, ce sont ces personnes qui s'endorment n'importe où, n'importe quand, sans pouvoir se contrôler ! Très inquiétant…

— Quels symptômes ?

Plusieurs symptômes peuvent correspondre :

- une somnolence excessive en journée avec des endormissements incontrôlables ;
- une cataplexie, c'est-à-dire un relâchement soudain des muscles avec une perte de force ;
- des hallucinations en s'endormant ou en se réveillant ;
- des troubles du sommeil : réveils fréquents, paralysie du sommeil, rêves réalistes…

— À quoi est dû ce trouble ?

Les causes sont mal connues, avec une prédisposition génétique (groupe HLA, *Human Leucocyte Antigen*) et des facteurs déclenchants (stress, traumatisme crânien, infection, grossesse…).

— Comment est posé le diagnostic ?

Là encore, la polysomnographie caractérise le sommeil du patient. L'examen sera complété par un test itératif de latence d'endormissement, le TILE test, qui mesure la capacité et la vitesse d'endormissement de la personne en journée.

— Quelle prise en charge et pourquoi ?

Le traitement consiste à prendre des médicaments spécifiques pour améliorer le sommeil nocturne et stimuler l'éveil diurne. Car la vie quotidienne est particulièrement altérée, avec un risque élevé d'accidents, de chutes, de blessures, mais aussi des troubles de la concentration.

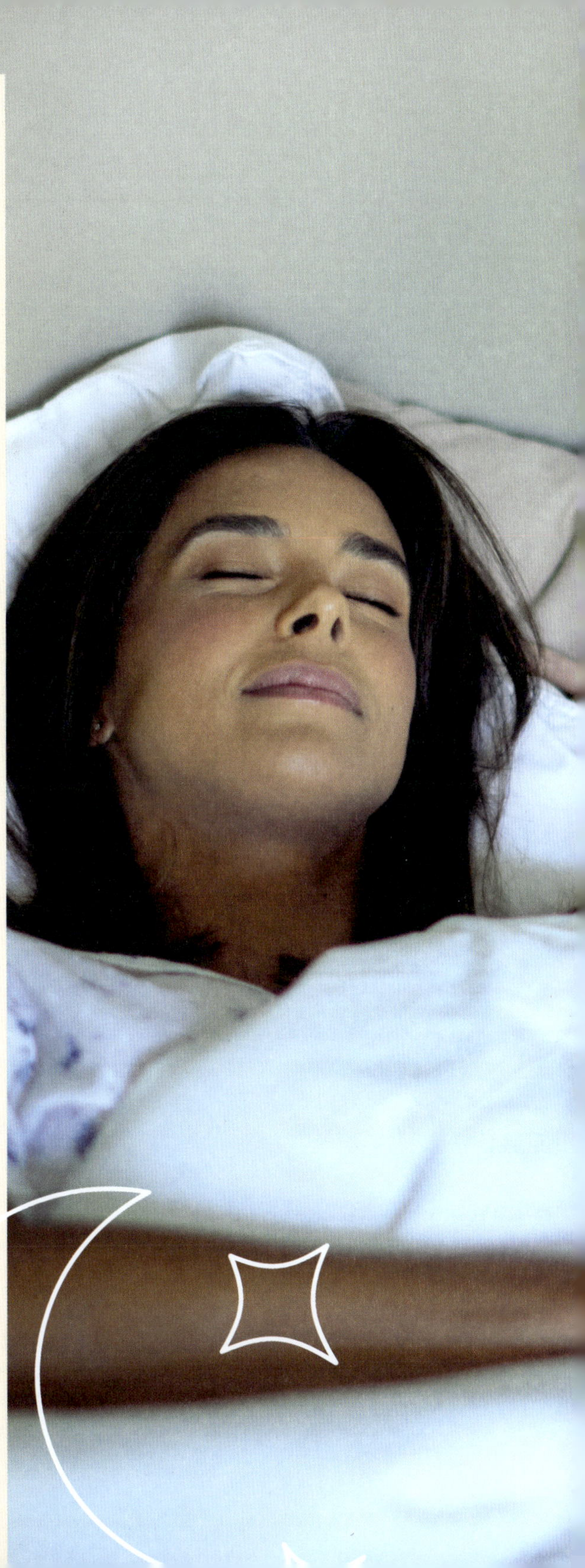

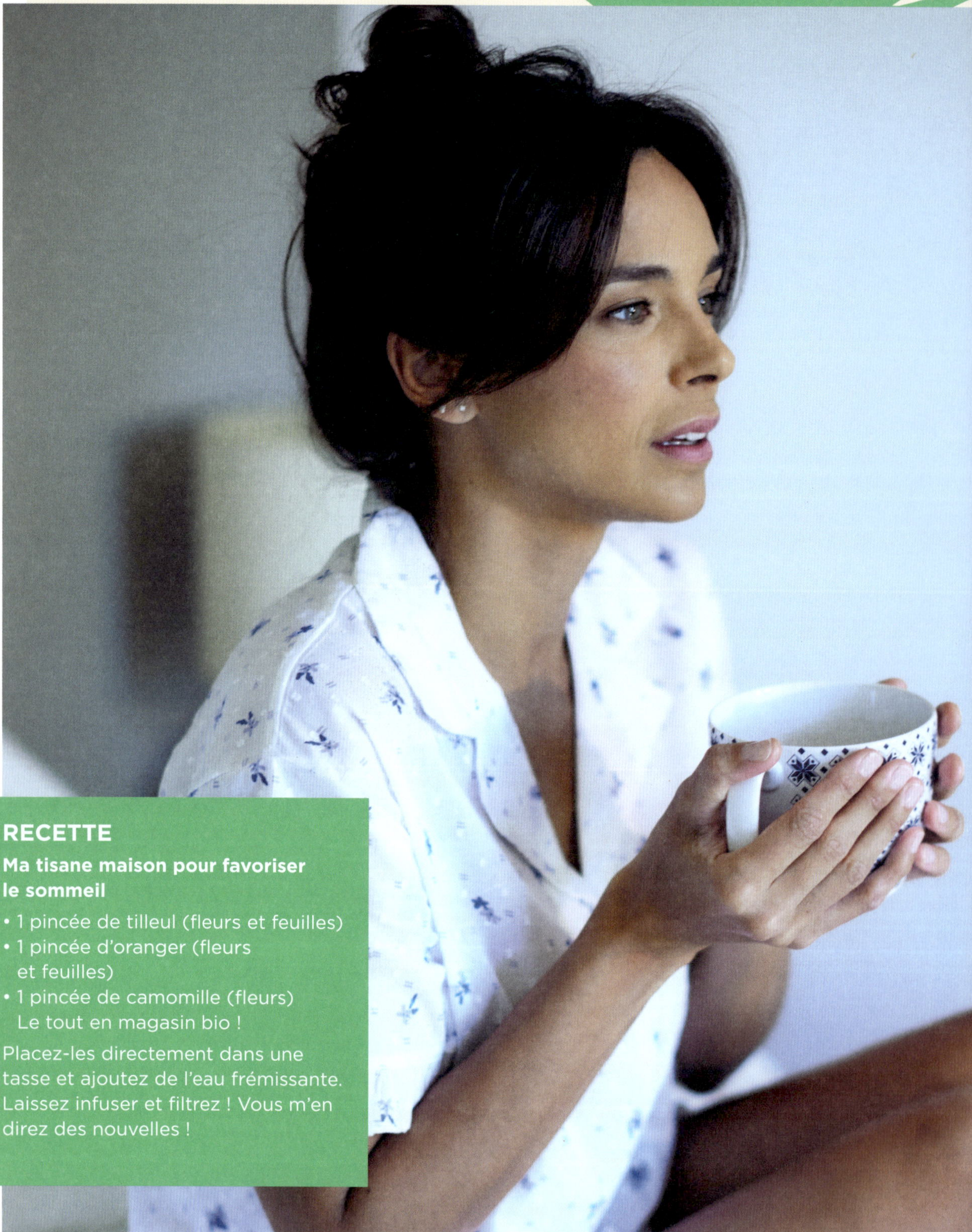

RECETTE

Ma tisane maison pour favoriser le sommeil

- 1 pincée de tilleul (fleurs et feuilles)
- 1 pincée d'oranger (fleurs et feuilles)
- 1 pincée de camomille (fleurs)
  Le tout en magasin bio !

Placez-les directement dans une tasse et ajoutez de l'eau frémissante. Laissez infuser et filtrez ! Vous m'en direz des nouvelles !

DES TROUBLES DU SOMMEIL VARIÉS

Les troubles du sommeil peuvent être provoqués par diverses causes comme des mauvaises habitudes, de l'anxiété ou encore un syndrome dépressif. On en parle à travers des cas pratiques !

CAS N° 1 J'ai du mal à m'endormir

À quoi ce peut être lié ?

Tout simplement de mauvaises habitudes — trop d'écrans en soirée, des horaires de coucher tardifs, une consommation excessive d'excitants dans la journée — ou à une surstimulation neuropsychique : un excès de stress, une anxiété ou des pensées qui tournent en boucle, ce qu'on appelle des ruminations, comme dans le syndrome dépressif par exemple.

Que faire ?

— Favorisez un bon environnement de sommeil (voir page 24).

— Commencez par revoir votre routine du soir. Retrouvez la mienne page 31.

— Limitez les boissons énergisantes ou énergétiques.

— Pourquoi ne pas tester la phytothérapie ou la mélatonine à action directe (voir page 20) sur conseil de votre médecin ou pharmacien ?

Limitez les excitants

Le thé et le café contiennent respectivement de la théine et de la caféine, qui stimulent le métabolisme, donc l'éveil. Pour préserver votre sommeil, évitez d'en boire après 15 heures.

Sachez également que les boissons décaféinées ne le sont pas totalement : en effet, si elles contiennent 10 fois moins de caféine qu'une boisson habituelle, la quantité résiduelle (donc supposée être sans effet) n'est pas nulle : 2 à 6 mg/tasse !

Gare aussi au cola, au guarana et aux boissons énergétiques. Préférez-leur une tisane, bue au moins 1 heure avant de vous coucher. Personnellement, j'adore, ça fait partie de mon rituel du soir ! Vous pouvez boire des tisanes toutes prêtes, faciles à utiliser, ou faire votre tisane maison. Je vous donne ma recette !

Le saviez-vous ?

La phytothérapie, c'est le fait d'utiliser les vertus des plantes pour nous soigner. Quand on y réfléchit, de nombreuses molécules actives présentes dans les médicaments sont issues des plantes. Certaines sont utilisées depuis l'Antiquité. Mais ce n'est pas parce que ce sont des plantes que vous devez les utiliser sans précaution !

— Vérifiez l'**absence de contre-indications** avec votre médecin : femme enceinte, allaitante ou enfant.
— Vérifiez l'**absence de risque d'interaction médicamenteuse** avec votre médecin ou votre pharmarcien, ou sur la notice, si vous prenez d'autres traitements.
— Privilégiez une **prise à court terme**.
— **Ne mélangez pas les plantes** entre elles sans connaissance.
— Attention au **risque allergique** toujours présent !

Les plantes qui apportent un bénéfice dans les troubles du sommeil sont l'aubépine, la passiflore, la camomille, le tilleul, la verveine odorante, l'oranger, sans nocivité à dose contrôlée. Et aussi la valériane officinalis (sédative et relaxante), le houblon (sédatif et relaxant), la mélisse (calmante et sédative).

CAS N° 2 Je n'ai aucune difficulté à m'endormir mais je me réveille la nuit

À quoi ce peut être lié ?

— De l'anxiété ou des troubles dépressifs.
— Une pathologie du sommeil : un SAHOS, un syndrome des jambes sans repos (voir page 16).
— Des troubles urinaires : uriner plusieurs fois par nuit peut être gênant !

Que faire ?

— Identifiez la cause pour mettre en place les traitements adaptés.
— Testez éventuellement la mélatonine à action différée, « libération prolongée ».

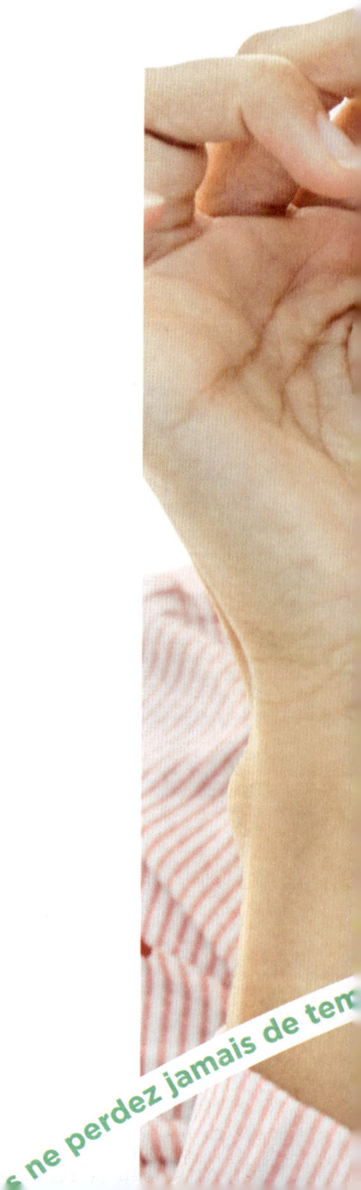

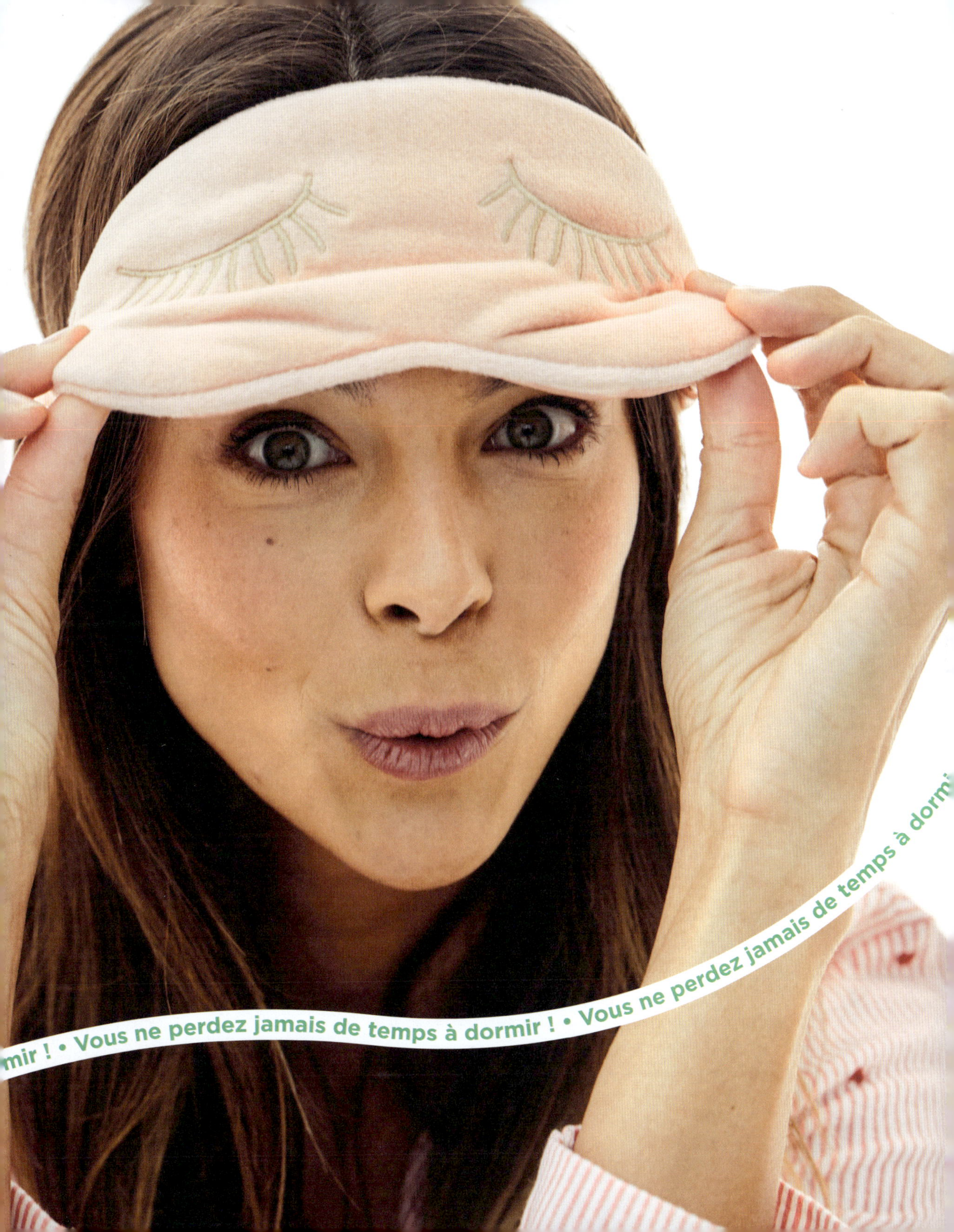
mir ! • Vous ne perdez jamais de temps à dormir ! • Vous ne perdez jamais de temps à dormi

Le recours aux somnifères (médicaments hypnotiques) doit être évité au maximum, car ils entraînent une dépendance et ne règlent pas la cause des troubles du sommeil. Au contraire, les thérapies comportementales proposées par des psychologues ou des centres du sommeil sont fortement recommandées et efficaces pour rétablir un bon rythme veille/sommeil, en réduisant l'hyperéveil lié aux stimulations. Dans ces protocoles, on fait appel à la relaxation, la sophrologie, la cohérence cardiaque, la méditation de pleine conscience… des techniques aux nombreux atouts, facilement utilisables à domicile. D'autres alternatives comme le yoga, l'acupuncture, les massages, l'aromathérapie, l'hypnose peuvent également éviter le recours aux somnifères. Testez pour trouver la vôtre !

CAS N° 3 Quand je me réveille le matin, je suis fatigué

À quoi ce peut être lié ?

— Un sommeil agité ou un manque de sommeil profond.
— De l'anxiété ou un syndrome dépressif.
— Un SAHOS (voir page 16).

Que faire ?

— Revoyez votre hygiène de sommeil : couchez-vous plus tôt pour favoriser le sommeil profond récupérateur.
— Cherchez à identifier la cause et mettez en place les traitements adaptés.

CAS N° 4 Je suis en post-partum/ j'ai un petit bébé qui ne dort pas

C'est certainement lié à votre situation et c'est normal. Cette période peut être difficile à vivre pour vous, surtout si votre bébé tarde à faire ses nuits.

Que faire ?

Je n'ai pas de conseils miracles malheureusement mais :
— n'hésitez pas à en parler autour de vous pour avoir des conseils de professionnels de la petite enfance ;
— n'hésitez jamais à demander de l'aide à vos proches ;
— profitez de chaque moment de pause pour vous reposer, faire une sieste. Les tâches ménagères peuvent attendre !

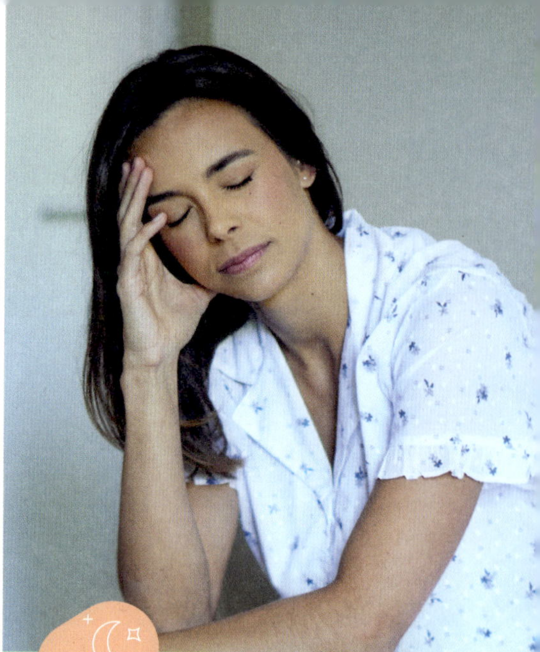

Kezako ?

Nous sécrétons de **la mélatonine** dès que l'obscurité se fait. Sa production atteint son pic à 2 heures du matin avant de chuter après 4 heures du matin. Mais si nous sommes exposés à une forte lumière, notre rétine transmet l'info « il fait encore jour » à notre cerveau (l'hypothalamus) et la production de mélatonine est ralentie, voire stoppée.

En cas de décalage horaire ou de problème de sommeil, prendre de la mélatonine en comprimés peut permettre de resynchroniser notre rythme interne (celui de votre cerveau) avec le rythme horaire de l'endroit où vous vous trouvez. En gros, elle vous aide à vous caler sur l'heure de la nuit, donc du sommeil. Mais elle n'est pas sédative, elle ne va pas vous endormir systématiquement ! Pour autant, mieux vaut limiter son usage à long terme. Sa prise doit être soumise à un avis médical, alors parlons-en !

CAS N° 5 J'ai bientôt fini mes vacances. La reprise va être difficile... Comment retrouver le rythme ?

À quoi ce peut être lié ?

En vacances, on profite des soirées, on se couche plus tard et on se lève plus tard aussi. On a tendance à décaler notre rythme de sommeil. À quelques jours de la fin de cette période bénie, on anticipe de probables troubles du sommeil, et donc de la fatigue, avec la reprise du travail.

Que faire ?

— Remettez-vous dans un rythme plus adapté quelques jours avant la reprise. Pour cela, avancez votre heure de coucher de 1 heure par jour et mettez le réveil le matin !

CAS N° 6 Je suis en jet-lag.

À quoi ce peut être lié ?

Le fameux jet-lag, ou décalage horaire, est dû à un désordre du rythme circadien engendré par un voyage rapide à travers les méridiens. Conséquence : le corps n'a pas le temps de s'adapter aux changements d'heure, il ne sait plus s'il doit dormir ou être éveillé, ce qui entraîne des troubles du sommeil et une somnolence dans la journée.

Que faire ?

Le jet-lag, c'est un peu ma vie ! Je le subis régulièrement lors de mes voyages. Pour le contrer et me caler rapidement sur l'heure locale, j'ai plusieurs techniques pour dormir, qui fonctionnent plus ou moins bien, je l'avoue, à vous de les tester donc !

— Dormez bien avant votre voyage pour partir sans dette de sommeil !

— Dès l'avion, tentez de vous adapter au fuseau horaire de votre destination et dormez aux horaires locaux : je reconnais que ce n'est pas évident, mais se décaler de quelques heures, c'est déjà ça de gagné.

— Pratiquez une activité sportive en arrivant pour augmenter votre fatigue physique et mieux dormir.

— Prenez de la mélatonine.

— La meilleure technique pour se resynchroniser reste l'exposition à la lumière naturelle du jour en arrivant sur place pour faciliter l'éveil ; puis mettez-vous dans la pénombre la plus totale quand vient l'heure de dormir.

Mes conseils

— Petit à petit, **retrouvez un rythme**. Par exemple, si vous aviez l'habitude de vous coucher vers 2 heures du matin et de vous lever à 11 heures, commencez par vous coucher à 1 heure et mettez le réveil à 10 heures ; puis le lendemain, couchez-vous à minuit et programmez un réveil à 9 heures ; le surlendemain, coucher vers 23 heures, réveil à 8 heures. Et ainsi de suite, week-end inclus – c'est important de garder le même rythme le week-end ! Ça peut prendre plusieurs jours pour fonctionner, mais ça marche !

— Bon à savoir : Vous pourriez avoir recours à la **luminothérapie artificielle**, où l'on utilise des lampes spécifiques dédiées qui recréent une intensité lumineuse similaire à la lumière naturelle afin de recaler son rythme circadien. Efficacité prouvée, ce n'est pas moi qui le dit, mais bien les études scientifiques ! Elle est aussi recommandée pour lutter contre la dépression saisonnière.

Votre nouveau rituel pour un sommeil récupérateur

L'environnement, l'alimentation, les activités avant de dormir comptent énormément dans le chemin vers le sommeil ! Voici quelques solutions simples à tester. Et si elles devenaient votre nouveau rituel ?

ADOPTEZ LES BONNES CONDITIONS

— Idéalement, la chambre doit être isolée, au calme, pour éviter toute hypervigilance et hyperconnection qui retardent l'endormissement. Revoyez peut-être votre isolation et utilisez des bouchons d'oreille si nécessaire (par exemple si votre partenaire ronfle !).

— Veillez à ce qu'il ne fasse ni trop chaud ni trop froid dans votre chambre. Nous savons que nous dormons mieux quand notre température corporelle diminue, d'un degré environ. Pour cela, chauffez votre chambre entre 16 et 19 °C, pas plus.

— Pas d'activité le soir augmentant votre température interne ou hyperstimulante pour le cerveau !

— Dînez tôt et léger (privilégiez les protéines végétales, les féculents, voir page 70).

— Réservez votre chambre au sommeil, pas au travail, au jeu. Ayez une literie de bonne qualité.

— Pourquoi ne pas lire un livre ?

— Ne résistez pas à l'appel du sommeil : aux premiers signes d'endormissement, allez vous coucher. Allongez-vous au moment où vous somnolez.

— Couchez-vous à des horaires réguliers.

— Dormez si possible dans l'obscurité la plus complète. La présence de lumière pourrait fragmenter votre sommeil. Gare aux appareils en veille ou luminescents. Installez des rideaux ou volets occultants.

— En cas d'insomnie, si vous n'arrivez pas à vous rendormir, levez-vous ! Faites une activité calme, avec un éclairage tamisé. Aux premiers signes de somnolence, retournez vous coucher.

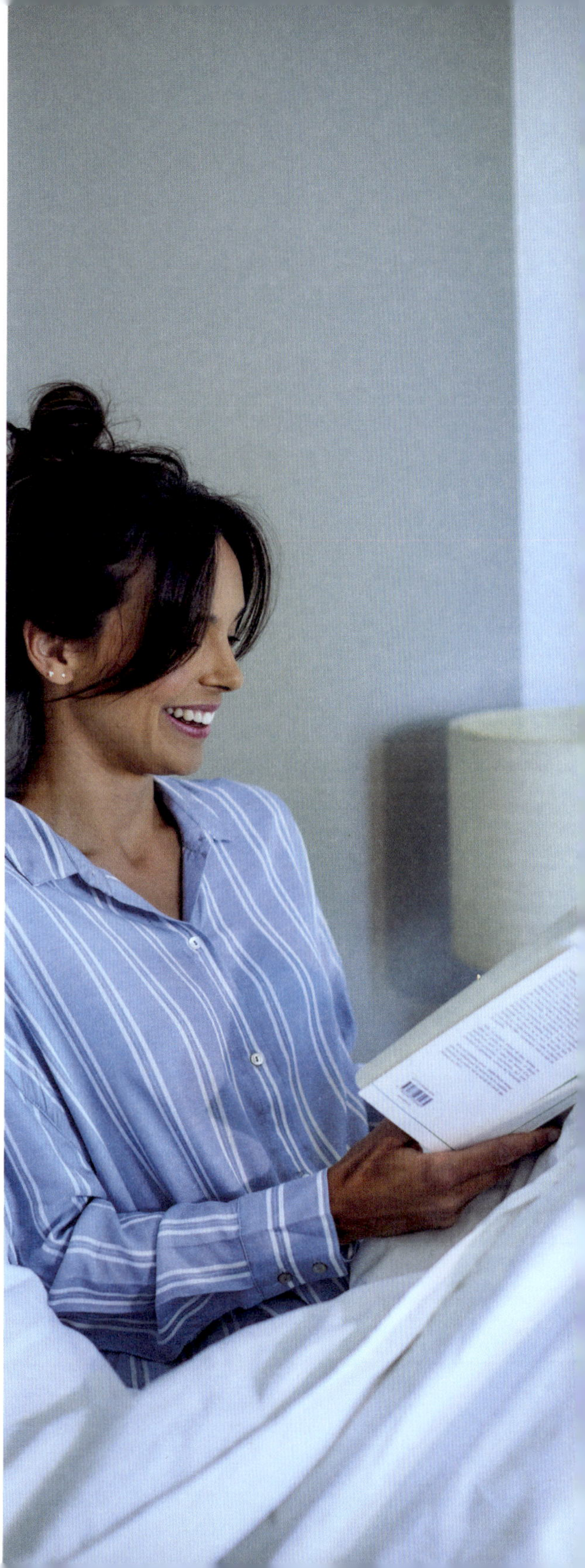

SOIGNEZ VOTRE ALIMENTATION

On n'en a pas toujours conscience, mais l'alimentation a une vraie influence sur notre rythme veille/sommeil et joue même un rôle important dans la qualité de notre sommeil. Et si vous preniez le temps de dîner, en le savourant plutôt qu'en l'expédiant ? D'ailleurs, on dîne à quelle heure ? Et pourquoi entend-on dire qu'il ne faut pas manger trop tard ? Mais alors, il faut manger tôt ? Peut-être, mais avec tout ce qu'il y a à faire le soir...

— **Dînez au moins 2 heures avant d'aller vous coucher**. Nous mangeons tous à l'heure où nous le pouvons ; néanmoins, si vous avez envie d'améliorer vos nuits, c'est vraiment l'idéal. Plus tôt, pourquoi pas, mais votre cerveau a besoin d'énergie pour travailler pendant la nuit. Si vous dînez trop tôt, il est possible que vous ayez un petit creux pendant la nuit qui pourrait vous réveiller. Vous mangez tard ? Sachez que la digestion provoque une augmentation physiologique de la température corporelle, qui va à l'encontre de l'endormissement. De plus, la position allongée majore le risque de remontées acides depuis l'estomac, après avoir mangé, qui peuvent être douloureuses.

— **Attention au contenu de votre assiette pour un sommeil récupérateur !**
Nous savons tous qu'il est conseillé de manger léger le soir, je ne vous apprends rien. Oui, mais pas trop léger non plus ! En fait, manger léger signifie surtout manger des choses faciles à digérer. Ainsi, je vous conseille de composer une assiette équilibrée, avec des quantités raisonnables, en évitant les aliments trop gras, trop transformés et/ou trop protéinés.
Pensez à inclure des féculents qui apporteront suffisamment d'énergie pour passer une nuit sereine, sans fringale. Sans compter que ces glucides complexes (longtemps dits « lents ») apportent du tryptophane. Donc les pâtes le soir, c'est ok !

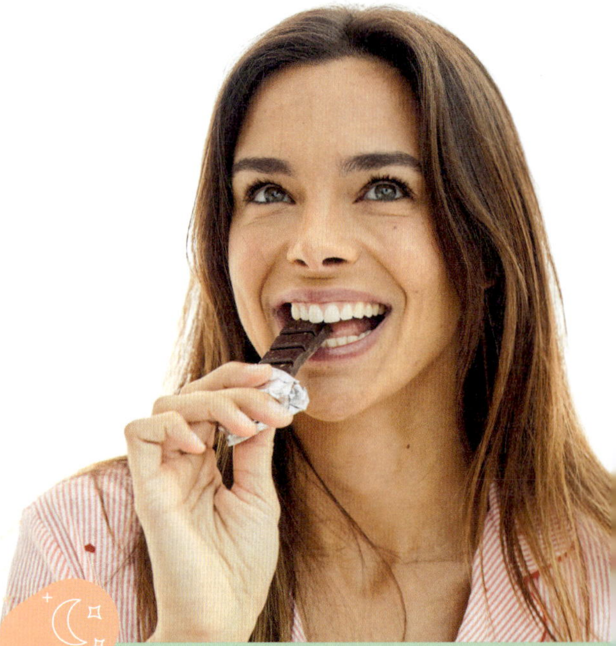

Kezako ?

Le tryptophane est un acide aminé que l'on ne trouve que dans l'alimentation et qui sert à la formation de deux hormones : la sérotonine (précurseur de la mélatonine) et la mélatonine, qui aident chacune à réguler le cycle veille/sommeil. Vous trouverez cet acide aminé dans les protéines animales (viandes, poissons, œufs), certaines céréales (seigle...), la banane et le chocolat ! Est-ce que cela signifie que manger une tablette de chocolat avant de dormir est bon pour votre sommeil ? Un carré oui, une tablette non. La modération, toujours... car il contient de la caféine, un excitant !

LIMITEZ L'ALCOOL POUR BIEN DORMIR

Au-delà du fait que l'alcool nuit à votre santé, saviez-vous qu'il détraque votre sommeil ? Alors oui, vous vous êtes probablement déjà endormi assis dans un coin, tout habillé sur le canapé, dans la douche… moi aussi d'ailleurs ! Pourtant, croyez-moi, l'alcool n'est pas une solution saine pour améliorer votre sommeil. Certes, à petite dose, il facilite l'endormissement par son effet anxiolytique, qui calme l'anxiété. Mais le corps s'habitue : un phénomène de dépendance se met en place, si bien que l'on doit augmenter les doses pour obtenir l'effet escompté. Or à dose moyenne ou forte, l'alcool fragmente le sommeil : vous vous réveillez souvent, votre nuit est agitée, vous cauchemardez beaucoup… Je n'appelle pas ça une bonne nuit !

PRATIQUEZ DES ACTIVITÉS DOUCES EN SOIRÉE

La question que l'on peut se poser, c'est : *est-ce que la pratique sportive est bénéfique pour le sommeil ?* Oui, à certaines conditions :

— en journée, la fatigue physique musculaire renforce la pression de sommeil (l'envie de dormir le soir) et favorise un sommeil plus profond ;

— mais en soirée, la pratique sportive augmente le rythme cardiaque et la thermogenèse (la production de chaleur dans le corps), ce qui dérange votre sommeil !

Mes recommandations ?

— Faites du sport en journée, ou au maximum 3 heures avant le coucher.

— En fin de journée, privilégiez les activités douces : piscine, yoga pour se relaxer, méditation pour se vider l'esprit des pensées toxiques.

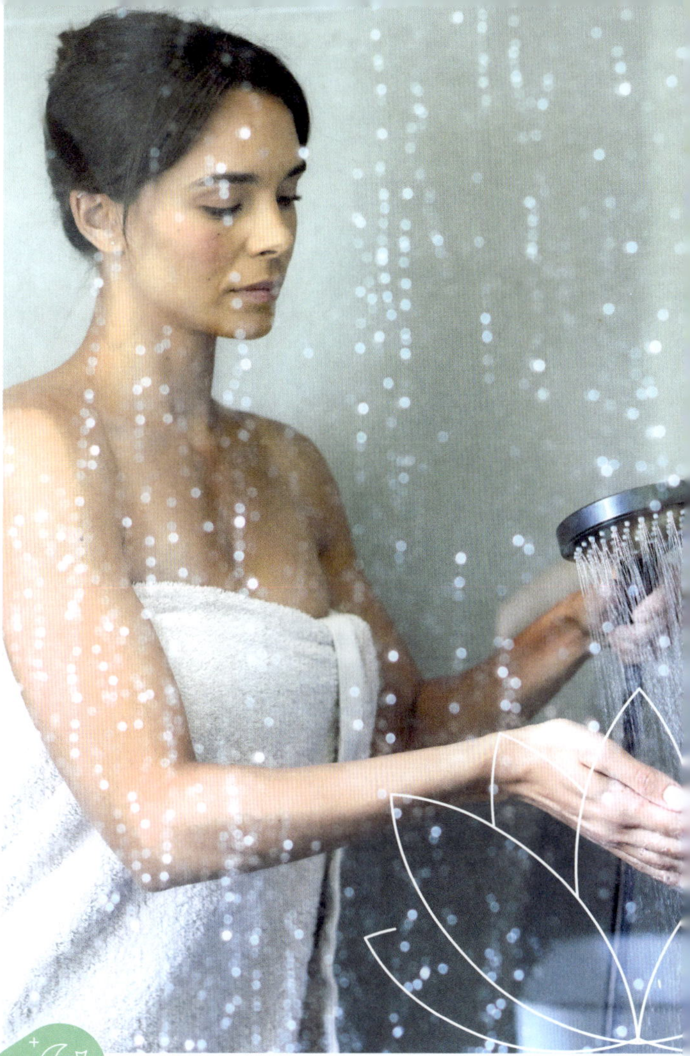

Mon conseil

— Prendre une douche tiède ou chaude le soir va bien au-delà du confort ; en sortant de la douche, le corps régule sa température, donc l'abaisse, ce qui est une bonne chose pour favoriser l'endormissement.

— Réservez la douche fraîche au matin, si vous êtes motivé : elle favorise la circulation sanguine, diminue la sensation de jambes lourdes et est préférable pour la peau et les cheveux.

LIMITEZ LES ÉCRANS

Les écrans sont responsables de troubles du sommeil, mais pas que ! Ils entraînent également des troubles visuels, dont la myopie, une fatigue oculaire avec irritation et sécheresse oculaires. Les écrans peuvent être le pire ennemi de vos nuits ! Pourquoi diminuer leur consommation en fin de journée ? Parce qu'ils stimulent votre cerveau, en leurrant votre rétine avec leur lumière bleue qui bloque la sécrétion de mélatonine. Ils vont donc perturber votre sommeil en le retardant.

En pratique

— Limitez l'usage de tout écran le soir.

— Protégez-vous des sources lumineuses : par exemple, votre télévision doit être placée au minimum à 2 mètres de vous ; utilisez des lumières tamisées dans votre intérieur.

— Prenez soin de vos yeux : ne réduisez pas trop l'éclairage de votre écran non plus ! Pensez à lever les yeux de l'écran régulièrement pour changer de focale en regardant loin de vous.

— Privilégiez les livres classiques plutôt que les livres numériques et utilisez une veilleuse pour lire afin de ne pas fatiguer vos yeux.

— Restez assis dans votre canapé, évitez de vous allonger : réservez la position allongée pour votre lit !

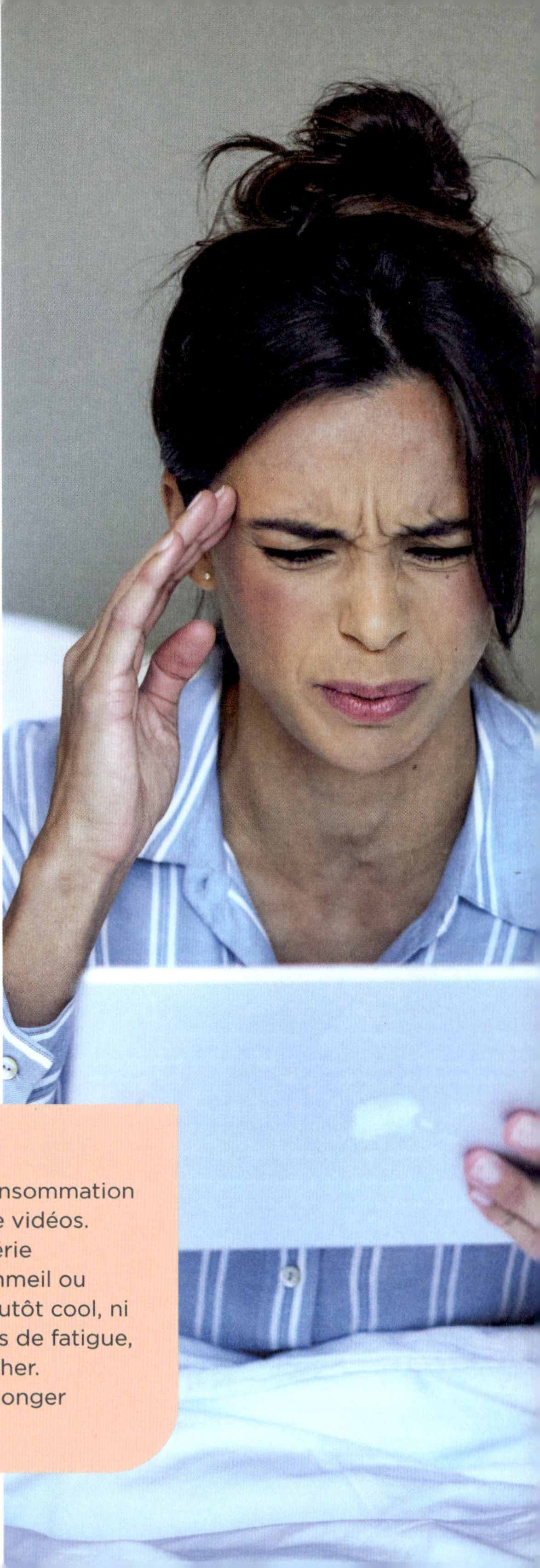

Mon conseil

Stop au *bingewatching* ! Ce terme désigne la consommation en grosse quantité (et donc en longue durée) de vidéos. Je ne vous dis pas d'arrêter de regarder votre série préférée, mais si vous voulez favoriser votre sommeil ou celui de votre ado, choisissez le soir une série plutôt cool, ni stressante ni perturbante. Et aux premiers signes de fatigue, ne luttez pas, éteignez l'écran et allez vous coucher. Le prochain épisode attendra, vous pourrez prolonger le plaisir de regarder votre série le lendemain !

ıfo ou intox ?

ı nous vend des lunettes ı des lentilles pour filtrer ·s fameuses lumières eues mais qu'en est-il aiment de leur efficacité ? ·s études scientifiques[1] ·nchent plutôt sur bsence de bénéfice ·porté par l'utilisation · filtres anti-lumière bleue, ·r ils ne sont capables en arrêter que 20 %, ·tre autres.

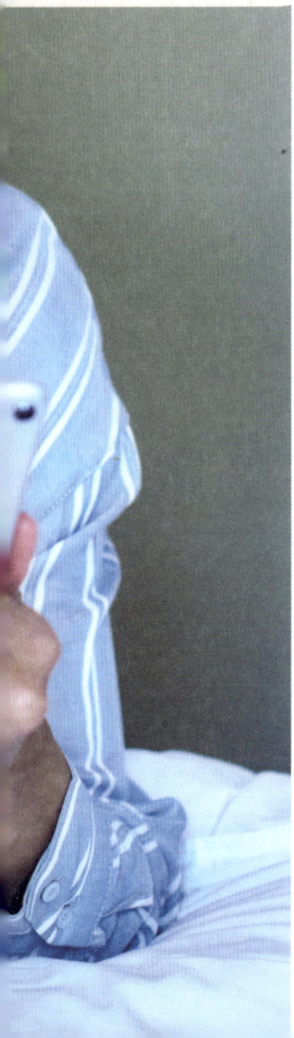

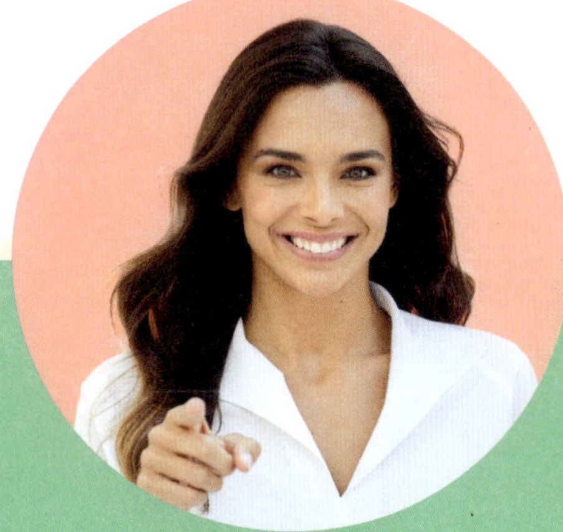

Ma routine pour bien dormir

Le sport me permet de déconnecter et d'évacuer le stress accumulé par ma journée au cabinet au ailleurs.

— Si vous me suivez sur les réseaux, vous savez peut-être que je suis plutôt une sportive du soir ; le sport me permet de me déconnecter de ma journée au cabinet ou ailleurs. Alors quand je vais courir et que je rentre vers 19 h 30, 20 heures à la maison, j'ai besoin de « redescendre », en température, en stimulation.

— Je prépare un plat léger pour le dîner, avec une part de féculents.

— Je vais prendre une douche, avant ou après le repas, mais chaude et réconfortante !

— J'aime regarder une série ou un documentaire, mais j'évite de m'allonger sur le canapé sinon je m'endors !

— J'ai aussi un rituel cocooning de soins pour me détendre.

— Je sirote une tisane.

— Je mets mon téléphone en mode avion, zéro notification.

— Je prends un livre si j'ai envie, cela marche bien pour s'endormir !

— Aux premiers signes de sommeil : bâillements, yeux qui se ferment : au dodo directement ! Et je ne reprends pas le téléphone !

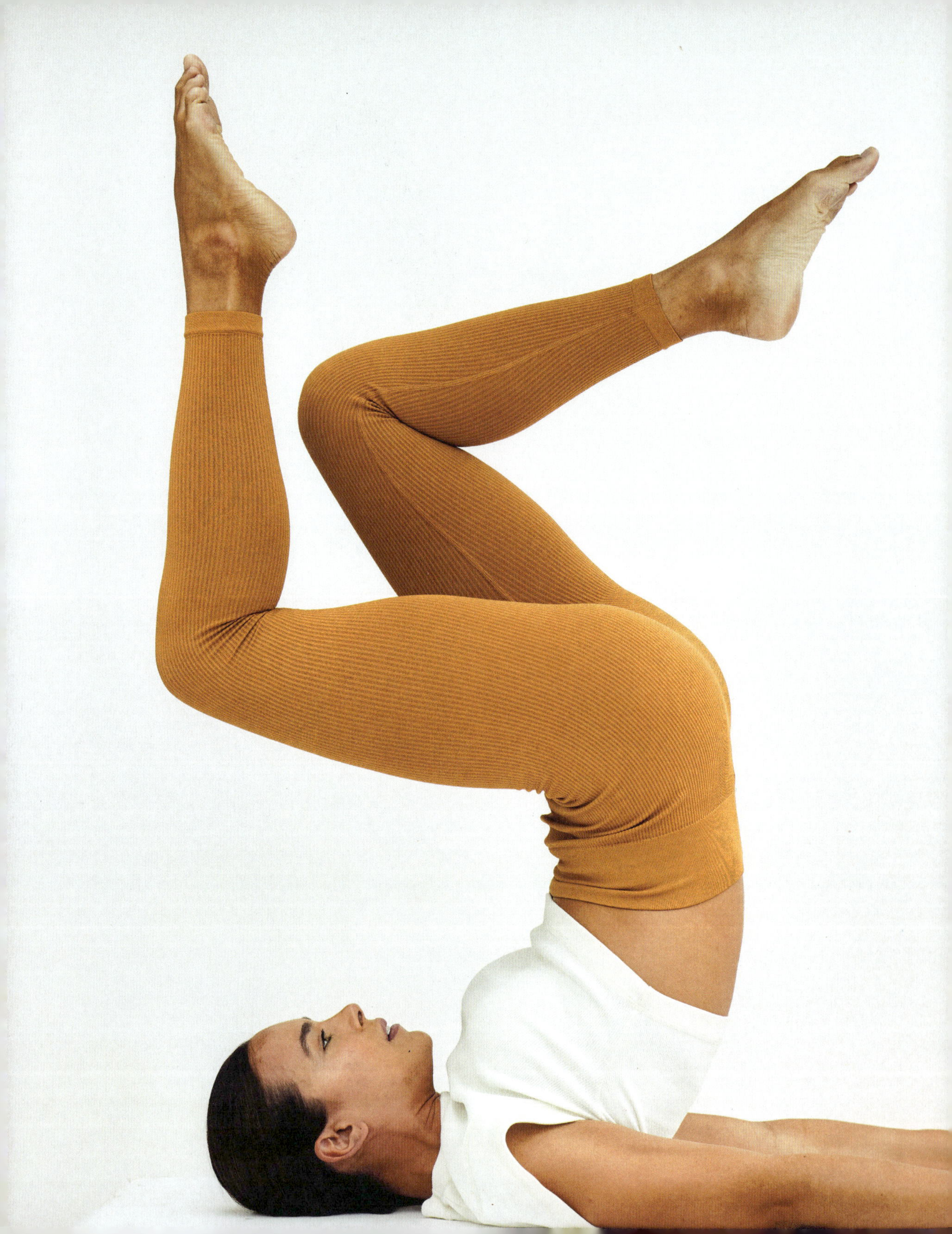

L'activité physique

VOTRE ALLIÉE DU QUOTIDIEN

Pratiquer une activité physique quotidienne veut tout simplement dire être actif dans sa journée. Croyez-moi, cette activité physique est votre meilleure alliée santé ! D'ailleurs, elle est aujourd'hui considérée comme un véritable traitement dans de nombreuses situations et peut être prescrite par les médecins ! Dans ce chapitre, je veux vous prouver qu'une pratique régulière vous permettra de vous sentir mieux dans votre corps et dans votre tête, mais aussi de vieillir en bonne santé.

Bouger, la clé pour rester en bonne santé

Les chiffres parlent d'eux-mêmes : la pratique régulière d'une activité physique modérée à intense réduit de 30 % la mortalité globale, soit 3 ans d'espérance de vie de gagnée ! Selon l'OMS, 5 millions de décès par an pourraient être évités si la population mondiale était plus active ; la sédentarité, véritable poison pour notre santé, serait le 4e facteur de risque de mortalité prématurée. Fou, non ? Mais c'est quoi, au juste, être sédentaire ? C'est tout simplement passer trop de temps assis, au bureau ou dans son canapé, souvent devant les écrans. La sédentarité n'est pas une fatalité. Alors, ça vous dit que l'on se motive ensemble pour bouger plus ?

LES RECOMMANDATIONS POUR VOTRE SANTÉ : AU MOINS 30 MINUTES PAR JOUR...

L'OMS insiste sur le fait que chacun, quels que soient son âge et ses capacités, peut avoir une activité physique et que tous les types de mouvements ont leur importance. Elle recommande :

— **au moins 150 minutes par semaine** – réparties en 5 fois, cela fait au moins 30 minutes par jour – d'activité aérobique d'intensité modérée à soutenue pour **tous les adultes**, y compris les personnes atteintes de maladies chroniques ou en situation de handicap ;

— une moyenne de **60 minutes par jour pour les enfants et les adolescents**. Soit une dépense de 1 000 kcal chaque semaine.

Le saviez-vous ?

10 000 pas par jour, vraiment ?

En réalité, on constate une baisse de la mortalité proportionnelle au nombre de pas effectués par jour. Une étude des chercheurs de l'université du Massachusetts, publiée en mars 2022 dans *The Lancet*, annonce un seuil moins arbitraire du nombre optimal de pas à faire par jour : environ 6 000 pas, à adapter selon l'âge de la personne : « Pour les 60 ans et plus, le risque de décès prématuré s'est stabilisé à environ 6 000 à 8 000 pas par jour. Cela signifie que faire plus de pas n'apportait aucun avantage supplémentaire pour la longévité. Les moins de 60 ans ont vu le risque de décès prématuré se stabiliser à environ 8 000 à 10 000 pas par jour. »

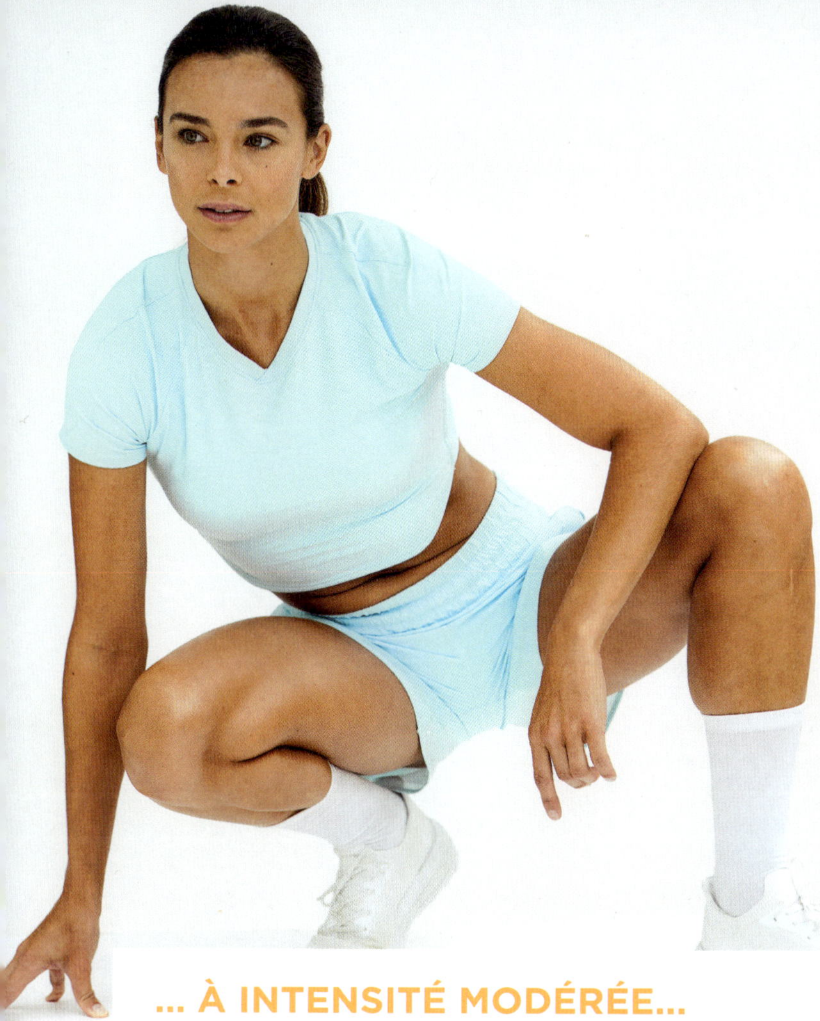

Mon conseil

Chaque jour un pas de plus ! Un adulte sur quatre et quatre adolescents sur cinq n'auraient pas assez d'activité physique dans la journée, selon les dernières statistiques de l'OMS. Si vous êtes plutôt sédentaire, commencez par ajouter 1 000 pas par jour, soit une petite marche de 15 minutes. Augmentez chaque semaine votre marche quotidienne jusqu'à atteindre un objectif d'au moins 6 000 pas par jour.

… À INTENSITÉ MODÉRÉE…

Les recommandations parlent donc de 150 minutes par semaine d'activité physique à une intensité modérée. Qu'est-ce que cela signifie ? L'intensité modérée dépend du profil de chaque individu. Mais pour vous donner quelques repères concrets, on peut cibler l'intensité modérée grâce à des estimations et des ressentis.

Des estimations

La fréquence cardiaque (le pouls) est le nombre de battements cardiaques par minute. Elle varie d'une personne à une autre (âge, état du cœur, émotion, fièvre…), mais se situe généralement entre 60 et 100 battements par minute, au repos.
L'activité physique à une intensité modérée correspond à une fréquence cardiaque (FC) comprise **entre 55 et 70 % de la fréquence cardiaque maximum (FCM).**
Ok, mais c'est quoi la FCM ? On estime souvent la FCM par la formule FCM = 220 – âge.
Mais elle n'est pas précise ! Une autre formule (Gellish et coll., 2007) est un peu plus fiable :
$FCM = 192 - 0{,}007 \times \text{âge}^2$
Pour autant, la meilleure mesure sera celle prise pendant un test d'effort maximal dans un centre médicalisé, supervisé par un cardiologue ou un médecin du sport !

LES BIENFAITS DE L'ACTIVITÉ PHYSIQUE

01 Les bienfaits sur le corps

— Amélioration de la santé cardio-vasculaire : diminution de l'hypertension artérielle, des maladies coronaires et du risque d'AVC.
— Meilleure digestion.
— Meilleure régulation métabolique : limitation de la prise de poids, régulation de la glycémie donc diminution de l'obésité et du diabète.
— Rôle anticancer (prévention primaire… et des récidives !) : diminution de l'incidence du cancer pour le cancer du sein, le cancer du côlon et le cancer de l'endomètre avec une relation dose/réponse : le risque diminue d'autant plus que vous augmentez votre activité physique ! Mais aussi l'adénocarcinome de l'œsophage ; le cancer du poumon (discuté) ; le cancer de la vessie et du rein…
— Amélioration de la santé osseuse et musculaire : réduction du risque d'ostéoporose, limitation de la perte musculaire et réduction des douleurs !

Il existe une vraie relation entre la quantité d'activité physique pratiquée et les bénéfices sur la santé. Ceux-ci sont d'autant plus importants que vous partez d'un niveau bas. Donc ça vaut le coup de s'y mettre ! Et sachez qu'il n'y a pas de maximum ! L'activité physique, c'est sans modération, ou presque. ●

Relation entre le niveau d'AP et les bénéfices pour la santé

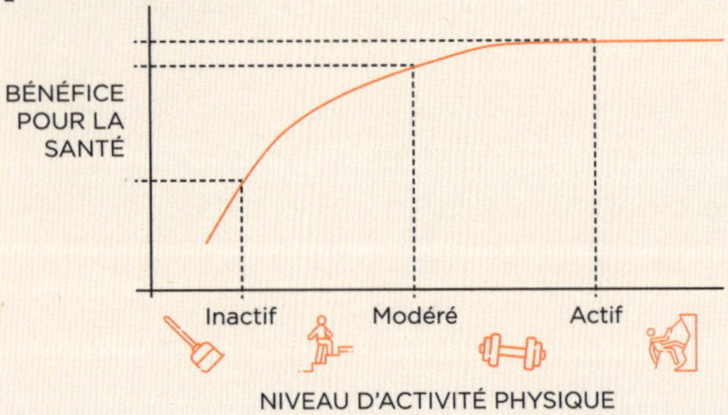

02 Les bienfaits sur le moral

— Sécrétion d'endorphines : relâchement musculaire, sensation de plaisir et de bien-être.
— Diminution de l'anxiété par une meilleure gestion du stress.
— Prévention et amélioration de la dépression par l'amélioration du bien-être.
— Amélioration des fonctions cognitives, du sommeil, donc réduction du risque de démence. Renfort de nombreux aspects positifs de notre personnalité : elle nourrit notre curiosité quand on commence une nouvelle activité, consolide notre mental quand on doit se dépasser, nous aide à prendre confiance en nous.
— Création du lien social : ce n'est pas en restant au fond du canapé que l'on va rencontrer de nouvelles personnes ou découvrir du pays. Mais en randonnée ou lors d'une balade à vélo, peut-être ! Le partage, l'entraide, c'est aussi ça, le sport !

Personnellement, je me sens plus forte, plus capable, plus énergique et plus motivée quand je sors de ma séance de sport. Cette prise de possession de mon corps renforce ma confiance en moi : *yes I can* ! D'ailleurs, quand je sens que mon mental flanche, que je ne me sens pas bien dans ma peau, je chausse mes baskets et pars courir plusieurs kilomètres. Vous pouvez être sûr que je vais revenir avec un meilleur état d'esprit ! Essayez, vous me direz !

DE LA SÉDENTARITÉ À L'ACTIVITÉ PHYSIQUE

LE CORPS EN MOUVEMENT POUR UNE MEILLEURE SANTÉ

De la sédentarité

Absence d'activité physique régulière avec diminution de la dépense énergétique

→ Être assis(e) chaque jour 7 heures au plus

Augmentation de nombreuses pathologies

4e facteur de mortalité prématurée

Recommandation : bouger plus dans votre journée, se lever régulièrement (5 min/heure)

À l'activité physique

Mouvement corporel produit par la contraction des muscles squelettiques générant une dépense énergétique supérieure à sa dépense au repos

Enfants/Adolescents

1 H/JOUR d'activité physique
Intensité modérée à soutenue

Adultes

30 MIN/JOUR		25 À 30 MIN 3 JOURS PAR SEMAINE
30 MIN/JOUR d'activité physique Intensité modérée en alternant l'endurance et le renforcement musculaire	OU	**25 À 30 MIN 3 JOURS PAR SEMAINE** Intensité soutenue

Le saviez-vous ?

Les bénéfices cérébraux

L'activité physique agit positivement sur le système des neurotransmetteurs - notamment la sérotonine et la dopamine, qui ont des bénéfices cérébraux - et sur les endorphines, qui agissent plutôt sur les sensations corporelles périphériques, avec la diminution des douleurs associée à un bien-être global. Elle réduit la sécrétion de facteurs élevés dans la dépression. Elle favorise aussi la neurogenèse, le développement de neurones, notamment dans l'hippocampe, la zone de la mémorisation atteinte dans la maladie d'Alzheimer ! Vous l'avez compris, l'activité physique retarde aussi l'apparition de certaines maladies neurodégénératives comme Alzheimer !

QUIZ !

À votre avis, peut-on être considéré comme actif et sédentaire en même temps ?

Eh bien… oui ! Si on est assis toute la journée au bureau et que l'on bouge quelques heures le matin ou le soir, on est sédentaire… et actif à la fois. Pour limiter la sédentarité, interrompez les périodes où vous êtes assis ou devant les écrans par 1 à 5 minutes de mouvements.

Des ressentis

L'intensité modérée d'un exercice physique peut aussi être évaluée par vos ressentis :

— une perception de l'exercice comme moyennement difficile voire difficile (mais pas trop !) ;
— un essoufflement qui nous permet de parler ;
— une transpiration modérée ;
— un maintien possible de l'activité physique pendant 30 à 60 minutes.

La régularité est plus importante que l'intensité

Chaque activité physique est bénéfique. Toutefois, si vous ne pratiquez que deux fois par semaine, il faudra adapter l'intensité et la durée de vos séances. Mais ce modèle d'activité intense et ponctuelle n'est pas celui recommandé pour la population générale. Mieux vaut bouger un peu tous les jours que faire deux grosses séances dans la semaine !

Exemples concrets d'activités physiques à intensité modérée

— Une marche entre 5 et 6,5 km/h.
— Une marche en montée, en descente ou sur un sol meuble (sable).
— Une montée lente des escaliers (pas forcément en une fois, par exemple 4 fois pendant 6 minutes !).
— Une course à pied < 8 km/h.
— Du vélo de loisirs à 15 km/h.
— La nage de loisirs.
— La danse, le jardinage, etc.

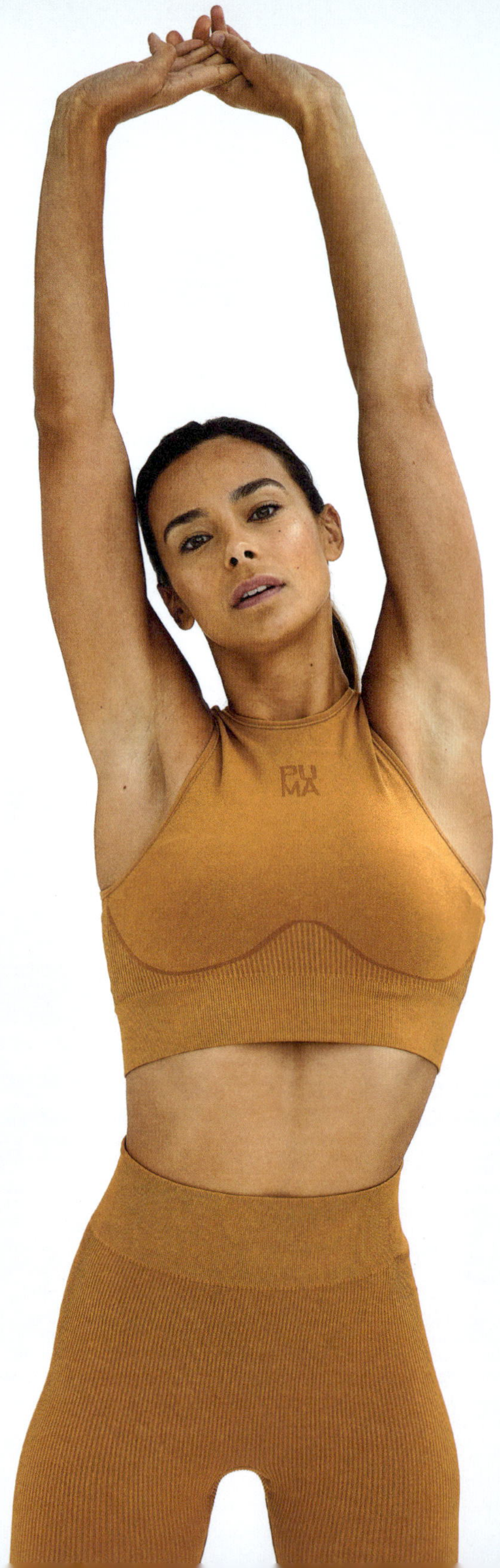

… EN VARIANT LES ACTIVITÉS ENTRE ENDURANCE ET RENFORCEMENT MUSCULAIRE !

Il est préconisé de varier les activités physiques et sportives, **d'alterner des activités dites d'endurance et du renforcement musculaire** : si possible, associez une activité d'endurance à intensité modérée (marche, vélo, natation…) à du renforcement musculaire deux fois par semaine. Par exemple, marchez activement 30 minutes par jour et prévoyez deux séances de musculation, fitness, gymnastique, Pilates… ce qui vous plaira.

Mon conseil

Et pendant la grossesse ?
L'activité physique est fortement recommandée pendant la grossesse sauf contre-indications particulières. Elle permet de limiter la prise de poids, de diminuer le risque de diabète gestationnel et même le risque de dépression du post-partum ! Autrement dit, c'est tout bénéf' ! Si vous souhaitez poursuivre votre pratique sportive ou en commencer une nouvelle, je vous conseille d'en parler avec le professionnel de santé qui vous suit : il pourra vous guider pour pratiquer en toute sécurité pour vous et votre futur enfant. Entre nous, même la course à pied est possible ! Ouf, je suis soulagée !

COMMENT METTRE DU MOUVEMENT DANS VOTRE QUOTIDIEN ?

Quand on parle d'activité physique, on pense tout de suite au sport. Pourtant, c'est bien plus que ça ! L'activité physique correspond à tous les mouvements qui requièrent une dépense énergétique, dont l'intensité varie en fonction du type d'activité. Ainsi, se déplacer à pied, faire les courses, le ménage chez soi, emprunter les escaliers plutôt que l'ascenseur… Tous ces gestes du quotidien comptent pour de l'activité physique ! Le plus difficile, c'est de commencer, mais croyez-moi, en changeant de manière progressive, vous réussirez à atteindre vos objectifs de mouvements. Vos petites habitudes donneront vite de grands résultats !

— S'il vous est possible d'abandonner la voiture ou les transports pour le vélo, foncez ! Au-delà des économies certaines de carburant ou de forfait, vous risquez de prendre une bonne dose d'air frais et beaucoup de plaisir en partant travailler et de devenir accro à la décompression que le vélo vous offrira après une grosse journée passée enfermé. Le vélo a complètement changé mon quotidien, je ne peux plus m'en passer !

— Si vous prenez les transports en commun, montez dans votre métro, train ou bus un arrêt plus loin ou descendez un arrêt plus tôt pour marcher. Cette différence, minime en termes de temps, sera très vite bénéfique en termes de mouvement !

— Au bureau ou à la maison, fini les ascenseurs, prenez les escaliers ! En quelques jours, vous allez renforcer vos jambes, vos fessiers et votre souffle. Vous verrez, ça deviendra vite une habitude !

— Au bureau, au lieu d'appeler un collègue pour lui transmettre une info, allez le voir directement en marchant un peu ! Vous avez un appel à passer ? Peut-être pouvez-vous le faire dehors, en marchant ? Enfin, profitez de la pause déjeuner pour sortir et bouger.

Mon conseil

La marche pour tous !

Marcher reste l'activité physique la plus simple et la plus accessible : pas besoin de matériel spécifique onéreux, d'abonnement à payer, il vous faut seulement une bonne paire de baskets à votre taille et éventuellement des bâtons adaptés pour faire de la marche nordique. Et vous savez quoi ? La marche rapide et la marche nordique avec bâtons sont considérées comme une activité physique modérée. Bingo !

LA BONNE POSTURE DANS LA MARCHE NORDIQUE

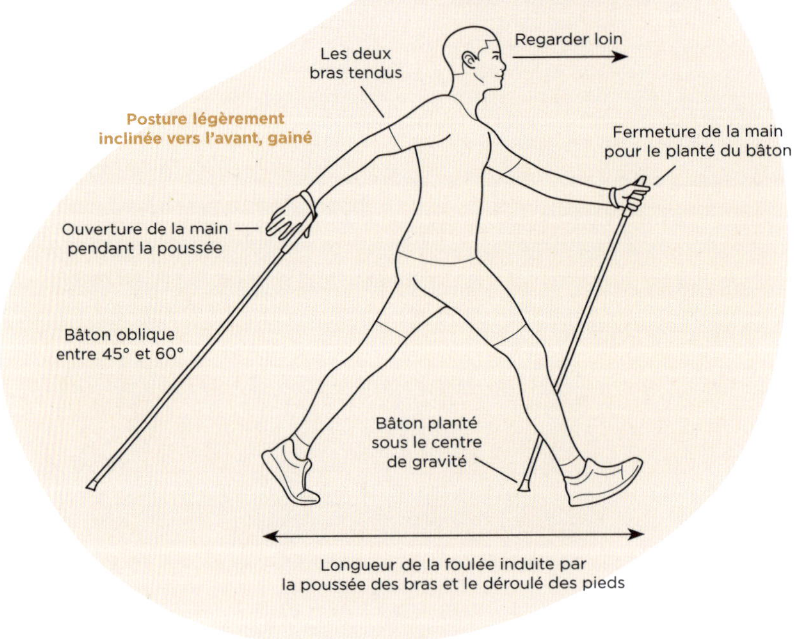

COMMENT CHANGER VOS HABITUDES ?

Même si nos habitudes paraissent très ancrées dans notre mode de vie, sachez qu'elles sont modifiables et adaptables. Mais cela vous demandera un peu de travail ! Eh oui, on n'a rien sans rien ! Vous dire que c'est facile de changer une vieille habitude ou d'en mettre en place une nouvelle serait vous mentir. En revanche, il existe des techniques facilement applicables pour vous aider à réussir ! Pour cela, je vous conseille l'excellent best-seller *Un rien peut tout changer* de James Clear (Larousse, 2019), dont je m'inspire beaucoup pour les conseils suivants.

ÉTAPE N° 1 La prise de conscience de vos habitudes

— **Déjà, prenez conscience que vos habitudes le sont :** vous avez tout simplement arrêté d'y prêter attention. Vous avez mis en place des comportements pour répondre à vos besoins quotidiens : prendre un verre d'eau au réveil car vous avez la gorge sèche, vous laver les dents après le petit déjeuner pour avoir une bonne haleine et prendre soin de vos dents, allumer la télé en rentrant chez vous le soir car vous n'avez personne à qui parler, le temps que votre conjoint rentre…

— **Prenez conscience également du contexte associé à ces habitudes :** par exemple, quand vous êtes chez vos parents, vous n'allumez pas la télé ! Pourquoi ? Parce que vous n'êtes pas seul, vos proches sont là pour discuter. Chaque habitude s'exprime ainsi dans un contexte.

Donc, avant tout changement, il est essentiel de faire un bilan de vos habitudes en les qualifiant : est-ce une bonne habitude ou une mauvaise habitude pour moi, par rapport à mes objectifs ? Dans quel contexte se déroule-t-elle ? Quand vous aurez pris conscience de vos habitudes, il sera plus simple de les modifier.

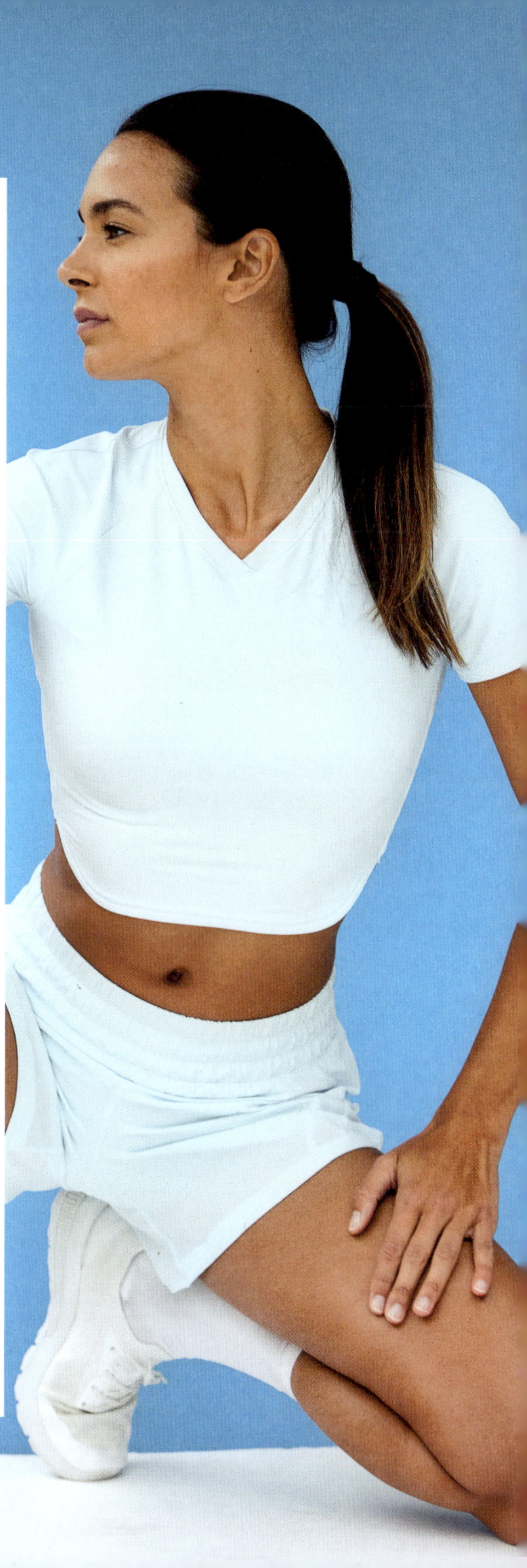

ÉTAPE N° 2 La définition de vos objectifs

La modification passe obligatoirement par la définition de vos objectifs : personnels, professionnels, familiaux, physiques, mentaux… Prenons l'exemple de la bonne santé, puisque c'est ce que j'essaye ici de vous transmettre. Vous en avez assez de souffrir de douleurs au dos depuis de nombreuses années. Après discussion avec votre médecin, votre kiné, les deux vous recommandent de bouger davantage et de vous remettre au sport pour améliorer votre bien-être physique. Vous faites donc le bilan de vos habitudes et vous vous rendez compte que vous mangez plutôt bien au quotidien, vous dormez suffisamment par rapport à vos besoins, mais vous êtes assez sédentaire : vous prenez la voiture au moindre trajet, vous passez beaucoup de temps assis dans le canapé, vous n'allez pas faire du sport.

Voici ce que je vous conseille :

— **Définissez un objectif atteignable, adapté à vos possibilités**, qui sera revu par la suite. L'erreur principale commise par la plupart des gens est de se fixer tout de suite des objectifs élevés. La personne se retrouve face à ses limites et finit par abandonner. Elle est déçue car elle ne perçoit pas de changements rapides ! Elle ne goûte pas à la récompense de l'objectif atteint.

Exemple : vous souhaitez vous remettre à la course à pied. Or vous êtes très sédentaire. Commencez déjà par cibler plus d'activité physique au quotidien, avec la marche. Incluez de la marche dans votre journée, puis des marches actives et plus longues le week-end. Mettez en place les conditions idéales pour reprendre la course à pied progressivement, afin de ne pas vous dégoûter ni risquer la blessure ! Chaque petite victoire renforcera votre motivation, ce qui vous amènera progressivement vers votre objectif final.

— **L'étape d'après consiste à trouver votre motivation profonde**. Une motivation extérieure unique ne sera pas un stimulus suffisamment fort pour vous permettre de faire les efforts nécessaires au changement. La motivation doit venir de vous-même, d'une émotion, d'une envie, d'une peur, d'une souffrance profonde.

Exemple : votre conjoint vous demande d'arrêter de fumer. Si vous ne voyez pas l'intérêt pour vous d'arrêter, vous risquez de ne pas y arriver. Même si une motivation extérieure peut vous toucher : vous vous décidez à arrêter de fumer pour éviter le tabagisme passif à votre conjoint ou à vos enfants que vous aimez profondément et que vous voulez protéger des risques.

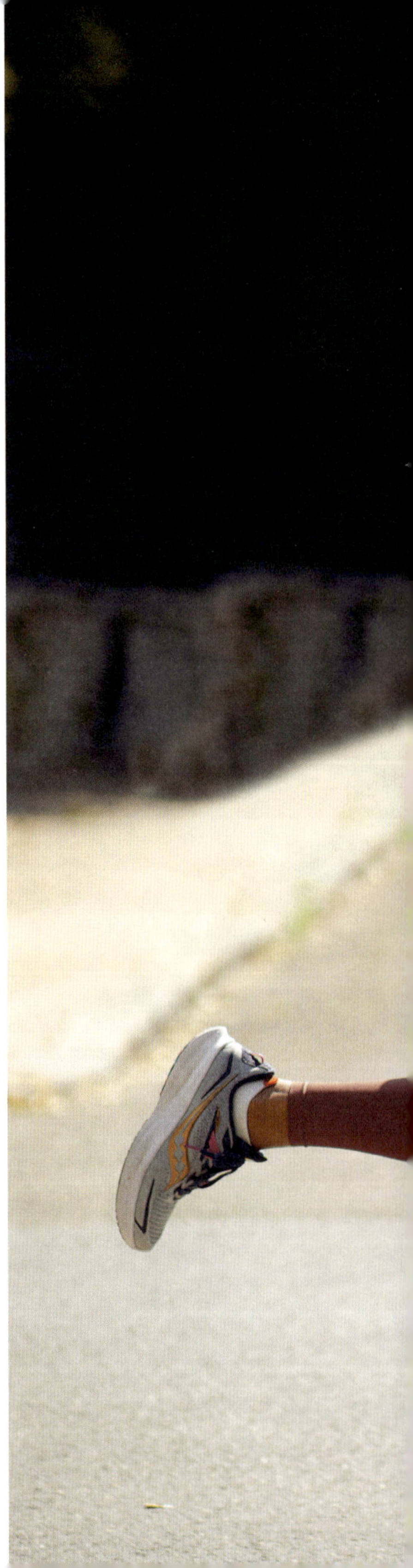

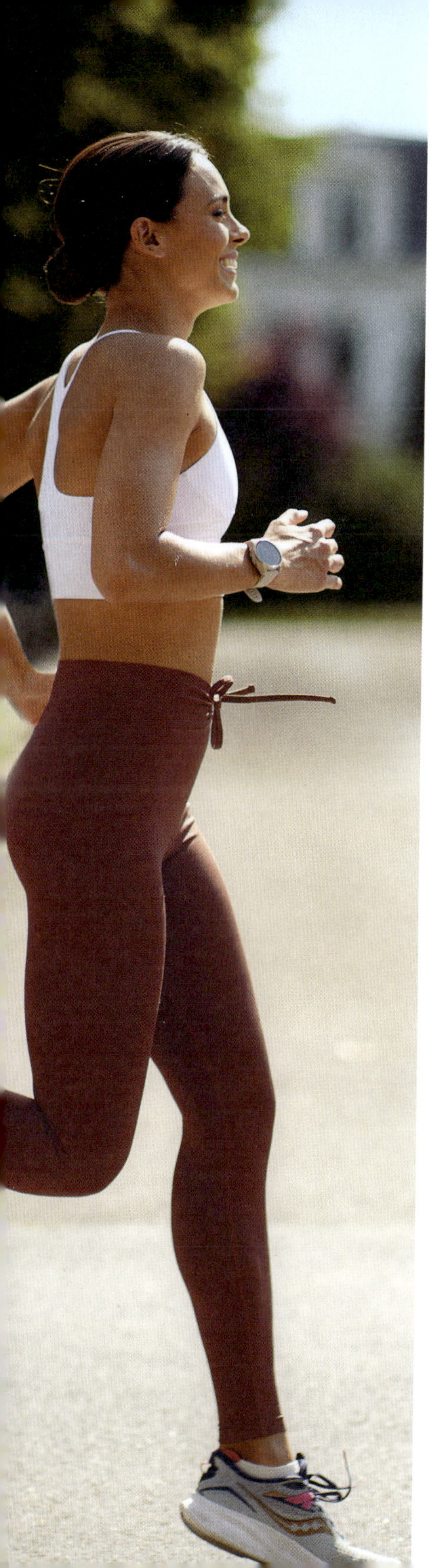

ÉTAPE N° 3 L'identification des limites et du contexte

Revenons à notre exemple de départ : vous souhaitez diminuer vos douleurs quotidiennes. C'est une motivation profonde, car vous ne les supportez plus. Et être en meilleure forme pourrait vous permettre de faire plus de sorties sportives avec vos proches, une source de motivation supplémentaire. Mais vous n'arrivez pas à appliquer les conseils prodigués par les professionnels de santé. Pourquoi ? Parce que vous n'aimez pas le sport : ça ne vous intéresse pas. Vous ne savez pas comment le pratiquer pour le rendre intéressant. Et puis vous manquez de temps dans votre quotidien ! Pourtant, vous allez bien à vos séances de kiné depuis qu'on vous les a prescrites. On identifie là les limites.

— Comment faire pour rendre l'activité physique intéressante ?
— Comment trouver le temps de pratiquer une activité physique ?

Il est essentiel de créer un contexte facilitant pour vos changements d'habitudes, afin de mettre toutes les chances de votre côté pour réussir !

On peut imaginer quelques idées pour répondre à ces limites :

— Je le rappelle : l'activité physique n'est pas forcément une activité sportive. Marcher davantage est déjà une belle étape. Mais comment marcher plus alors que vous prenez tout le temps votre voiture ? Vous pourriez envisager d'aller au travail à vélo mais vous êtes souvent en retard. Peut-être pourriez-vous vous lever un peu plus tôt le matin pour aller au travail à vélo ?
— Vous pouvez aussi profiter du temps de l'activité physique pour faire quelque chose qui vous intéresse : écouter un livre audio, un podcast, de la musique ? Voire passer un coup de fil professionnel en allant marcher ?
— Vous aimeriez être moins seul après le boulot ? Pourquoi ne pas partager une activité physique avec un·e ami·e ? Aller marcher pour discuter ?
— La présence d'un tiers vous aiderait ? Peut-être pourriez-vous prendre un coach ?
— Vous avez 2 heures à la pause déjeuner ? Vous avez donc à ce moment-là un peu de temps : vous pouvez choisir d'aller manger dans un restaurant du quartier à pied ; aller à la salle de sport qui n'est qu'à 500 mètres de votre travail (beaucoup plus proche que celle de votre lieu de vie), etc.

— Vous avez un moment de temps libre le soir avant que votre conjoint ne rentre ? Peut-être pourriez-vous aller faire une course à pied ? Ou un tour au parc d'à côté ? Peut-être que ce serait le bon moment pour que votre coach vienne à domicile ?

Mon conseil

La visualisation positive pour se motiver. Malgré ces conseils, vous ressentez un manque de plaisir à vous lancer dans vos changements d'habitudes. La visualisation positive pourrait vous aider ! Prenez le temps de vous projeter dans les bénéfices ressentis après la pratique d'une activité physique : apaisement psychique après une grosse journée de boulot stressante, fierté de la mission accomplie, encouragements de vos proches et, à long terme, diminuer vos douleurs de dos, avoir de meilleures sensations physiques qui vous permettront de faire des activités avec vos enfants le week-end !

ÉTAPE N° 4 Connectés pour bouger davantage !

L'utilisation d'un podomètre ou d'outils numériques pour suivre nos mouvements a démontré ses bénéfices avec une augmentation du nombre de pas chez les personnes les utilisant. Selon la HAS, « les accéléromètres, podomètres, smartphones et autres trackers d'activité physique sont des outils efficaces pour améliorer l'adhésion à un programme de marche. Ils permettent d'évaluer et de motiver certains patients. Il existe un lien entre le nombre de pas par jour et les résultats pour la santé, en particulier une réduction de l'incidence des événements cardio-vasculaires et du risque de diabète de type 2, avec une relation dose-réponse[1] ».

Personnellement, j'utilise une montre connectée pour suivre mon activité quotidienne ; elle m'aide vraiment à prendre conscience de tout ça ! Quand je vois que je n'ai marché que 2 000 pas dans une journée passée au cabinet par exemple, je fais en sorte de bouger plus le soir. Eh oui, le numérique peut avoir du bon, même quand on parle de santé !

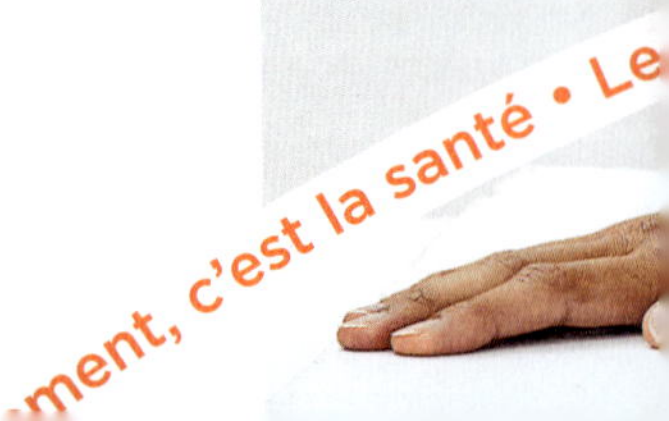

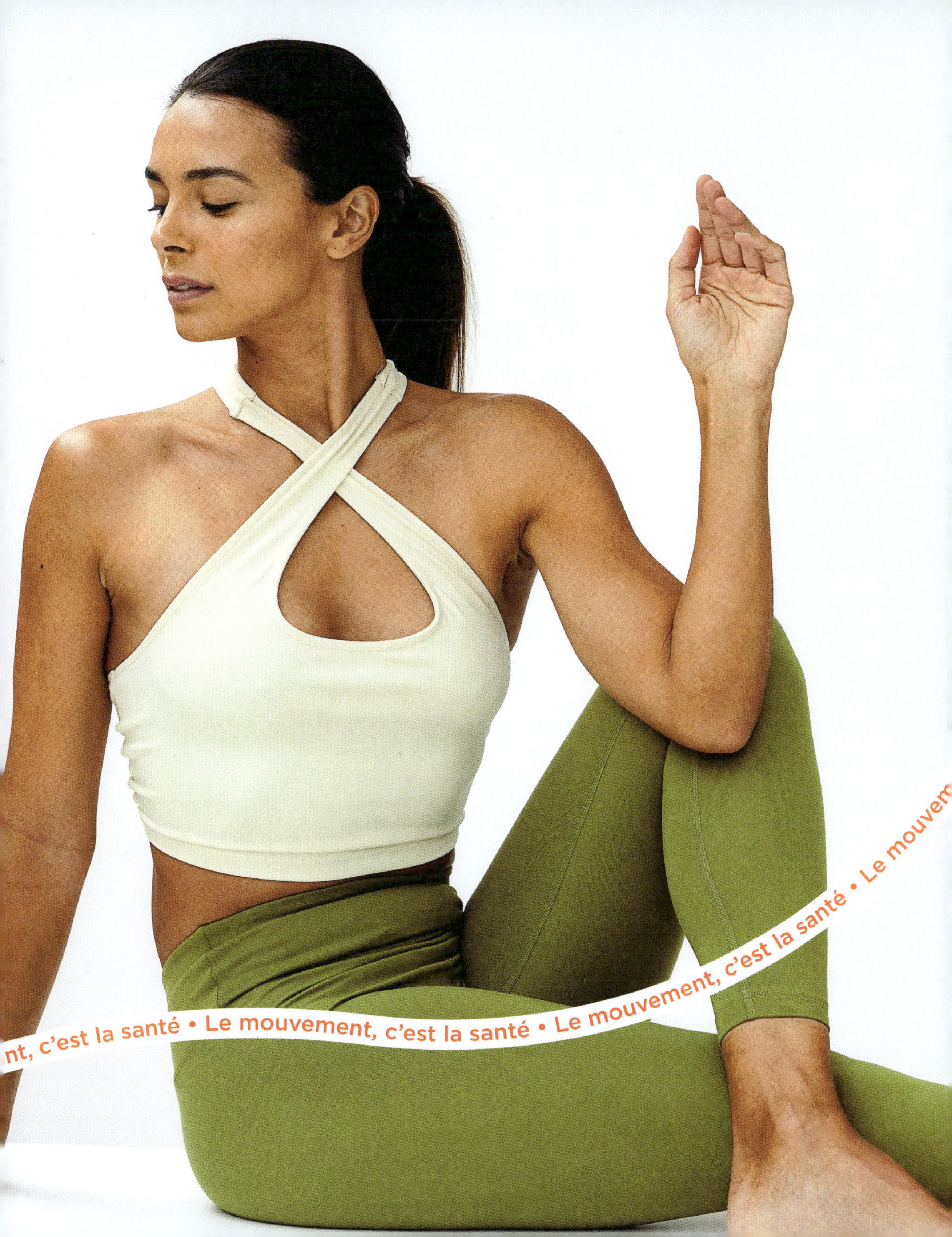
nt, c'est la santé • Le mouvement, c'est la santé • Le mouvement, c'est la santé • Le mouvem

Sport et santé mentale, entre bénéfice et souffrance

Les personnes en souffrance psychologique sont souvent limitées dans la pratique d'une activité physique à cause de leurs symptômes invalidants : stress et anxiété, manque d'énergie, effets indésirables des traitements comme la prise de poids, la somnolence… Mais aussi l'isolement social, le manque de soutien de l'entourage personnel ou professionnel ou encore, malheureusement, la peur du regard des autres ou les stigmatisations subies par les malades au sein des lieux sportifs. La souffrance mentale est donc un véritable handicap psychique invisible. Inversement, le sport peut devenir une souffrance… quand on tombe dans l'addiction, qu'on le pratique à outrance (voir page 48). Alors, comment pratiquer une activité physique quand on est déprimé, anxieux ou accro au sport ?

Le saviez-vous ?

L'activité physique a des réels bénéfices sur la santé mentale. Mais il faut comprendre que le choix de pratiquer une activité physique lorsque l'on souffre de maladies psychiatriques ne dépend pas de la maladie en elle-même mais bien des capacités de chaque personne ! Il s'agit donc d'avoir un accompagnement personnalisé. Dans son expertise collective de 2019 sur l'activité physique (AP) et les maladies chroniques, l'Inserm synthétise les bénéfices de l'AP selon les affections de longue durée (ALD). Pour plus de renseignements, rendez-vous sur son site internet[2].

DÉPRIME : COMMENT RETROUVER UNE ACTIVITÉ QUAND ON DÉPRIME ?

Souffrir d'une dépression augmente le risque de devenir sédentaire et diminue le niveau d'activité physique. En effet, dans le syndrome dépressif, la personne ressent une perte d'élan vital par perte de plaisir (anhédonie) et perte d'intérêt (apathie). Je vous détaille d'ailleurs les signes du syndrome dépressif page 122. Se lever du lit est difficile, alors imaginez, faire une séance de sport ! À ce manque d'envie, s'ajoutent la grande fatigue ressentie, d'origine physique et psychique, et une perte de volonté : le cerveau n'arrive plus à programmer une action, ce qui bloque complètement la personne. Et dans l'autre sens, l'inactivité physique majore les symptômes dépressifs ! Cela vous paraît peut-être compliqué de sortir de ce cercle vicieux, mais c'est possible.

Il a été largement prouvé que l'activité physique participe à l'amélioration et à la guérison de la dépression. Mais concrètement, comment réussir à bouger quand on est en souffrance psychique ?

- En choisissant une activité physique facilement accessible : près de chez soi, de son lieu de travail, de sa famille...
- En pratiquant dans un cadre rassurant : lieu sécure, encadrement bienveillant.
- En pratiquant en groupe ou avec un proche.
- En passant par des programmes d'activité physique adaptée (APA), encadrés par des coachs APA.

L'idéal serait de commencer progressivement, à raison de 3 petites séances de 30 minutes par semaine, supervisées par un coach, en variant renforcement et endurance, sur une période de 3 mois. Les activités douces autour de la pleine conscience comme le yoga, le taï-chi, le qi gong (je vous laisse regarder sur Google de quoi il s'agit ;-), aident beaucoup les personnes ayant des ruminations, des pensées négatives récurrentes liées à leur état dépressif.

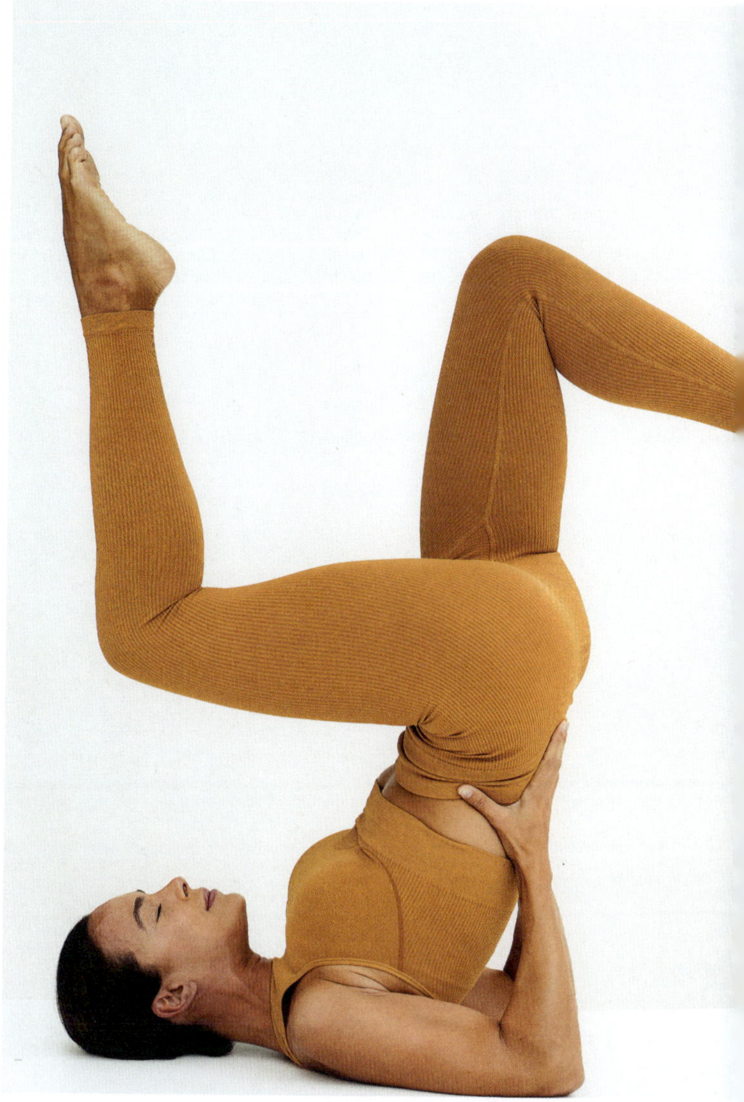

« Les problèmes de sédentarité et d'inactivité physique touchent encore plus les personnes vivant avec un trouble psychotique ou des troubles dépressifs. »

Rapport médicosport du CNOSF
(Comité national olympique sportif français).

ANXIÉTÉ : COMMENT GÉRER QUAND LE CŒUR S'EMBALLE ?

Quand on souffre de crises d'angoisse ou de troubles anxieux généralisés, la pratique d'une activité physique peut se révéler particulièrement compliquée. Pourquoi ? Parce qu'une crise d'angoisse s'exprime par des symptômes particuliers qui peuvent ressembler aux réactions normales du corps à l'activité physique ! L'augmentation du rythme cardiaque rappelle les palpitations ; l'essoufflement normal, les difficultés respiratoires lors d'une crise ; les sueurs… celles éprouvées pendant une crise. Le cerveau associe donc ces signes – normaux quand on fait du sport – à une crise d'angoisse ! L'anticipation même de ces réactions crée un blocage : pourquoi se mettre dans une situation de difficulté physique et émotionnelle ? On l'a vu, l'activité physique permet d'améliorer les troubles anxieux, donc oui, cela vaut le coup de reprendre le sport… Et courage, vous allez y arriver !

Si vous souffrez de troubles anxieux, je vous conseille de reprendre une activité physique en toute sécurité : une activité où vous ne prenez pas de risque, encadrée par un coach ou un groupe si cela vous rassure ! La clé, c'est aussi d'y aller très progressivement. De débuter avec une activité physique douce, à intensité faible ou modérée, pour comprendre que l'augmentation du rythme cardiaque est normale, afin d'éviter d'engendrer tout malaise. Répétez-vous : « Je suis capable, je l'ai déjà fait avant. Je ne vais pas mourir. C'est normal que mon cœur batte plus vite quand je fais de l'exercice ! »

Les différentes thérapeutiques et techniques de relaxation pourront également vous aider à reprendre une vie active[3] (voir page 108).

Connaissez-vous l'APA ?

L'activité physique adaptée (APA) est un programme d'activité physique structuré et personnalisé pour accompagner au mieux les personnes qui ont des difficultés à bouger à cause de leur condition physique ou de maladies particulières comme un cancer. Proposée par des professionnels (kinés, ergothérapeutes, psychomotriciens, coachs…), l'APA repose sur un suivi pendant au moins 3 mois comprenant des séances progressives et variées afin d'obtenir les 150 minutes d'activité physique modérée par semaine. Votre médecin traitant ou le spécialiste qui vous suit pour une maladie invalidante pourra vous prescrire ce suivi. Bon à savoir : l'APA n'est pas systématiquement remboursée par l'Assurance-Maladie, mais certaines mutuelles le font.

ADDICT AU SPORT : QUAND CELA DEVIENT NÉFASTE POUR LA SANTÉ

Eh oui, si bénéfique soit-il, quand il est pratiqué à outrance, le sport peut devenir néfaste :

— physiquement : majoration des blessures, épuisement physique, amaigrissement trop important, arrêt des règles et du cycle menstruel ;

— psychologiquement : pression de performance, culpabilité à l'arrêt de la pratique voire comportements addictifs.

L'addiction au sport s'exprime par un retentissement majeur sur la vie personnelle, sociale et professionnelle de la personne, qui ne peut plus se passer du sport au quotidien, renonce à ses proches pour pratiquer et ressent même des signes de manque ! La personne qui en souffre perd le contrôle sur sa pratique, n'écoute pas les signaux corporels et pousse ses limites, augmentant le risque de blessure. Cette addiction s'accompagne souvent de troubles du comportement alimentaire.

On estime que le risque d'addiction au sport est augmenté chez les hommes avec l'intensité de la pratique, au-delà de 8 heures par semaine, et pour certains sports comme la course à pied ou le culturisme.

Comment faire pour en sortir ? Commencer par en être conscient ! Comme pour toute addiction, la prise de conscience de nos comportements risqués reste la première étape vers la guérison. Ensuite, bien évidemment, il faudra vous faire accompagner par des professionnels de santé, psychologues, psychiatres et/ou médecins addictologues.

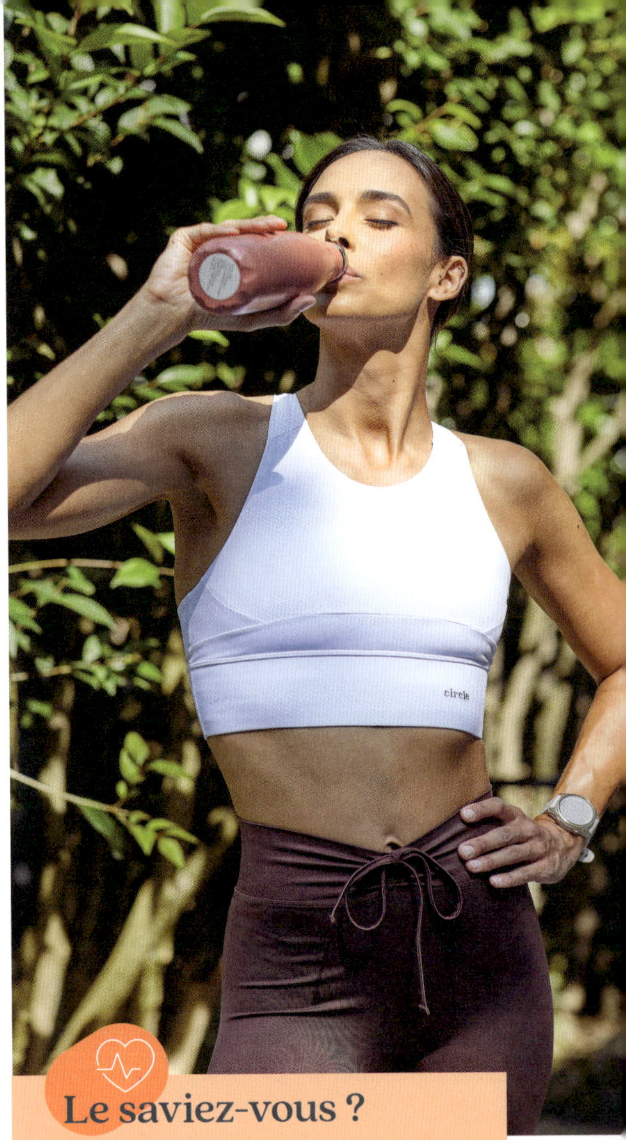

Le saviez-vous ?

Reconnue par l'OMS, la **bigorexie**, encore appelée « sportoolisme » ou « anorexie athlétique », est une dépendance à l'activité physique et se soigne comme une addiction comportementale, en suivant une thérapie. Je vous rassure, ce n'est pas parce que vous aimez faire du sport que vous êtes vraiment addict !

TEST :
ÊTES-VOUS ACCRO À LA PRATIQUE SPORTIVE ?

Pour le savoir, je vous propose un rapide test de dépistage, une échelle de mesure à l'addiction créée par trois médecins américains (*Exercice Addiction Inventory*, Terry, Szabo et Griffiths) qu'Inès Ferreira a étudié et traduit dans sa thèse sur l'addiction dans le sport[4].

Pour chacune des propositions suivantes, indiquez à quel point chacune est vraie pour vous : **encerclez le chiffre approprié sur une échelle de 1 à 5.**

1 : vous n'êtes pas du tout d'accord avec la proposition
2 : vous êtes faiblement d'accord
3 : vous n'êtes ni d'accord, ni pas d'accord
4 : vous êtes plutôt d'accord
5 : vous êtes fortement d'accord

L'exercice physique est ce qu'il y a de plus important dans ma vie	1	2	3	4	5
La quantité d'exercice physique que je pratique est source de conflit avec ma famille et/ou mon conjoint	1	2	3	4	5
J'utilise l'exercice physique comme moyen d'agir sur mon humeur (par ex. pour « m'éclater », pour « m'échapper »…)	1	2	3	4	5
Au fil du temps j'ai augmenté la quantité d'exercice physique que je pratique	1	2	3	4	5
Si je dois manquer une séance d'entraînement physique, je suis d'humeur maussade et irritable	1	2	3	4	5
Si je réduis drastiquement mon activité physique pendant un temps, je finis toujours tôt ou tard par revenir au moins au même rythme qu'avant	1	2	3	4	5

RÉSULTAT :
Si votre score est supérieur ou égal à 24, vous êtes « à risque de dépendance à l'exercice physique ».

Votre nouveau rituel pour reprendre progressivement le sport

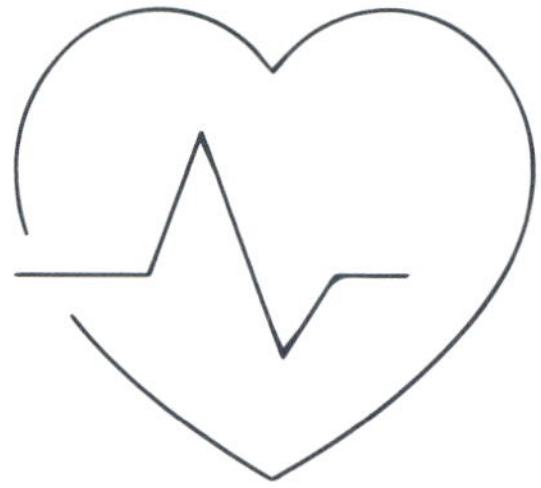

D'ABORD UN CHECK-UP SANTÉ !

Vous avez envie de vous mettre au sport ou de reprendre, mais vous ne savez pas par où commencer ? Déjà, faites un check-up santé ! (En rime, svp !) Reprendre le sport, c'est top pour votre santé, mais il ne faudrait pas vous mettre en danger ni vous blesser ! D'une manière générale, pour reprendre en toute sécurité, pensez à consulter préalablement votre médecin. Eh oui, le certificat médical demandé par certains clubs n'est pas fait pour vous embêter… Il est au contraire très utile de faire un bilan de santé avant la reprise d'une activité physique, et ce d'autant plus si vous avez arrêté le sport depuis longtemps ou si vous avez des facteurs de risque particuliers (voir ci-après). Si certaines activités physiques pratiquées en loisir ou en compétition nécessitent un certificat médical, obligatoire, ce fameux document n'est pas toujours réclamé par les salles de sport ou les coachs particuliers.

Comment savoir si vous devez consulter avant de pratiquer ?

— D'une manière générale, il est recommandé de réaliser à partir de 12 ans et au moins une fois dans sa vie un électrocardiogramme (ECG), c'est-à-dire un enregistrement du rythme cardiaque afin de déceler de potentielles anomalies cardiaques indétectables par l'examen clinique seul.

— Vous devriez aussi être prudent et systématiquement consulter si :

- — vous avez plus de 35 ans ;
- — vous êtes sédentaire et ne pratiquez plus d'activité physique ;
- — vous avez des facteurs de risque cardio-vasculaire : vous fumez, vous êtes en surpoids, avez du diabète, du cholestérol, de l'hypertension, ou bien vos parents ont eu des infarctus avant 55 ans pour un homme et 65 ans pour une femme.

Selon votre profil, votre médecin pourra vous prescrire un test à l'effort à réaliser avec un cardiologue : l'idée, c'est de mettre votre corps en situation d'effort et d'évaluer la capacité de votre cœur à réagir à cet effort. Rien d'insurmontable, un test rapide qui peut vous sauver la vie ! Cet examen permet de dépister d'éventuels problèmes cardio-vasculaires invisibles au repos.

Les drapeaux rouges

D'une manière générale, évitez de faire du sport si :

— il fait trop chaud. Au-delà de 28 degrés, le risque de déshydratation et de coup de chaleur est réel ;

— si vous souffrez d'une maladie chronique en poussée active : par exemple arthrose ou arthrite… ;

— si vous avez de la fièvre ;

— si vous avez des douleurs inhabituelles – consultez pour identifier leur cause ;

— si vous avez des plaies cutanées ou des lésions des pieds – protégez-les !

Mon conseil

Si vous souffrez de pathologie cardiaque, trouvez un club Cœur et Santé ❤ près de chez vous : il sera compétent pour une reprise du sport et/ou une rééducation en toute sécurité (www.fedecardio.com).

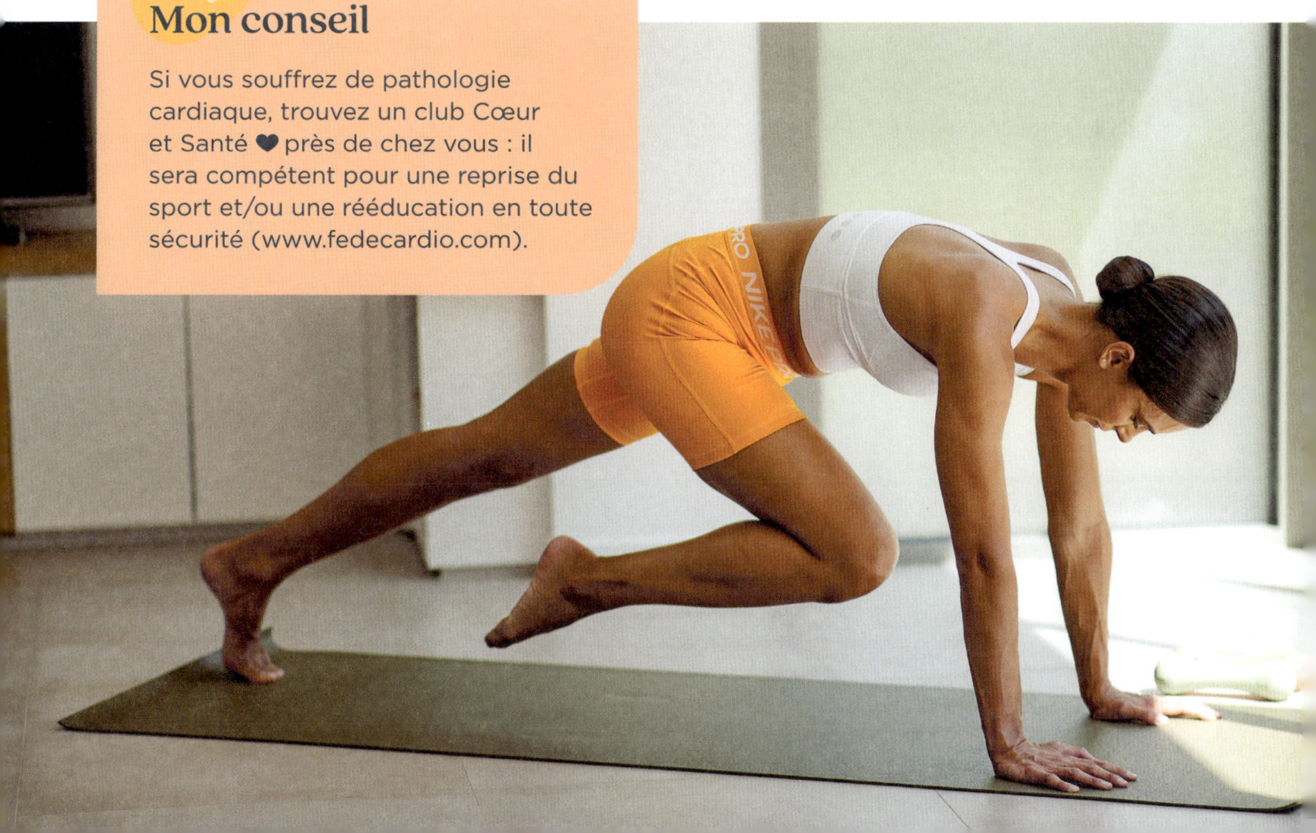

4 CONSEILS POUR UNE PRATIQUE RÉUSSIE

1. Trouvez l'activité qui vous motive !

Choisissez une activité qui pourra s'intégrer facilement et régulièrement dans votre emploi du temps et qui vous apportera du plaisir, sinon du bien-être ! Il existe tellement d'activités différentes que vous allez forcément trouver celle qui vous correspond ! Mais comment choisir ?
Déjà, posons-nous la question essentielle de la motivation. Je vous entends (oui, oui !) dire que vous n'êtes pas motivé, ou que vous vous découragez rapidement… Les sources de motivation diffèrent beaucoup en fonction des personnes, mais aussi du jour, du moment, de l'état physique et mental. Je trouve personnellement que la bonne santé est l'argument le plus fort pour se remettre au sport. Mais si ce n'est pas le cas pour vous, voyons quelle pourrait être votre motivation à pratiquer une activité physique :

— Être capable de porter vos courses, vos enfants, vos cartons facilement et sans douleur ?
— Avoir un physique qui vous plaît - c'est-à-dire mince ? Musclé ? Au contraire, plus massif ?
— Profiter de la nature, respirer le grand air ?
— Rencontrer des gens, partager des émotions avec eux ?
— Gagner des compétitions, être reconnu socialement ?
— Vivre l'adrénaline, le dépassement de soi-même ? Etc.

Eh oui, le sport, c'est une partie ou tout ça à la fois, et c'est pour toutes ces raisons que je l'adore ! Alors, vous avez trouvé votre motivation ?

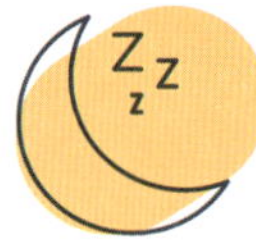

2. Adoptez une bonne hygiène de vie.

Dormir suffisamment (voir page 13), s'hydrater correctement, bien se nourrir (voir page 65), c'est indispensable. Ne pas consommer de substances psychoactives, potentiellement dangereuses avec la pratique sportive (alcool, drogues, certains médicaments…), vous imaginez bien !

3. Faites-vous (bien) accompagner.

Si vous êtes prêt à reprendre une activité sportive, je vous conseille de vous faire accompagner par un professionnel qui saura vous guider vers les bons gestes et la bonne intensité pour pratiquer à intensité modérée : coachs sportifs diplômés, kinés ou médecins du sport. Ils vous aideront à pratiquer sans vous blesser en vous enseignant la technique et en contrôlant vos postures. Ils adapteront le programme en fonction de votre niveau et de vos ressentis pour une vraie progressivité, selon vos objectifs. Enfin, ils sauront être une source de motivation quand elle vous fera défaut ! J'en ai fait l'expérience avec la course à pied, et ça a changé ma pratique : j'ai beaucoup progressé grâce à mon coach, qui a été une vraie source de motivation. Il a su être attentif à mon état de fatigue, ce qui m'a permis d'éviter des blessures et d'atteindre mon objectif de semi-marathon sans trop de difficultés et, surtout, avec beaucoup de plaisir !

4. Ayez des chaussures adaptées.

À la poubelle, les vieilles baskets qui datent de votre jeunesse ! Avoir une paire de chaussures adaptées à la pratique du sport est primordial pour éviter les blessures articulaires, les plaies aux pieds, les traumatismes des ongles… Je peux vous dire que je m'y connais, j'ai perdu quelques ongles avec la course à pied !

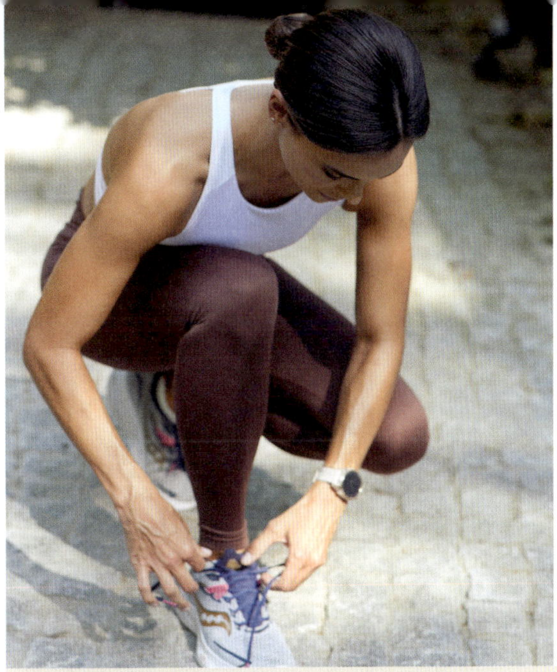

Mon conseil

Que penser des applications ou vidéos tuto de sport ? J'aurais tendance à dire que si ces tutoriels vous permettent de bouger plus en vous donnant accès à des exercices à domicile, alors pourquoi pas les utiliser ?

- Privilégiez néanmoins des programmes encadrés par des coachs diplômés.
- Pensez toujours à vous échauffer avant de pratiquer.
- Soyez TRÈS vigilant au niveau des postures.
- N'utilisez PAS de charges trop élevées, écoutez votre corps et stoppez l'exercice en cas de douleur !

Si vous êtes en difficulté, à cause de douleurs, d'un surpoids invalidant ou d'une maladie particulière, rappelez-vous qu'il existe des coachs en activité physique adaptée (APA) (voir page 47).

Pronateur ou supinateur ?

Prenons l'exemple de la course à pied. Une bonne chaussure, c'est une chaussure adaptée au terrain sur lequel on court : courez-vous sur route, sur chemins caillouteux, sur du sable ? Selon la réponse, la semelle et le maintien de la cheville ne seront pas les mêmes. Le chaussage dépend aussi de la distance parcourue en moyenne : on choisira une chaussure qui se déforme moins quand on parcourt de longues distances, avec éventuellement plus de semelle pour le confort.
Il existe aussi différentes formes de baskets selon la foulée du coureur : pour cela, observez vos semelles et regardez les zones usées, ce sont celles de vos appuis ! Vos semelles sont-elles usées à l'avant du pied ? Au milieu du pied ? Au niveau du talon ? Ces conseils sont valables pour plein de sports différents.

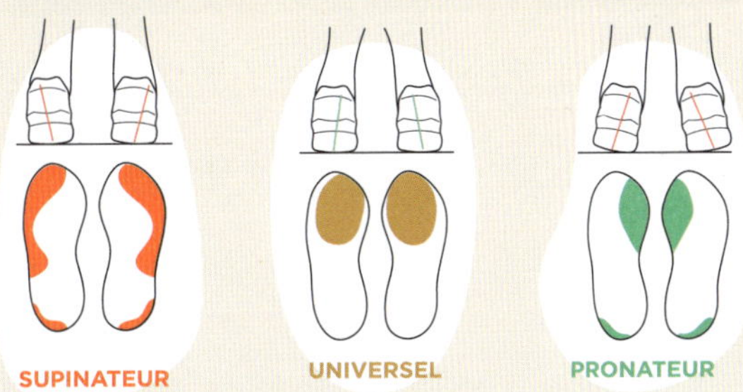

PRATIQUE SPORTIVE ET DOULEURS CHRONIQUES

Beaucoup de patients viennent consulter avec des douleurs chroniques au dos, aux genoux... et arrêtent progressivement leurs activités sportives à cause de celles-ci. La frustration s'ajoute à leurs douleurs.
Je pense à ce patient ancien triathlète, chef d'entreprise, qui a arrêté de courir suite à des douleurs de genoux. Il a pris du poids, perdu de la masse musculaire, et avec son travail sédentaire, il voit son corps changer, sa motivation sombrer et sa confiance en lui ébranlée. Il aimerait reprendre l'activité physique mais est persuadé qu'il ne peut plus pratiquer à cause de ses douleurs. Or il faut voir les choses dans l'autre sens : le mouvement, c'est la santé ! L'enjeu sera de permettre à ce patient de reprendre une activité physique progressive. Après un bilan des douleurs (examen médical, imageries articulaires) pour obtenir un diagnostic, une kinésithérapie ciblée sur le renforcement musculaire et une plus grande mobilité, le patient pourra reprendre certaines activités physiques. Et pourquoi pas la course à pied, au final ?

Pour une pratique globalement sans douleurs, ne délaissez jamais l'échauffement. Ajoutez du renforcement musculaire dans vos habitudes, notamment au niveau des membres inférieurs, des épaules et du dos avec du gainage. Tournez-vous vers des activités plutôt sans impact violent, sans pivot, et privilégiez une pratique régulière, progressive, en évitant les efforts trop intenses.

— Vous avez **mal au dos, aux épaules** ? Évitez le port de charges lourdes et pratiquez une activité avec du renforcement musculaire global et du gainage. Dans ce cas, le yoga est une discipline intéressante ! Il permet d'entretenir votre mobilité, votre souplesse, tout en renforcant vos muscles. Évidemment, beaucoup d'autres activités physiques sont possibles ! On le sait aujourd'hui, quand on a mal au dos, on ne reste surtout pas couché, on bouge !
— Vous avez **mal aux genoux** ? Le renforcement musculaire (des membres inférieurs) est votre meilleur allié ! Choisissez d'abord des activités plutôt sans impact et sans pivot. Par exemple la marche active sur terrain plat, la natation, le vélo (veillez à bien régler la hauteur de la selle), les activités fitness. Vous pourrez envisager la course à pied en fonction de vos douleurs, en adaptant votre foulée. Courir sur le médio-pied ou sur les orteils soulage les genoux.
— Vous avez de **l'arthrose** ? Si vous avez des douleurs de hanche ou de genou, préférez des activités douces comme la marche, la natation, le vélo... Pensez également à renforcer vos muscles (quadriceps, ischio-jambiers) pour stabiliser vos articulations en souffrance. Et privilégiez la régularité (3 séances par semaine) à l'intensité !

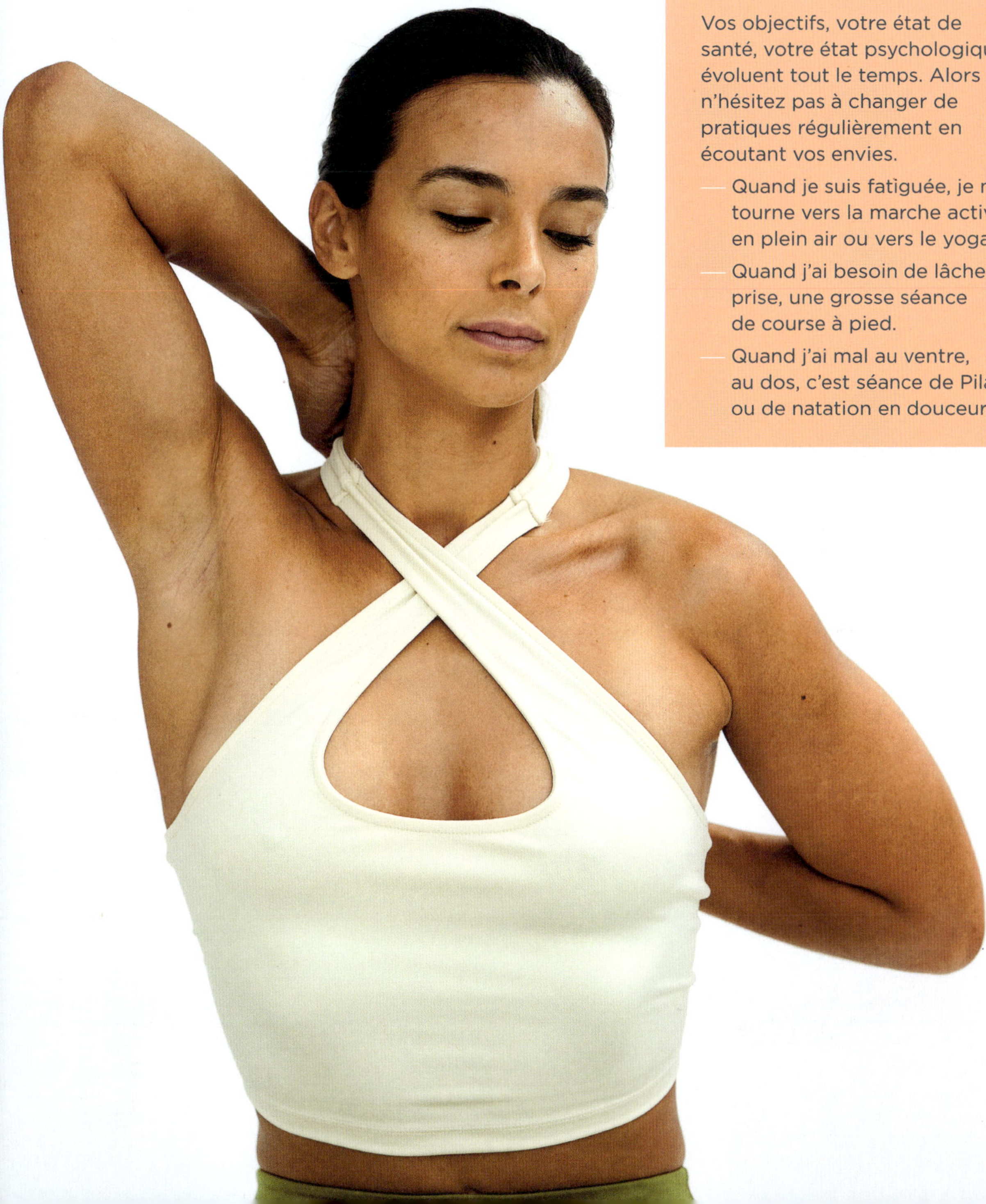

Mon conseil

Vos objectifs, votre état de santé, votre état psychologique évoluent tout le temps. Alors n'hésitez pas à changer de pratiques régulièrement en écoutant vos envies.

- Quand je suis fatiguée, je me tourne vers la marche active en plein air ou vers le yoga.
- Quand j'ai besoin de lâcher prise, une grosse séance de course à pied.
- Quand j'ai mal au ventre, au dos, c'est séance de Pilates ou de natation en douceur.

PROGRAMME D'ENTRAÎNEMENT PAR @ LUCILE WOODWARD

1 mois | 2 à 3 séances par semaine

SEMAINE 1

Séance 1 — Circuit Renforcement Full Body | 20 minutes

Avec 2 haltères de 2 kg

Échauffement

2 à 3 minutes

Dos plat/dos rond, enroulé du dos, chien tête en bas…

Squats	Fentes	Pompes sur genoux	Tirages à un bras
×10 Poids sur les talons, orteils légèrement surélevés, mains jointes, dos droit, descendre à 90°.	**×10 de chaque côté**	**×10**	Bras droit **×10** Bras gauche **×2** + 2 kg minimum, idéalement 5 kg

3 répétitions du circuit complet avec 1 minute de pause entre chaque.

Pour les plus avancés : pour augmenter la difficulté, mettre plus de charge, plus de vitesse ou aller jusqu'à 5 répétitions du circuit.

Les séances de la semaine 1 en vidéo !

Squats

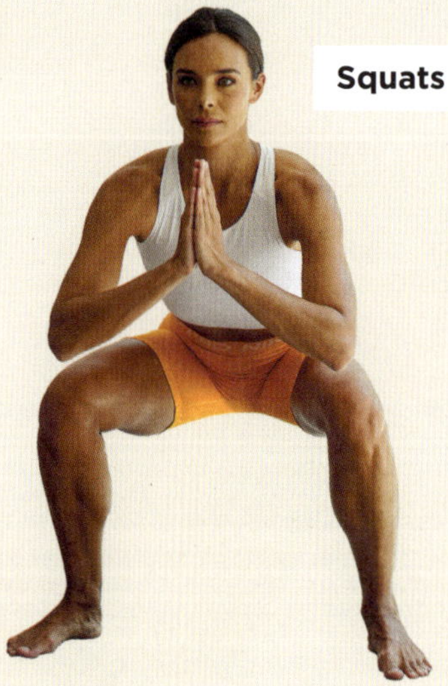

Tirages à un bras

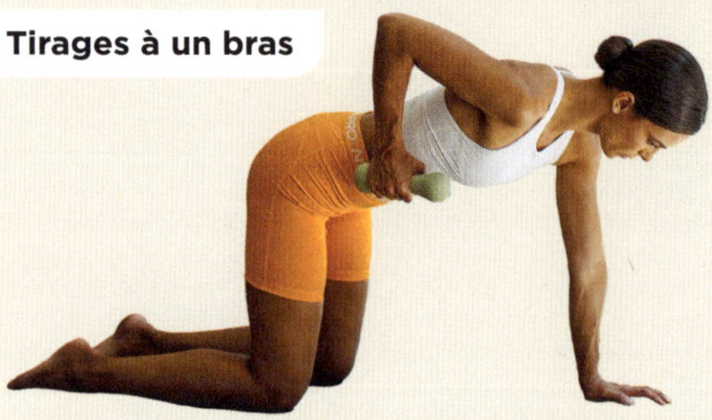

Fentes

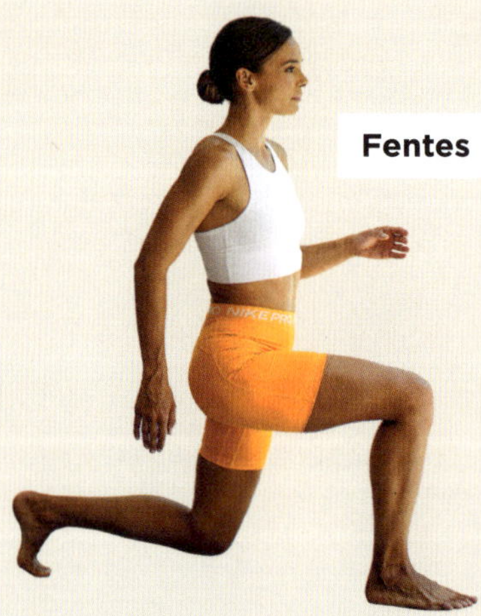

Pompes sur genoux

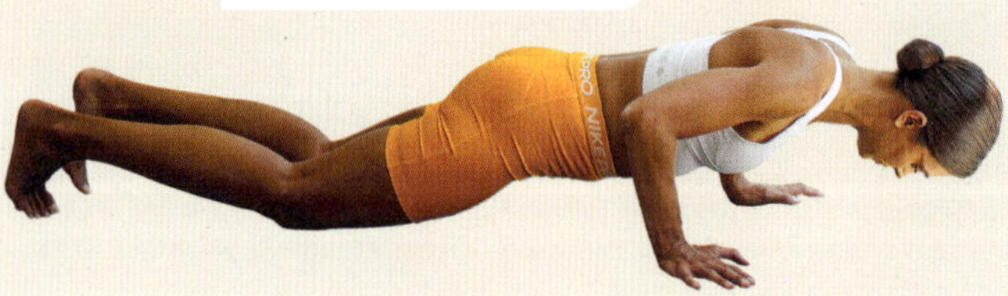

Séance 2 Circuit Renforcement & Cardio | 20 minutes

Échauffement

2 à 3 minutes

Dos plat/dos rond, enroulé du dos, chien tête en bas…

Montées de genoux	Pas chassés en squat	Moutain climbers	Jumping jack	Fentes alternées
×10	**×10**	**×10**	**×10**	**×10**
Sans saut pour les débutants, avec pour les avancés	Sans saut pour les débutants, avec pour les avancés	Gainage genou/poitrine, sur genoux pour les débutants	Sans saut pour les débutants	

Faire le circuit 3 fois en augmentant le nombre de répétitions par mouvement : à 20, puis 30 si vous y arrivez. 20 répétitions | Puis 30 répétitions.

Pas chassés en squat

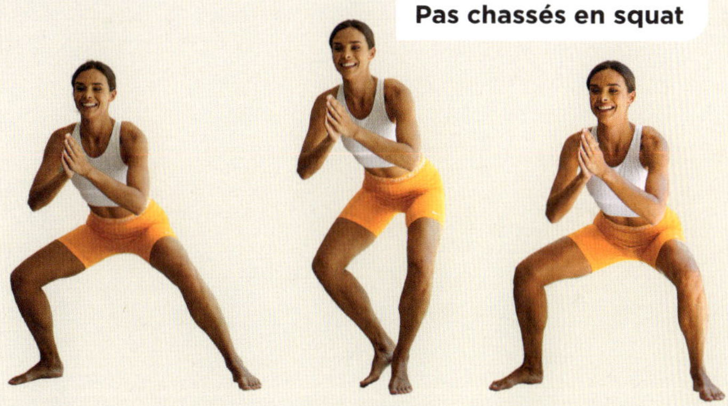

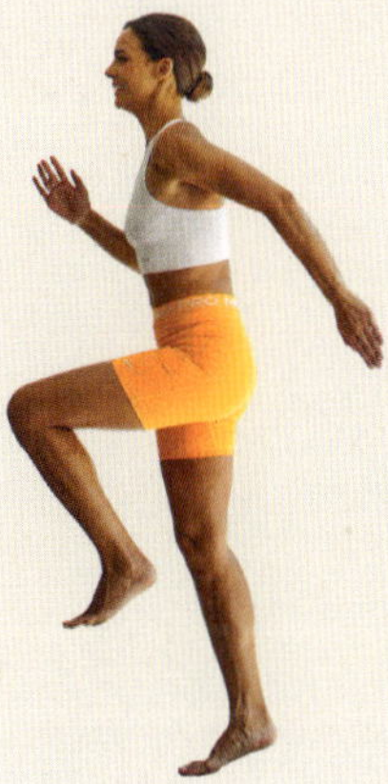

Montées de genoux

Jumping jack

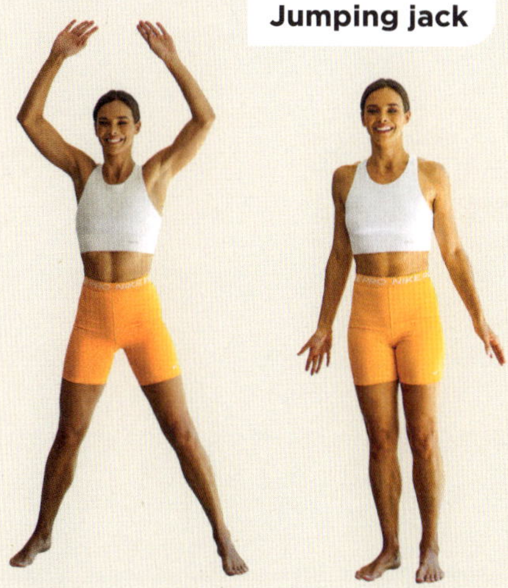

Moutain climbers

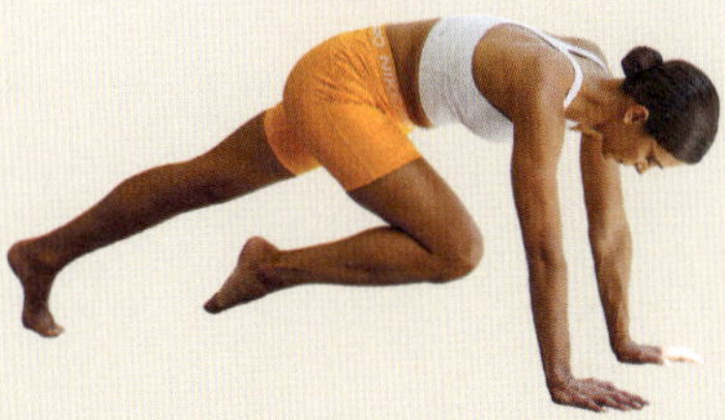

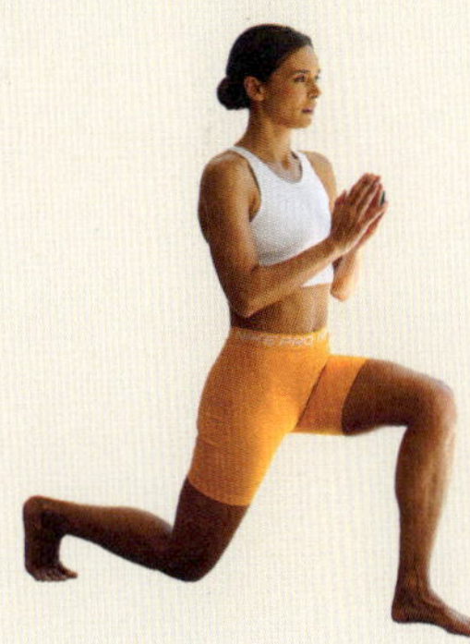

Fentes alternées

Séance 3 Cardio fractionné | Course, marche, natation, vélo, roller, rameur, elliptique… Ce que vous voulez !

Échauffement tranquille

5 minutes

2 minutes rapides | 1 minute lente | Répétez 5 fois l'alternance | 5 minutes de retour au calme.

Pour les plus avancés : ajouter 10 × 30 secondes rapides, 30 secondes lentes avant le retour au calme.

SEMAINE 2

Séance 1 — Circuit Renforcement Abdos & Dos

Avec 2 haltères de 2 kg minimum

Échauffement
2 à 3 minutes
Dos plat/dos rond, enroulé du dos, chien tête en bas...

Dos plat/ dos rond	Planche asymétrique	Tirages larges	Press up	Ciseaux abdos
×10	**30 secondes ×2** Maintenir la position quatre pattes, bras gauche tendu, jambe droite tendue	**×10** Debout, jambes semi-fléchies, buste penché en avant avec haltères de 2 kg minimum	**×10** Debout, un haltère de 2 kg dans chaque main, main en haut au-dessus de la tête, puis coudes à hauteur d'épaules, mains au-dessus des coudes	**×10** Dos pas trop cambré ni trop plaqué au sol, bassin neutre, regard vers le plafond

1 minute de récupération | 3 répétitions du circuit.

Séance 2 — Circuit Renforcement cardio

Échauffement
2 à 3 minutes
Dos plat/dos rond, enroulé du dos, chien tête en bas...

Sautillement sur place	Talon/fesse sautillé	Burpee	Criss Cross	Assis/debout
1 minute Alterner genoux si sans saut	**1 minute** Talon/fesse sans saut	**1 minute** Sans saut pour les débutants	**1 minute** Jambes croisées jambes écartées debout, sans saut pour les débutants	**1 minute** Sans poser les mains au sol, sauf pour les débutants

1 minute de récupération | 3 répétitions du circuit.

Séance 3 — Cardio fractionné

| Course, marche, natation, vélo, roller, rameur, elliptique... Ce que vous voulez !

Échauffement tranquille
10 minutes

6 × 20 secondes de sprint maximum puis 40 secondes de récupération | 5 minutes de retour au calme.

Pour les plus avancés rajouter : 5 × 1 minute à + 30 % de vitesse | 1 minute normale lente | 5 minutes de retour au calme.

Les séances de la semaine 2 en vidéo !

SEMAINE 3

Séance 1 — Circuit Renforcement jambes & fessiers

Avec 2 haltères de 2 kg

Échauffement
2 à 3 minutes
Deep squat, enroulé du dos, chien tête en bas

Squats chargés	Soulevés de terre 1 jambe	Debout en équilibre	Fentes pulsées	Shoulder bridge
×10	jambe droite **×10** jambe gauche **×10**	**×10** cercles jambe droite **×10** cercles jambe gauche	jambe droite **×10** jambe gauche **×10** (3 petites en bas) avec un haltère dans chaque main	**×10** placer les haltères sur le bassin

2 répétitions | Pour les plus avancés : 3 ou 4 répétitions du circuit + ajouter des lestes aux chevilles.

Séance 2 Circuit Renforcement cardio

Échauffement
2 à 3 minutes
Dos plat/dos rond, enroulé du dos, chien tête en bas…

Squats rapides	Planche	Talon/fesse sautés
×20	**20 secondes**	**×20** Sans saut pour les débutants

1 minute de récupération | 10 répétitions.

Les séances de la semaine 3 en vidéo !

Séance 3 Cardio fractionné | Course, marche, natation, vélo, roller, rameur, elliptique… Ce que vous voulez !

Échauffement tranquille
5 minutes

10 squats (ou 10 pompes si l'activité est la natation) | 2 minutes rapides de l'activité choisie | 5 minutes de retour au calme. | Répétez 10 fois l'alternance.

Pour les plus avancés, ajouter 5 × 2 minutes à + 50 % de vitesse | 10 burpees | 5 minutes de retour au calme.

SEMAINE 4

Séance 1 Circuit Renforcement haut du corps
Avec 2 haltères de 1 à 2 kg

Échauffement
2 à 3 minutes
Dos plat/dos rond, enroulé du dos, chien tête en bas…

Élévations frontales/latérales	Press up	Pompes sur genoux ou sur pieds	Tirages	Superman
×20 Sans haltères pour les débutants, les épaules loin des oreilles	**×20**	**×5**	Bras droit **×10** Bras gauche **×10**	**×10** Allongé sur le ventre, relever bras, buste, jambes, sans haltères

2 à 3 répétitions.

Séance 2 Circuit Renforcement cardio

Échauffement
2 à 3 minutes
Dos plat/dos rond, enroulé du dos, chien tête en bas…

Pas chassés en squats ×10 **Squats une jambe** **×5** de chaque côté **Chaise 10 sec**	**Pas chassés en squat ×20** **Squats une jambe** **×10** de chaque côté **Chaise 20 sec**	**Pas chassés en squat ×30** **Squats une jambe** **×15** de chaque côté **Chaise 30 sec**	**Etc. pour 15 minutes !**

Séance 3 Cardio fractionné | Course, marche, natation, vélo, roller, rameur, elliptique… Ce que vous voulez !

20 minutes sans s'arrêter.

Pour les avancés, ajouter après ces 20 minutes : 5 × 1 minute de sprint puis 1 minute cool | 5 minutes de retour au calme.

Les séances de la semaine 4 en vidéo !

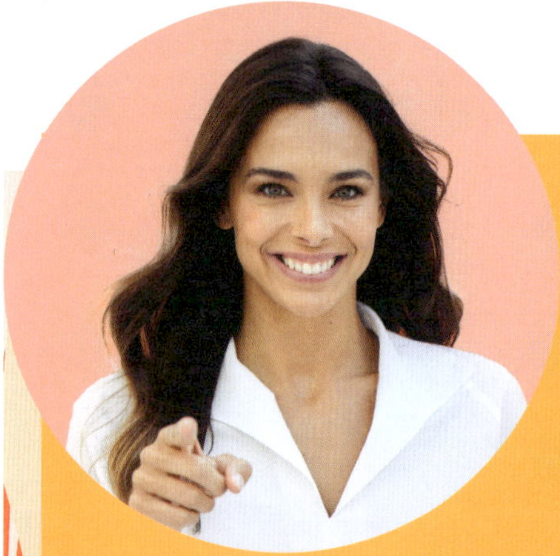

Ma routine pour bien pratiquer

J'ai toujours fait du sport : enfant, j'ai pratiqué la gymnastique, puis l'athlétisme. Depuis, j'ai testé de nombreux sports : fitness en salle, boxe thaïe, ski puis snowboard, équitation très récemment… Je suis passée par plusieurs blessures qui m'ont appris que l'on doit prendre soin de son corps au maximum. J'ai notamment subi une grosse blessure au genou gauche il y a plusieurs années : rupture du ligament croisé antérieur, du ménisque externe, fissure du fémur et entorse du ligament interne…
Après avoir été opérée, je n'ai pas bien fait ma rééducation. Et croyez-moi, je m'en veux terriblement ! C'est toujours une erreur de penser que vous arriverez à récupérer sans vous impliquer dans votre rééducation. Si vous êtes blessé, s'il vous plaît faites-la, c'est Marine et le Doc qui vous le disent ! S'en sont suivis des mois de douleurs et d'incapacités. À côté de cela, j'avais perdu toute motivation et toute confiance en mon corps. J'ai donc suivi un programme de réathlétisation dans un centre spécialisé pour renforcer mon genou et me redonner confiance pour reprendre le sport.
Je suis aussi passée par une période de blessures liées aux effets secondaires de mon traitement antiacné : entorses aux chevilles récidivantes, tendinite à l'épaule… J'ai compris à ce moment-là que l'hydratation est absolument essentielle pour limiter les blessures !
Enfin, pendant le Covid, mon état mental s'est détérioré. Avec le recul, je réalise que j'étais tombée dans une légère dépression, et je n'avais plus que le sport pour décompresser. Alors j'en ai abusé et j'ai perdu trop de poids sans m'en rendre compte. Puis j'ai eu un déclic quand mon compagnon m'a dit que je ressemblais à un squelette… J'ai appris à ralentir, à écouter mon corps, à faire des pauses. En effet, le repos est un élément essentiel à une bonne récupération afin d'éviter, là encore, les blessures. J'ai donc cherché et fini par trouver l'équilibre.

Mais en 2023, rebelote… entorse grave de la cheville. Pourquoi encore, alors que j'étais en pleine préparation pour une saison de course route et trails, que je me sentais physiquement en forme ? Parce que ma tête n'allait pas si bien… Fatigue psychique, ruminations négatives, inquiétudes. Mon corps a dit stop.

Aujourd'hui, j'ai encore des douleurs résiduelles liées à ces blessures, mais je fais ce qu'il faut pour les limiter. Je m'éclate tellement grâce au sport ! C'est devenu une passion ! La diversité des activités que je pratique me permet de casser la routine et de toujours prendre du plaisir. Je garde une base de fitness avec du

Pilates et des exercices de renforcement afin d'être physiquement « solide » et d'éviter au maximum les blessures. Et à côté, je pratique la course à pied et l'équitation régulièrement, à un rythme variable selon mes objectifs. Enfin, le week-end, c'est kitesurf, VTT, randonnée… et snowboard en hiver.

Mes secrets pour me motiver

- Je me fixe des objectifs précis et à ma portée : me remuscler, passer un Galop, m'envoler en kite, participer à une course…
- Je prends rendez-vous dans mon agenda pour ma séance de sport : plus d'excuse du style « je n'ai pas le temps » ou « j'ai déjà prévu autre chose ». Ce créneau inscrit, c'est du temps pour moi !
- Matin, midi ou soir : on a toujours un moment pour se bouger ! Quand j'étais étudiante en médecine, je profitais de la pause déjeuner pour faire 30 minutes de sport en salle : facile, rapide et efficace, et sans perdre de temps dans mes révisions.
- Je pratique avec des amis : ils me motivent quand moi, je ne le suis pas ! Et en plus, on passe un super moment, même en transpirant !
- J'adapte mon sport à mes envies : besoin de grand air pour évacuer le stress ? J'opte pour une séance de course à pied ou une sortie VTT ! Besoin de détente, car je suis fatiguée physiquement ? Je fais une séance de natation ou de yoga, tranquille à la maison. Je me sens démotivée ? Je booke une séance avec un coach ou je vais tout simplement marcher en appelant une copine pour me changer les idées !
- J'aime bien écouter des podcasts dédiés : Dans la tête d'un coureur ; Course épique ; Dans mon bain (Mathieu Blanchard) pour la course à pied.

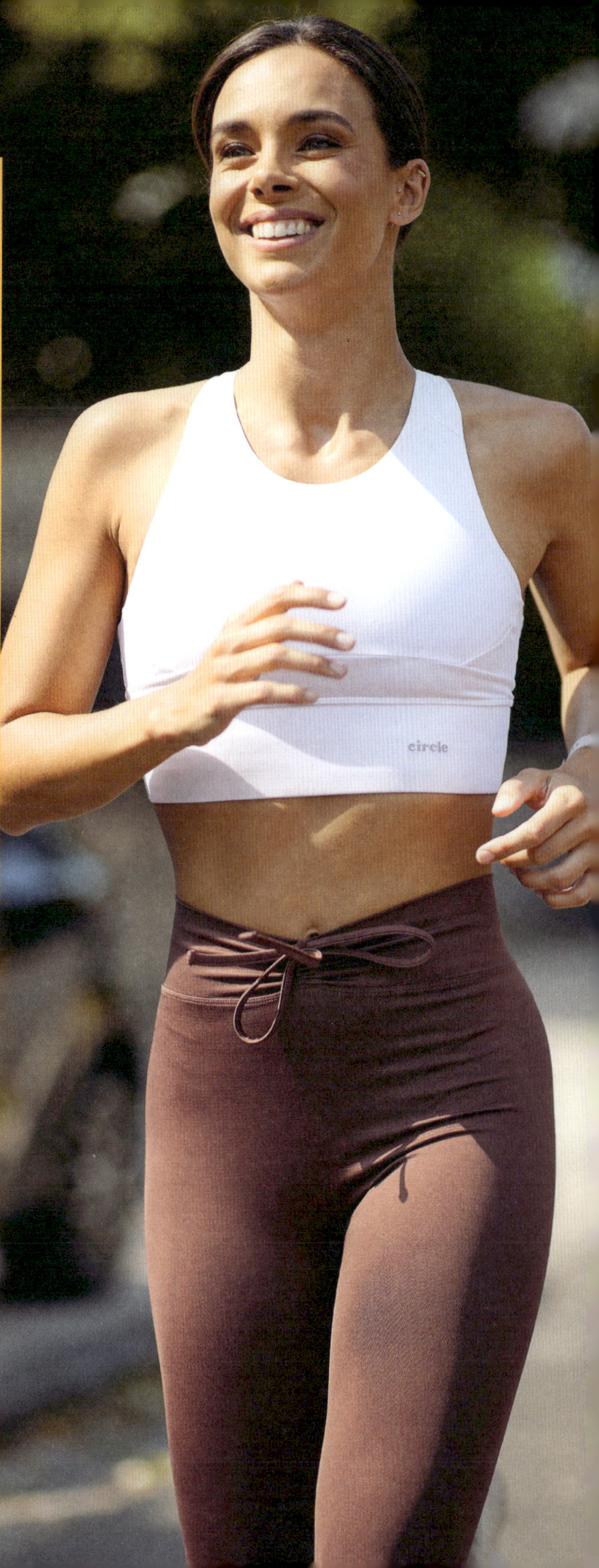

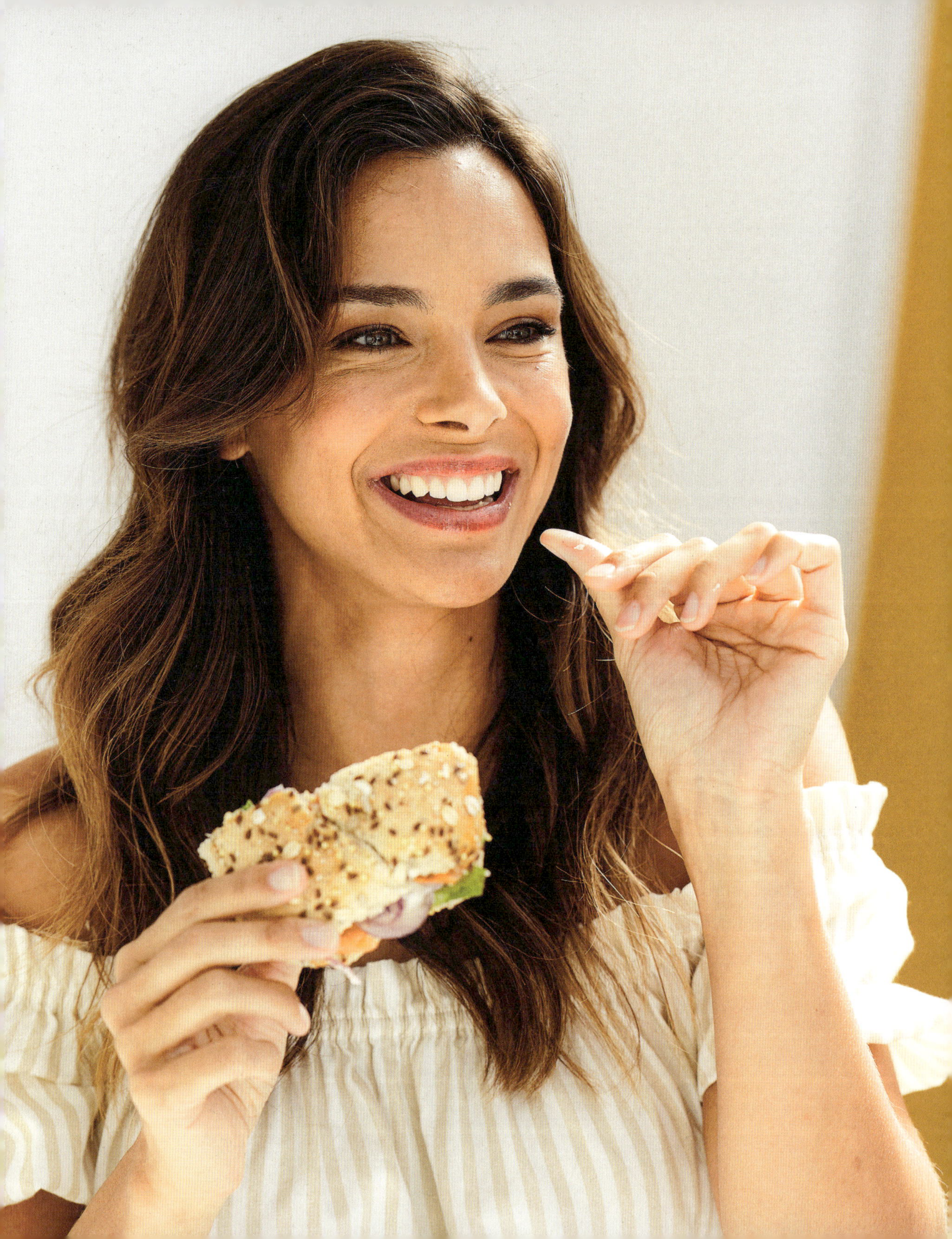

L'alimentation

DES ATOUTS SANTÉ DANS VOTRE ASSIETTE

Vous êtes forcément au courant : manger équilibré permet d'améliorer sa santé présente et future ! La science a largement prouvé les bénéfices des bonnes habitudes dans l'assiette, mais aussi les effets délétères des régimes restrictifs. Alors si vous avez envie de prendre votre santé en main, votre alimentation est un levier majeur !

Manger, c'est la vie !

Dans ce chapitre, je vais partager avec vous les infos de base sur la nutrition, quelques clés pour trouver le bon équilibre, tout en conservant le plaisir, sans se prendre la tête. C'est crucial, tant le risque des pratiques extrêmes est d'entrer dans des troubles des conduites alimentaires (TCA). Ces TCA sont malheureusement très fréquents, notamment chez les jeunes. Sans même m'en rendre compte, je suis presque tombée dedans en 2020… Avant de décortiquer nos assiettes, j'aimerais simplement vous rappeler que manger répond à un besoin vital. Notre corps et notre cerveau ont besoin d'énergie pour fonctionner de manière optimale, et cette énergie est apportée par l'alimentation.

Mon conseil

Rien ne sert de comparer son assiette à celle du voisin, chaque personne a des besoins nutritionnels différents ! L'un peut être très sportif et donc avoir plus faim que vous ; au contraire, quelqu'un de très sédentaire peut se contenter d'apports inférieurs. Et je ne parle pas des allergies, des goûts, de potentielles intolérances alimentaires, des moyens financiers, etc.

DES BESOINS DIFFÉRENTS SELON LES ÂGES DE LA VIE

Même au repos, le corps consomme une quantité d'énergie pour fonctionner, que l'on appelle **le métabolisme de base.** Il représente 60 % de nos dépenses énergétiques. Les 40 % restant dépendent de notre activité physique (nos mouvements) et de la thermogenèse alimentaire (manger consomme de l'énergie).

Nos besoins nutritionnels varient tout au long de la vie : on ne mange pas de la même manière quand on est un enfant, un adulte ou une personne âgée, c'est très important de comprendre cela ! Mais alors, qu'est-ce qui fait varier la dépense énergétique quotidienne, donc les besoins nutritionnels ?

— La période de vie : la croissance, la grossesse, l'allaitement sont des périodes où les besoins nutritionnels augmentent. Normal donc d'avoir plus faim !

— Le sexe génétique : les hommes consomment plus d'énergie que les femmes (bon, le sexe plaisir aussi !).

— L'activité physique : plus on est actif, plus on dépense de l'énergie et plus on a besoin de se nourrir. Et plus on est sédentaire, moins on dépense d'énergie… c'est logique !

UNE ASSIETTE ÉQUILIBRÉE, QU'EST-CE QUE C'EST AU JUSTE ?

Je vous arrête tout de suite si vous pensez qu'un repas équilibré est composé d'une salade de crudités avec un morceau de pain et un thé. En vrai, ce repas n'est PAS équilibré du tout ! L'assiette idéale doit être pleine de couleurs et se composer de plusieurs groupes alimentaires différents :

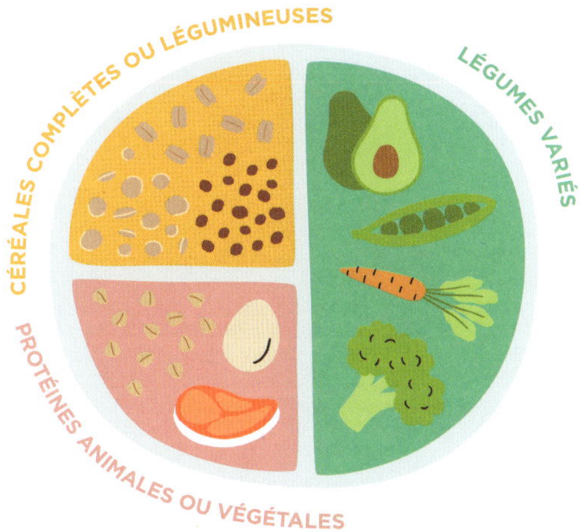

assaisonnement avec herbes ou épices

produits de saison

huile : olive, colza, noix

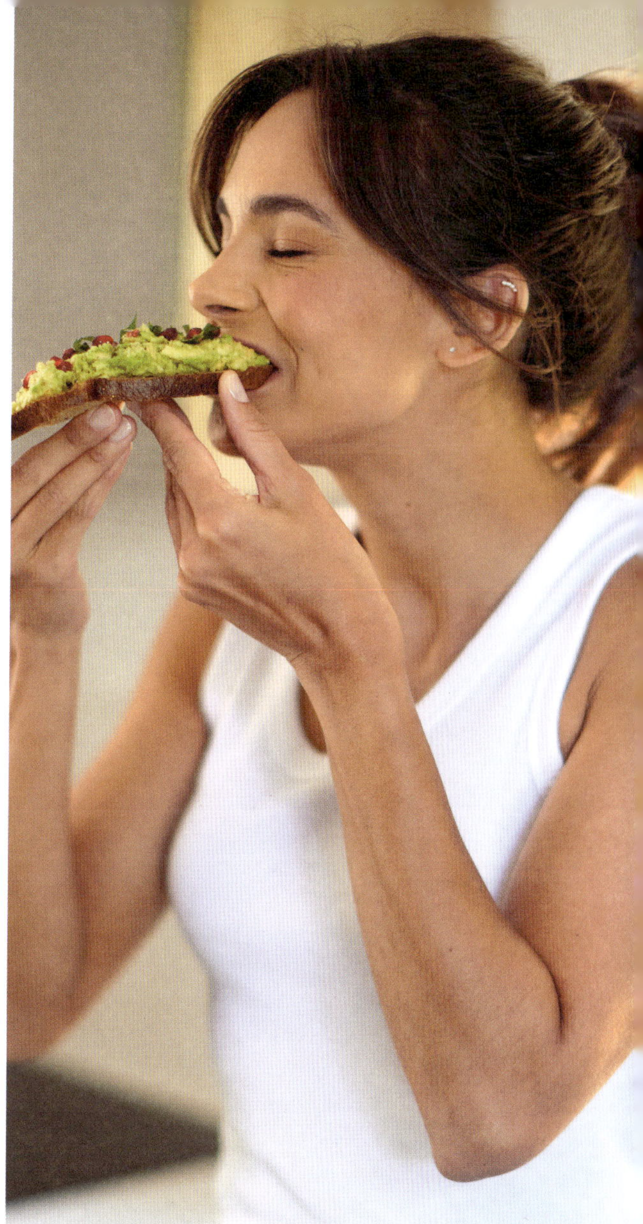

Nous allons passer en revue chacun des groupes alimentaires, vous apportant :

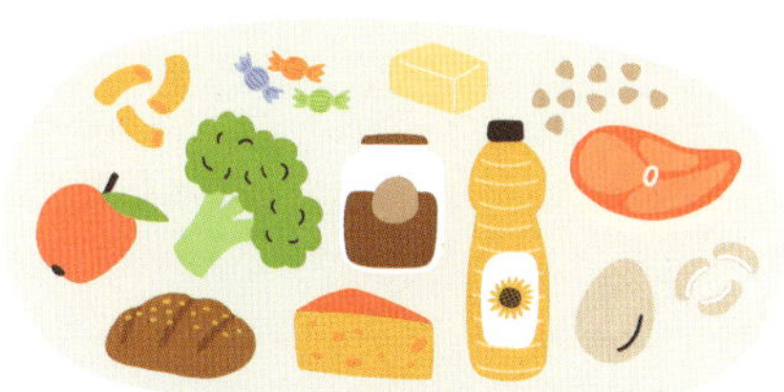

— **des macronutriments, ceux qui apportent de l'énergie :** glucides, lipides et protéines ;

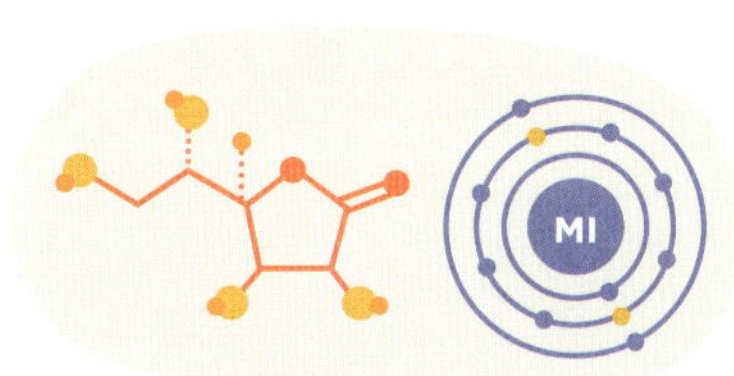

— **des micronutriments :** vitamines, minéraux et oligoéléments.

Les glucides, un carburant à bien doser

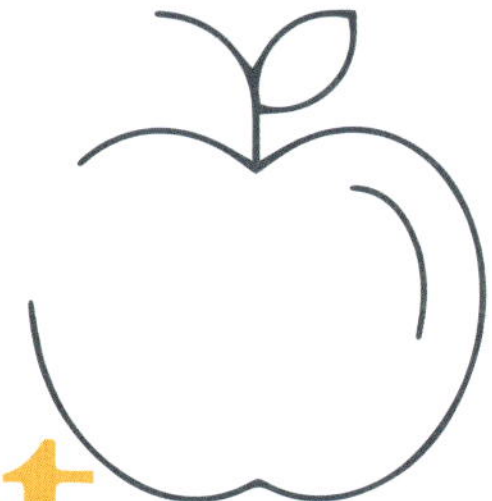

Souvent appelés « sucres », les glucides sont votre carburant principal, ils doivent vous apporter 40 à 55 % de l'énergie de votre journée. Ils sont donc INDISPENSABLES. D'ailleurs, le cerveau n'utilise que du glucose pour fonctionner ! Mais attention à l'excès en sucres libres qui peut engendrer de nombreuses maladies comme l'obésité et le diabète, parmi tant d'autres.

UNE GRANDE FAMILLE COMPOSÉE DE SUCRES DIFFÉRENTS…

… et apportés par des aliments différents ! On distingue :

— **les monosaccharides*** composés d'une seule molécule : le glucose et le fructose, venant des fruits, des baies, du miel… et de certains légumes ! Eh oui, de nombreux légumes contiennent des sucres, c'est le cas des carottes, des choux de Bruxelles, des poivrons, des betteraves… ;

— **les disaccharides*** composés de deux molécules : le saccharose, apporté par le sucre blanc raffiné que l'on retrouve dans des produits ultra-transformés ; et le lactose par les produits laitiers. Les monosaccharides et les disaccharides, anciennement appelés sucres rapides, sont à limiter. On les appelle aujourd'hui les sucres libres ;

— **les polysaccharides** : l'amidon et les fibres des produits céréaliers, des féculents et des légumineuses (lentilles, pois chiches, fèves…). Anciennement appelés sucres lents, on les appelle aujourd'hui sucres complexes. Ils sont à privilégier pour vous donner de l'énergie toute la journée.

> **On consomme beaucoup (trop) de glucides souvent sans le savoir !**

Ces glucides se retrouvent partout dans notre alimentation ; tous sont source d'énergie mais ils n'ont pas les mêmes conséquences sur notre organisme. Une partie des sucres consommés est transformée directement en énergie, une autre est stockée sous forme de glycogène, dans le foie et dans les muscles. La différence entre les sucres réside dans la manière dont ils vont faire varier le taux de sucre dans le sang (la glycémie), la sécrétion hormonale d'insuline qui en découle. Un excès de sucres libres augmente de manière significative la glycémie avec une hypersécrétion d'insuline. Ces

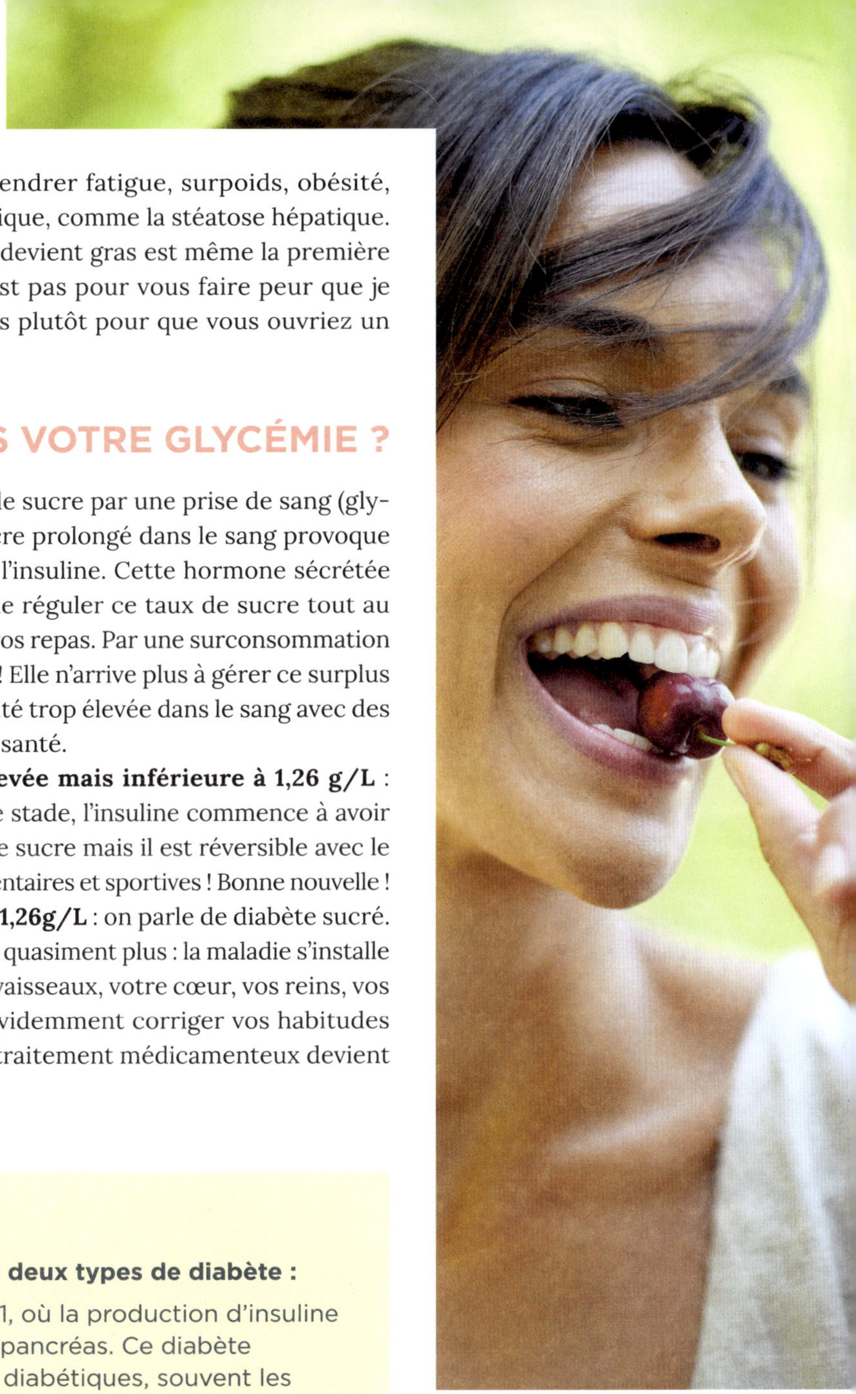

deux mécanismes peuvent engendrer fatigue, surpoids, obésité, diabète et autre maladie métabolique, comme la stéatose hépatique. Cette transformation du foie qui devient gras est même la première cause du cancer du foie ! Ce n'est pas pour vous faire peur que je partage ces infos avec vous, mais plutôt pour que vous ouvriez un peu plus grand vos yeux.

CONNAISSEZ-VOUS VOTRE GLYCÉMIE ?

Il est utile de vérifier votre taux de sucre par une prise de sang (glycémie à jeun) car un excès de sucre prolongé dans le sang provoque une diminution de l'efficacité de l'insuline. Cette hormone sécrétée par le pancréas a pour mission de réguler ce taux de sucre tout au long de la journée en fonction de vos repas. Par une surconsommation de sucres, l'insuline est débordée ! Elle n'arrive plus à gérer ce surplus de sucre qui se retrouve en quantité trop élevée dans le sang avec des conséquences néfastes sur votre santé.

Si votre glycémie à jeun est élevée mais inférieure à 1,26 g/L : on parle d'insulinorésistance. À ce stade, l'insuline commence à avoir des difficultés à gérer cet excès de sucre mais il est réversible avec le changement de vos habitudes alimentaires et sportives ! Bonne nouvelle !

Si votre glycémie à jeun dépasse 1,26g/L : on parle de diabète sucré. À ce stade, l'insuline ne fonctionne quasiment plus : la maladie s'installe progressivement en abîmant vos vaisseaux, votre cœur, vos reins, vos yeux, vos nerfs... Il faudra bien évidemment corriger vos habitudes alimentaires et sportives mais le traitement médicamenteux devient incontournable.

Le saviez-vous ?

Il existe, schématiquement, deux types de diabète :

— le diabète sucré de type 1, où la production d'insuline est défaillante au niveau du pancréas. Ce diabète concerne moins de 10% des diabétiques, souvent les jeunes.

— le diabète de type 2, où l'action de l'insuline est diminuée puis stoppée à cause d'une mauvaise hygiène de vie avec une alimentation trop sucrée. Ce diabète de type 2 correspond à la grande majorité des diabétiques, plutôt les adultes, et est en forte augmentation dans le monde entier où surpoids et obésité explosent.

POUR UNE CONSOMMATION DE GLUCIDES RAISONNÉE

Le sucre est partout ! Si on retirait des étalages des supermarchés tous les aliments contenant des sucres, il n'en resterait que 20 % !
Euh... Ah oui, quand même !

Quelques repères

— **Consommez environ 100 g de sucres au total par jour**, sans compter le lactose des produits laitiers. Selon les recommandations, les sucres libres doivent représenter **25 g de sucres libres par jour** (seulement 2 morceaux de sucre blanc !).

— **Évitez les produits sucrés transformés** contenant du saccharose ou du glucose.

— **Privilégiez les produits céréaliers**, les féculents et les légumineuses, si possible « **complets** ».

— **Consommez chaque jour des fibres** qui atténuent les variations de la glycémie.

— **Mangez au maximum 3 portions de fruit par jour** (1 portion = la taille d'un poing fermé soit 50 g de fructose). Eh oui, même des fruits, il ne faut pas en abuser !

Pour sortir de l'excès de sucres

— **Commencez par stopper les boissons sucrées** ou édulcorées, remplacez-les par de l'eau pétillante, de l'eau aromatisée par une tranche de citron, du thé chaud ou froid, des tisanes...

— **Cuisinez maison** : limitez l'achat de produits industriels, vous consommerez logiquement moins de sucre !

— **Retirez progressivement le sucre blanc** ajouté dans votre café, votre thé, votre yaourt, vos desserts... Au début, vos papilles seront déstabilisées, mais promis, vous apprendrez à aimer l'aliment sans sucre !

— **Ne sucrez pas systématiquement**, goûtez et ajoutez seulement si nécessaire !

L'astuce décryptage

Voici comment repérer facilement les sucres sur les étiquettes des produits :

— « **glucides** » = le total des glucides (sucres) dans le produit ;

— « **dont sucres** » = les sucres rapides*, ceux qu'il faut limiter !

Avoir la mention « **sans sucres ajoutés** » est mieux !

Bon à savoir

— Les ingrédients sont rangés par ordre de présence dans la composition du produit. Si le sucre apparaît dans les premiers, comme c'est le cas dans l'étiquette ci-dessous, ce n'est pas bon signe ! Plus la liste est courte, mieux c'est !

— Méfiez-vous, le sucre peut se cacher derrière d'autres noms, notamment en -ose : fructose, maltose, lactose, dextrose, saccharose... Mais aussi dans tous les sirops (de canne, de maïs, de malt, de riz, de glucose...), les dérivés de la canne, les jus, le miel, le caramel et, plus tordu, derrière les noms comme amidon modifié, dextrine, extrait de malt, dextrane...

Ingrédients : Sucre, œufs pasteurisés 17 %, huile de tournesol, amidon de maïs, farine de riz 10,2 %, pépites de chocolat 10 % (pâte de cacao, sucre, émulsifiant : lécithine de soja, arôme), stabilisant : sorbitols, eau, poudres à lever : diphosphates et carbonates de sodium, émulsifiant : mono- et diglycérides d'acides gras, épaississant : gomme xanhane, conservateur : sorbate de potassium, arômes.

Valeurs nutritionnelles moyennes	Pour 100 g
Énergie	1 821 kj / 436 kcal
Matières grasses	23 g
dont acides gras saturés	4,8 g
Glucides	56 g
dont sucres	26 g

Exemple d'une étiquette de gâteau sans gluten, mais avec sucres !

Déjà 26 g de sucre libre pour 100 g de ce gâteau ? On avait dit 25 g par jour, vous vous souvenez ? Si vous mangez 100 g de ce gâteau, vous avez déjà atteint la limite conseillée de consommation de sucre libre par jour !

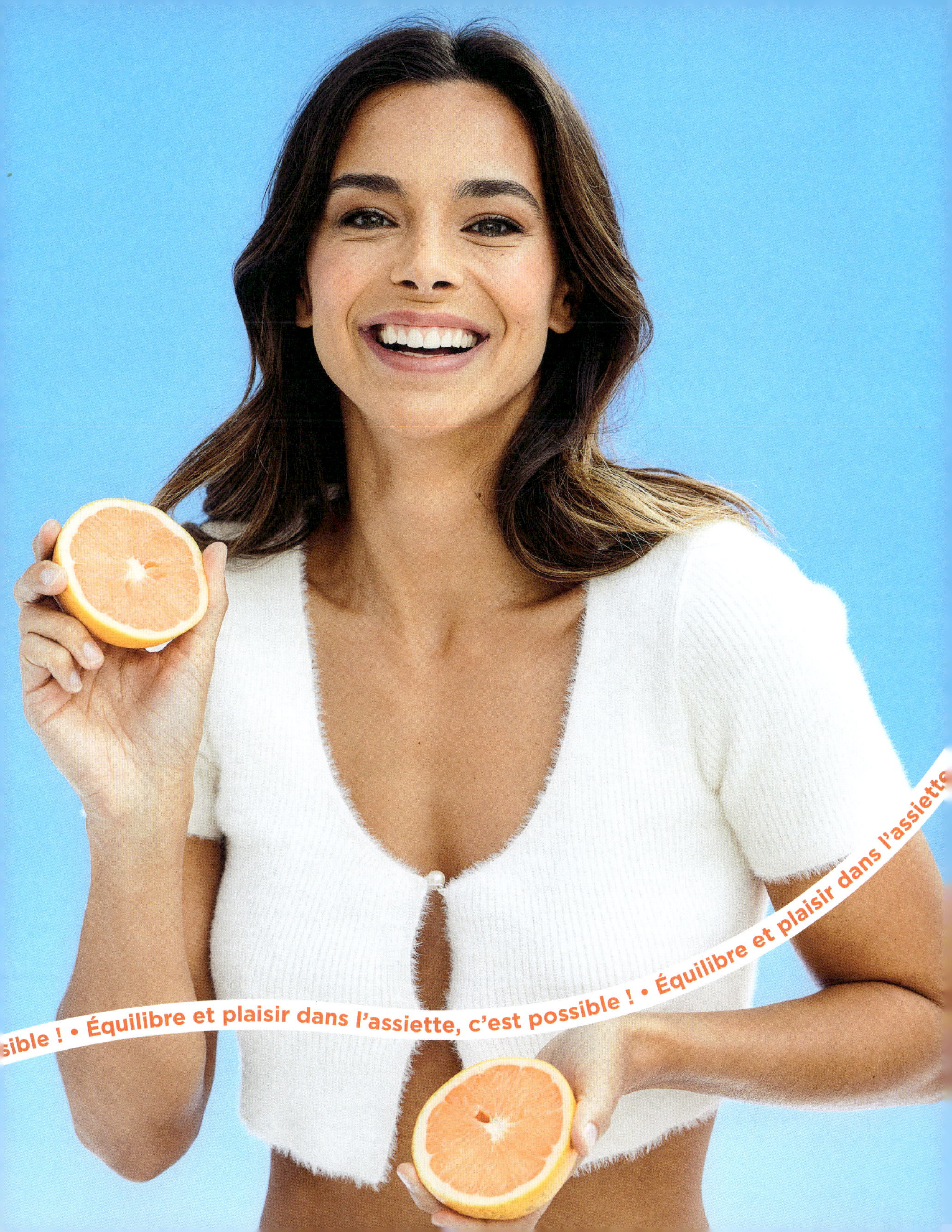
sible ! • Équilibre et plaisir dans l'assiette, c'est possible ! • Équilibre et plaisir dans l'assiette

Les lipides : privilégiez le bon gras !

Les lipides sont des acides gras, des graisses alimentaires (à ne pas confondre avec les graisses corporelles !). Ils sont la **deuxième source d'énergie pour le corps, à hauteur de 35 à 40 %**. Oui, vous avez bien lu ! Ils constituent également les membranes des cellules du corps et participent à de nombreuses fonctions comme précurseurs d'hormones, de molécules de régulation (inflammation, plaquettes...). Ils sont une grande famille de molécules assez différentes dans leur structure mais aussi dans leurs impacts sur la santé, comme on va le voir...

LES DIFFÉRENTS TYPES DE LIPIDES

— Les acides gras trans : à éviter !

→ On les trouve dans les plats préparés, les biscuits industriels, les pâtes à tarte et à tartiner... Ils sont obtenus au moyen d'un procédé industriel d'hydrogénation des acides gras insaturés, qui permet une durée de conservation plus longue et une texture plus ferme. Ils sont à fuir car ils augmentent le risque de maladies cardio-vasculaires.

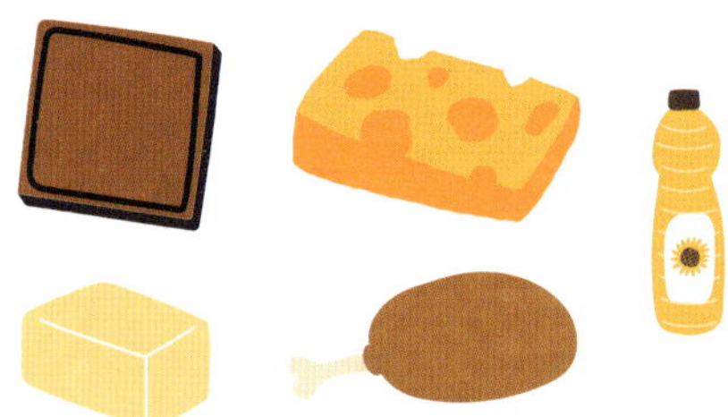

— Les acides gras saturés (AGS) : à limiter

→ Ils proviennent du beurre, des fromages, des viennoiseries... Ils sont aussi très présents dans les produits industriels ultra-transformés, dans certaines graisses végétales (palme, coprah...). Certains ont des effets négatifs sur la santé, ils provoquent ce que l'on appelle de l'« athérome » (dépôt de graisse sur la paroi des artères), mais d'autres auraient des effets positifs. Ils ne sont donc pas à bannir complètement !

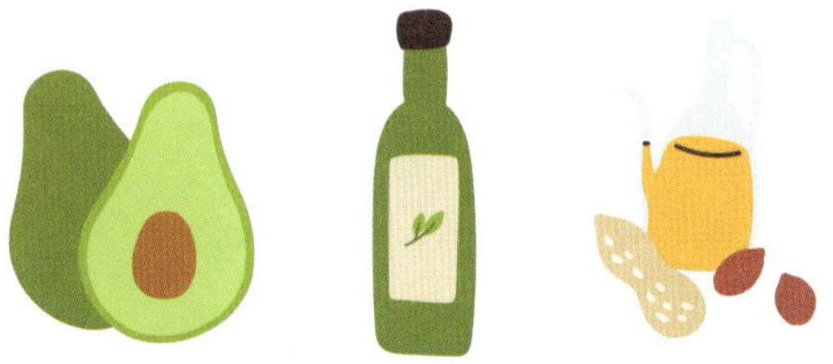

— **Les acides gras mono-insaturés (AGMI) : à privilégier !**

→ On les trouve dans des produits animaliers et végétaux comme les huiles, les oléagineux (amandes, noix...) et certaines graisses animales. Certains seraient à limiter, d'autres à favoriser, notamment l'acide oléique de l'huile d'olive qui contient des oméga-9.

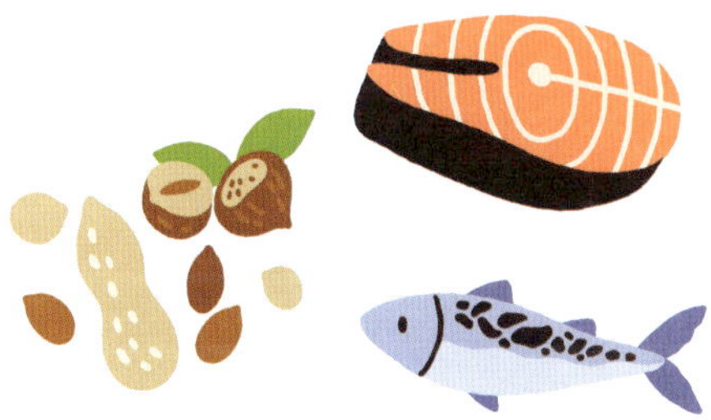

— **Les acides gras poly-insaturés (AGPI) : à privilégier !**

→ On les trouve dans les huiles végétales, les oléagineux, les poissons gras, certaines céréales... Ils contiennent les oméga-3 et les oméga-6, dont je détaille les impacts sur la santé page 78.

— **Et le cholestérol !** Eh oui, c'est une molécule que l'on trouve dans l'alimentation, notamment dans les produits animaliers comme les produits laitiers, la viande transformée, les aliments transformés, les fritures, le jaune d'œuf, les fruits de mer, les abats... Elle est aussi produite naturellement par l'organisme, au niveau du foie, pour la digestion notamment. Pourquoi on parle souvent du cholestérol ? Parce qu'un excès de cholestérol dans le sang augmente le risque d'accidents cardio-vasculaires (voir page 72).

Le saviez-vous ?

On ne peut pas vivre sans « gras », notre corps en a besoin pour survivre ! Ce gras sert de stockage d'énergie, de composant structurel des cellules et de base à la production hormonale. Il est même IMPOSSIBLE de diminuer sa masse graisseuse à zéro, au risque de mourir. Par ailleurs, les femmes stockent naturellement plus de gras que les hommes, pour leur fonction reproductrice. Donc on arrête les complexes, mesdames ! La cellulite, la petite bouée d'amour, c'est normal !

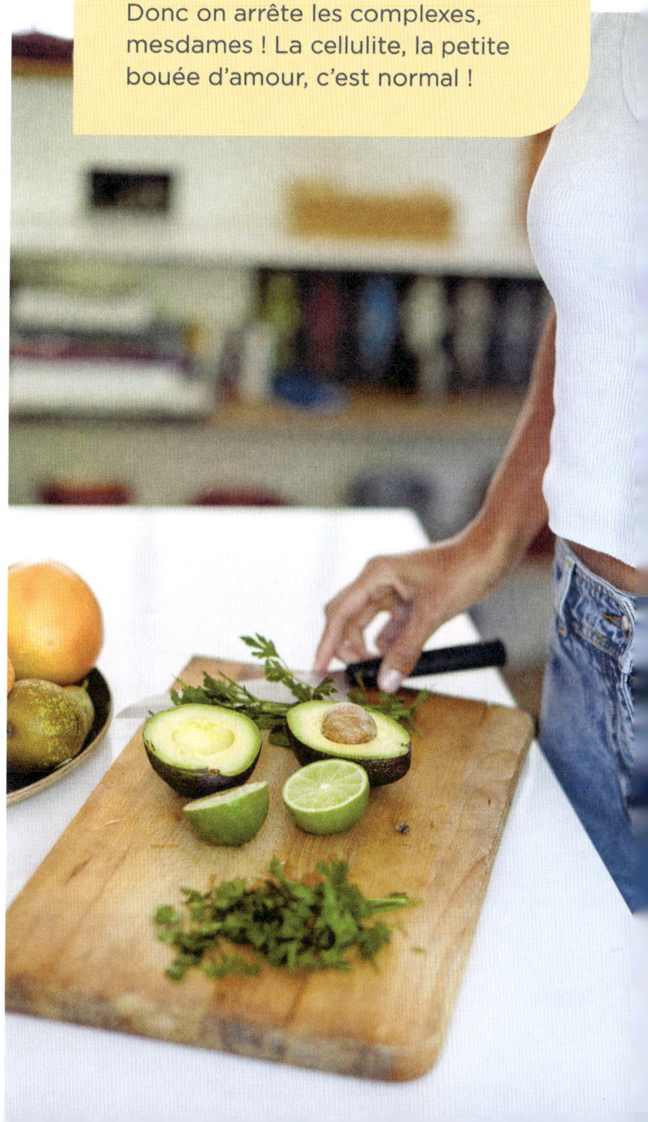

L'EXCÈS DE CHOLESTÉROL OU L'HYPERCHOLESTÉROLÉMIE

Il est utile de vérifier votre taux de cholestérol par une prise de sang, car un excès de cholestérol dans le sang est nocif pour vos vaisseaux et entraîne des maladies cardio-vasculaires. Le cholestérol peut se déposer dans les artères, former des plaques et les boucher. **Si le taux de cholestérol total est supérieur à 2 g**, on peut dire que vous avez un excès de cholestérol, une hypercholestérolémie.

Après, on regarde le taux du LDL cholestérol, le « mauvais » cholestérol, et du HDL cholestérol, le « bon ». **Si le LDL est supérieur à 1,6 g/l**, attention, c'est trop pour vos vaisseaux ! Nuance importante : la valeur idéale du LDL pour diminuer les risques sur votre santé dépend de votre profil cardio-vasculaire, calculé par votre médecin.

Si votre taux de cholestérol est élevé, plusieurs options s'offrent à vous ! La première chose à faire, c'est d'adapter votre alimentation et, bonne nouvelle, ça peut fonctionner ! Mais dans le cas contraire, un traitement médicamenteux peut être indiqué et nécessaire.

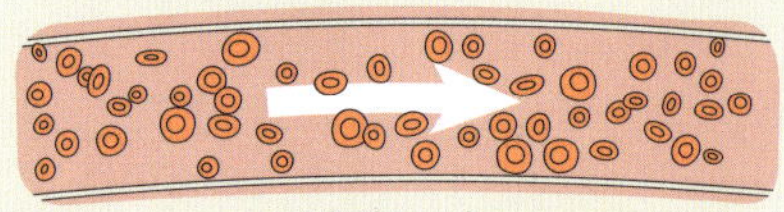

Artère saine

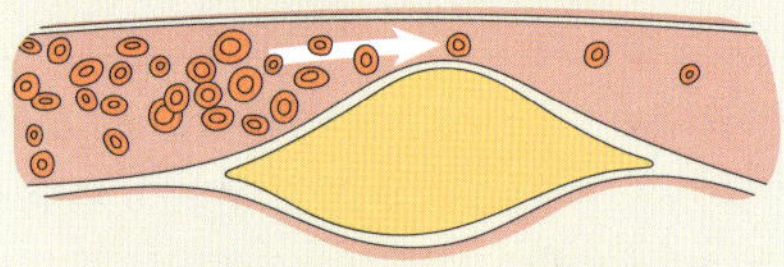

Formation de plaques d'athérome

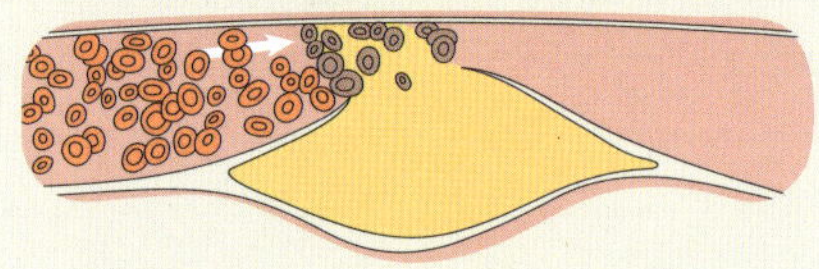

Plaques rompues avec blocage du flux sanguin et parfois caillots sanguins

Mon conseil

En cas d'hypercholestérolémie

— Limitez les AGS et surtout le beurre et l'huile de palme qui contiennent plein d'acides gras mauvais !

— Augmentez la part de bonnes graisses.

— Augmentez votre apport en fibres (voir page 76).

LES LIPIDES ESSENTIELS

Certains de ces lipides sont dits « essentiels » parce qu'ils proviennent uniquement de l'alimentation, nous ne savons pas les fabriquer ! Vous avez donc absolument besoin de graisses dans votre alimentation pour être en bonne santé, oui, je me répète pour que vous en soyez convaincu !

— Les acides gras poly-insaturés **oméga-6**, qui sont fabriqués à partir de l'acide linoléique que l'on ne trouve que dans l'alimentation.

→ On trouve ce précieux lipide dans les huiles (tournesol, noix, pépins de raisin, soja, maïs, arachide, sésame), mais aussi dans les graines et les oléagineux principalement.

— Les acides gras poly-insaturés **oméga-3**, qui sont fabriqués à partir d'un autre acide gras que l'on ne trouve que dans l'alimentation, l'acide alpha-linolénique (imaginez quand j'ai dû apprendre ces noms pendant mes études de médecine…). Le **DHEA**, un lipide essentiel source de DHEA, doit lui aussi être apporté par l'alimentation.

→ On trouve ces précieux lipides dans les poissons gras (thon, saumon, maquereau, sardine, hareng), l'huile de colza, de noix, le soja, les graines (chia, lin, chanvre) et certains légumes (cresson, mâche, chou).

Aujourd'hui, nous consommons trop de graisses saturées et trop d'oméga-6 par rapport aux oméga-3. Ce déséquilibre contribue à augmenter le risque cardio-vasculaire ; aussi, il faut veiller à consommer les oméga-3 en bonne proportion chaque semaine !

QUELQUES ASTUCES POUR UNE CONSOMMATION DE LIPIDES RAISONNÉE

— Réduisez (je n'ai pas dit bannissez, faites-vous plaisir en pleine conscience, ne me faites pas dire ce que je n'ai pas dit 😉 !) votre consommation d'acides gras saturés en évitant les produits tout préparés, notamment les pâtisseries, biscuits industriels, fromages, charcuterie...
— Augmentez la part des oméga-3 en consommant une poignée par jour (quand vous le souhaitez !) d'un mélange de noix, amandes et graines et des poissons gras une à deux fois par semaine.
— Variez les sources de lipides - notamment vos huiles de cuisson et d'assaisonnement !

COMPOSITION EN ACIDES GRAS DES HUILES ET GRAISSES[1]

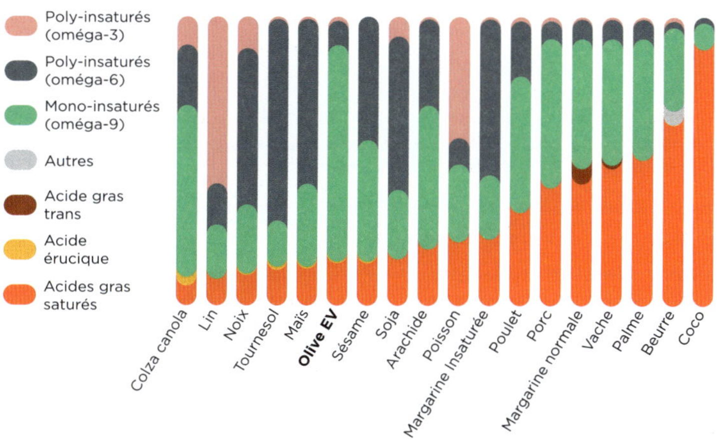

Mon conseil

Quelles huiles pour cuisiner ?

— Pour la cuisson (jusqu'à 200 °C), l'huile d'olive est parfaite. Choisissez-la dans l'idéal « première pression à froid » (les olives, pressées à température basse, gardent toutes leurs propriétés) et bio pour garantir l'absence de traitement chimique des olives.

— Pour les assaisonnements, privilégiez les huiles de colza, de noix et de cameline, riches en oméga-3. Les huiles d'olive et de noisette sont également intéressantes, car riches en oméga-9.

— Limitez les huiles de tournesol, de pépins de raisin, de sésame et de coco, un peu trop riches en oméga-6.

— Gare à l'huile de coco, très tendance mais composée à 90 % de graisses saturées. Réservez donc cette huile aux cuissons à très haute température, même si elle est sont à éviter - la teneur nutritive de l'aliment s'appauvrit alors.

— Conservez les huiles à l'abri de la lumière.

Les protéines, indispensables, animales et végétales !

Elles représentent 10 à 20 % des apports énergétiques journaliers. Leur rôle principal est de contribuer au renouvellement des tissus, des muscles, des os, et de nous défendre contre les maladies. Elles sont comme une structure Lego©, un mur de briques composé de plus petites pièces qu'on appelle des acides aminés (les briques individuelles). Après digestion, les protéines délivrent des acides aminés à tous les organes du corps, qui les utilisent et les retransforment en protéines actives dans de multiples processus physiologiques : croissance, défenses immunitaires, hormones, construction musculaire… Elles participent aussi à la structure des phanères (cheveux, ongles, poils, dents) et de la peau.

LA BONNE QUANTITÉ DE PROTÉINES N'EST PAS LA MÊME POUR TOUS !

Les apports protéiques conseillés varient suivant l'âge de la personne, son niveau d'activité physique et son état de santé. Mais les protéines ne peuvent pas être consommées de manière illimitée, car de leur dégradation résulte un produit toxique éliminé par les reins (voir encadré).

— Pour un adulte en bonne santé : 0,83 g/kg/jour, mais ils peuvent être supérieurs.
— Pour un adulte très sportif en bonne santé : jusqu'à 2,2 g/kg/jour, sans risque pour la santé.
— Pour une femme enceinte ou allaitante : 1,2 g/kg/jour minimum.
— Pour une personne âgée en bonne santé : 1 g/kg/jour minimum.

Il existe un très grand nombre d'acides aminés, mais seuls 20 sont utilisés par l'organisme, dont 9 dits « indispensables », apportés uniquement par l'alimentation. Allez, on vous les donne pour gagner au Scrabble® : le tryptophane, la lysine, la méthionine, la phénylalanine, la thréonine, la valine, la leucine, l'isoleucine et l'histidine. Que des noms hypercompliqués !

Le saviez-vous ?

Veillez à **limiter les protéines** si vous souffrez d'une maladie rénale chronique !
Les reins éliminent les déchets moléculaires qui s'accumulent dans le sang, comme l'urée, produite par la dégradation des protéines. Quand les reins fonctionnent moins bien, ils filtrent moins bien le sang : l'urée a tendance à s'accumuler dans le sang, or c'est toxique ! Dans les cas de maladies rénales, il faut donc absolument réduire sa consommation de protéines de 50 % par jour !

PROTÉINES ANIMALES *VS* VÉGÉTALES : QUELLES DIFFÉRENCES ?

On trouve des protéines dans des produits animaliers (produits laitiers, viandes, poissons, œufs), mais aussi dans des produits végétaux (céréales complètes, légumineuses, oléagineux).

Les principales différences entre les protéines animales et les protéines végétales résident dans la qualité des acides aminés fournis par ces protéines : les produits animaliers fournissent plus d'acides aminés indispensables que les produits végétaux, notamment la lysine et la méthionine. Mais les produits végétaux ont beaucoup d'autres atouts, notamment leur richesse en fibres et en micronutriments. Sachez qu'il est tout à fait possible d'avoir un apport protéique suffisant et équilibré par une alimentation végétarienne (ni viandes ni poissons ni fruits de mer) et même végétalienne ou végane (aucun produit d'origine animale, donc ni viandes ni poissons, mais pas non plus de lait, d'œufs ni de miel.

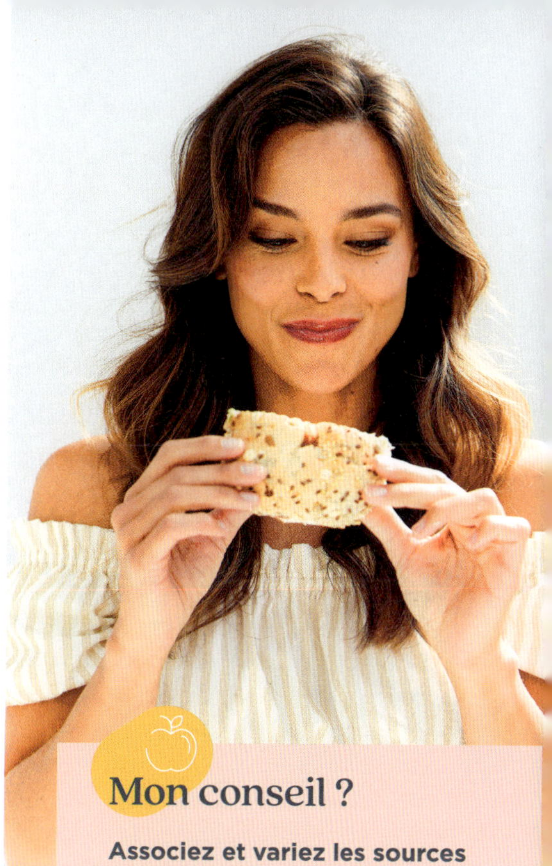

PROTÉINES VÉGÉTALES			PROTÉINES ANIMALES		
20,5 g Pois chiches	**16,8 g** Avoine	**9,9 g** Tofu	**12,5 g** Oeuf	**25,5 g** V. hachée 5%	**21 g** B. de poulet
7,3 g Riz	**13,2 g** Quinoa	**25,4 g** Lentilles	**19,7 g** Crevettes	**24 g** Thon	**21 g** Saumon
57 g Spiruline	**28 g** P. cacahuètes	**25,4 g** Amandes	**21 g** Faux-filet	**19,8 g** Côte de porc	**19,4 g** Canard
20,7 g Seitan	**3,9 g** Brocoli	**38 g** F. Soja	**4 g** Lait d-é	**10 g** Skyr	**25 g** Edam

Mon conseil ?

Associez et variez les sources de protéines

— Vous êtes flexitarien, c'est-à-dire que vous mangez occasionnellement de la viande et du poisson ? Ça tombe bien, car il est recommandé pour votre santé – et pour la planète et le bien-être animal – de diminuer votre consommation de protéines animales et d'augmenter celle de protéines végétales.

— Vous êtes végétarien ou végétalien ? Il est possible d'avoir des apports protéiques équilibrés en variant les sources de protéines et en les associant ! Par exemple, associez un produit céréalier avec des grains entiers (blé, riz, seigle), des légumineuses (pois chiches, haricots, lentilles...) ou des oléagineux (noix, amandes, noisettes...).

Les fibres et les micronutriments, à ne pas négliger !

LES FIBRES SONT NOS AMIES !

En France, nous ne consommons pas assez de fibres : en moyenne, 20 g/jour, alors qu'il faudrait atteindre 30 g/jour. Leurs bénéfices sur notre santé sont largement démontrés : une alimentation riche en fibres diminue le risque de diabète par une meilleure régulation du taux de sucre dans le sang, diminue le LDL cholestérol, donc participe à diminuer le risque de maladies cardio-vasculaires. Consommées en bonne quantité, les fibres atténuent aussi la sensation de faim avec peu de calories au compteur : elles sont donc intéressantes pour réguler le poids ! Enfin, elles entretiennent le microbiote intestinal et améliorent le transit : elles doivent être votre premier réflexe en cas de constipation. Vraiment, on adore les fibres ! Il en existe deux sortes : les fibres solubles, qui ralentissent l'aborption des nutriments dans le tube digestif et participent à régler le taux de sucre et le taux de cholestérol ; les fibres insolubles, qui vont faciliter le transit et diminuer la sensation de faim par augmentation de leur volume dans l'estomac.
On trouve des fibres dans les produits céréaliers, d'autant plus lorsqu'ils sont « complets », dans les légumes, les fruits, les graines...

LES FIBRES ALIMENTAIRES

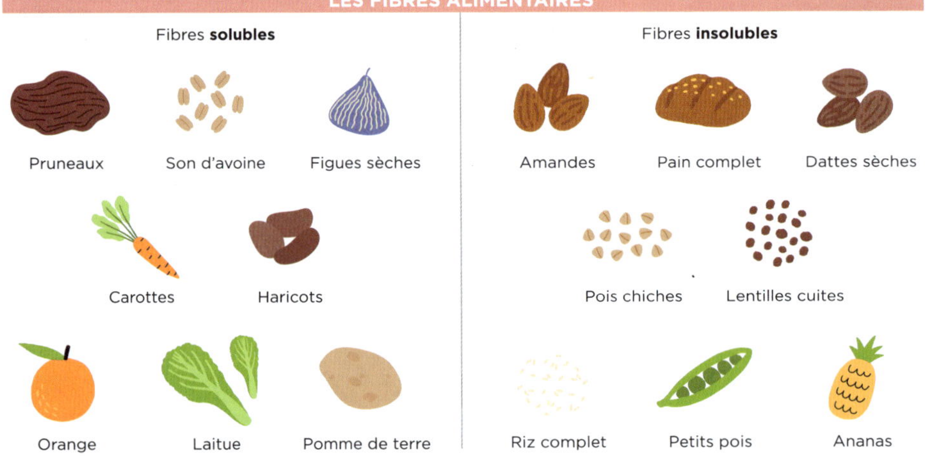

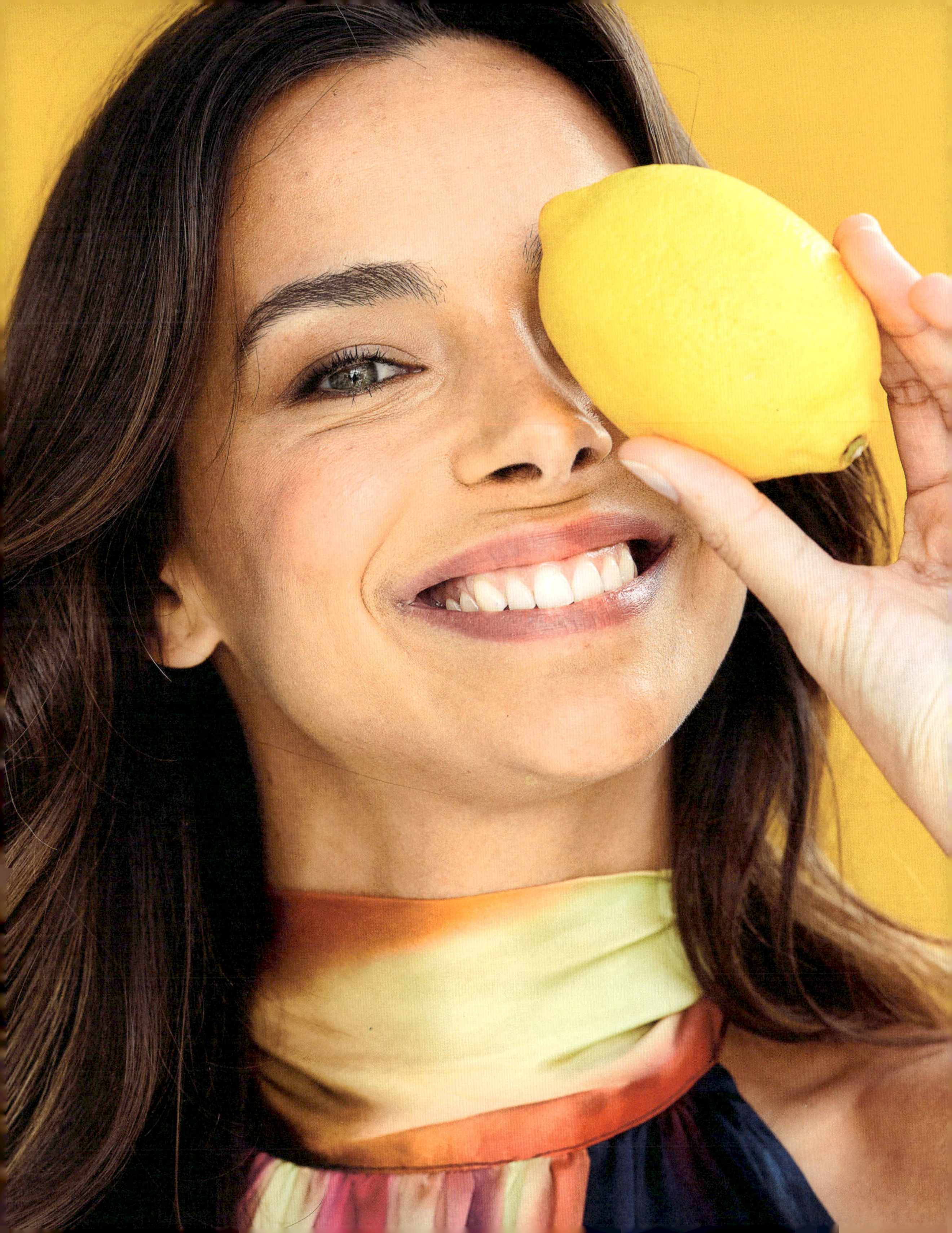

Mes astuces pour manger plus de fibres

— Préférez les céréales et pains à grains entiers.
— Ajoutez des noix, amandes ou graines à vos plats. Personnellement, j'adore les graines (lin, courge, tournesol, chia...), elles ajoutent du croquant, du goût et apportent plein de bénéfices santé !
— Consommez les fruits frais entiers, avec leur peau s'ils sont bio, plutôt qu'en jus de fruits (voir page 80).
— Préparez des légumes ou des fruits coupés en collation, accompagnés d'un yaourt.
— Intégrez des légumineuses (entières, en purée, chili, houmous) dans vos plats. Elles apporteront des protéines, en remplacement ou en complément de la viande.

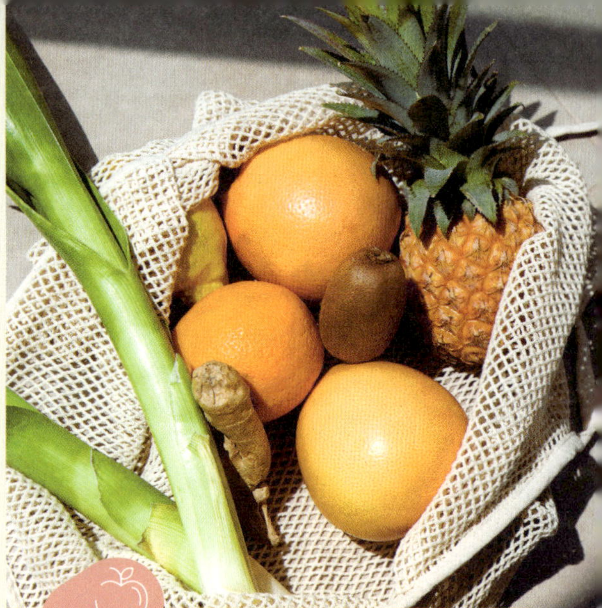

Mon conseil

Les légumes, frais ou congelés ?

Devant le prix parfois élevé des fruits et légumes frais, les congelés sont une super-solution ! Sachez que même après congélation, ils conservent des atouts nutritionnels avec des minéraux et des vitamines en bonne quantité ! Et ils en contiennent souvent plus que les fruits ou légumes flétris qui traînent dans le fond du bac du réfrigérateur...

LES MICRONUTRIMENTS

Bien qu'ils ne fournissent pas d'énergie au corps, ils jouent un rôle essentiel dans le bon fonctionnement des différentes fonctions physiologiques. Attention aux carences... mais aussi aux excès ! On retrouve dans cette famille :
— les vitamines. Il en existe 13, mais les principales sont A, B1 B9, B12, C, D ;
— les minéraux : calcium, magnésium... ;
— les oligoéléments : fer, zinc, sélénium...
Aujourd'hui, les micronutriments sont devenus tellement tendance qu'on nous les vend à tout-va dans des compléments alimentaires (voir mon analyse sur le sujet page 86).

LES OLIGO-ÉLÉMENTS

Fer	Iode	Sélé	Zinc
1.4 mg	150 µg	55 µg	10 mg

Cui	Mang	Chro	Fluor
1 mg	2 mg	40 µg	3.5 mg

LES APPORTS JOURNALIERS RECOMMANDÉS

LES VITAMINES

A	B1	B2	B3	B5	B6	B8
800 µg	1.1 mg	1.4 mg	1.4 mg	6 mg	1.4 mg	50 µg

B9	B12	C	D	E	K
200 µg	2.5 µg	80 mg	5 µg	12 mg	75 µg

LES MINÉRAUX

Cal	Mag
800 mg	375 mg

Phos	Pota
700 mg	2 g

L'EAU, IN-DIS-PEN-SA-BLE !

Saviez-vous qu'environ 60 % du corps humain est constitué d'eau ? L'eau est indispensable à l'hydratation, il faudrait en boire 1,5 à 2 litres par jour. Eau du robinet, eau minérale, de source, gazeuse, toutes ne se valent pas ! L'eau du robinet en France est particulièrement contrôlée, dans beaucoup de communes, vous pouvez la boire les yeux fermés, enfin, sans vous en renverser partout 🙂 **Si la vôtre est trop chlorée à votre goût, laissez votre carafe au réfrigérateur, petite astuce de tata Marine** ! Néanmoins, certaines eaux en régions rurales polluées par l'agriculture intensive peuvent être contaminées par les pesticides : 89 d'entre eux ont été détectés au moins une fois dans les eaux brutes et 77 fois dans les eaux traitées, au-dessus de la limite de qualité de 0,1 µg/litre !

Concernant l'eau en bouteille (en verre, c'est mieux qu'en plastique, pour votre santé et pour l'environnement !), elle provient de sources différentes :

— eaux de source – leur teneur en minéraux est variable mais contrôlée ;

— eaux minérales – leur teneur en minéraux est fixe. Elles sont intéressantes pour compléter des carences ou dans certaines pathologies médicales.

La composition de ces eaux est très différente et ne convient pas à tous, discutez-en avec votre médecin.

En résumé

— **Privilégiez l'eau du robinet**, moins chère, si celle de votre commune est saine.

— **Évitez les carafes avec filtre**. Les microbes ont vite fait de s'accumuler dans les filtres. Pour peu que vous oubliiez de les changer régulièrement ou après leur DLU, votre eau est moins bonne que celle du robinet !

— **Alternez avec de l'eau minérale** ou de l'eau de source si vous le souhaitez, mais privilégiez une eau faiblement minéralisée (100 mg/l).

— Si vous aimez une eau particulière, **vérifiez avec votre médecin qu'elle n'est pas délétère** pour vous !

— **L'eau gazeuse peut soulager l'acidité gastrique mais favoriser les ballonnements**... Les sportifs les plébiscitent car certaines sont riches en bicarbonates, ce qui permettrait de contrer l'acide lactique produit par les muscles pendant l'effort.

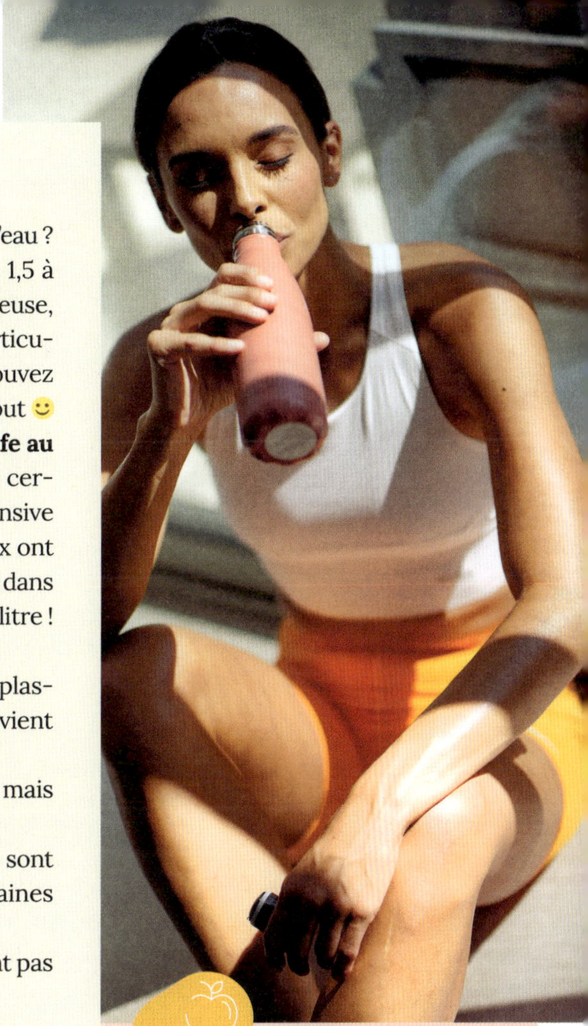

Mon conseil

Quelles eaux pour les biberons ?

— Eaux faiblement minéralisées comme Mont Roucous®, Évian®, Watwiller®, etc. Vérifiez qu'il y ait la mention « convient pour la préparation des aliments pour nourrissons ».

— Eau du robinet après vérification auprès de votre mairie de l'absence de plomb dans les canalisations qui peuvent être anciennes...

Info ou intox ?

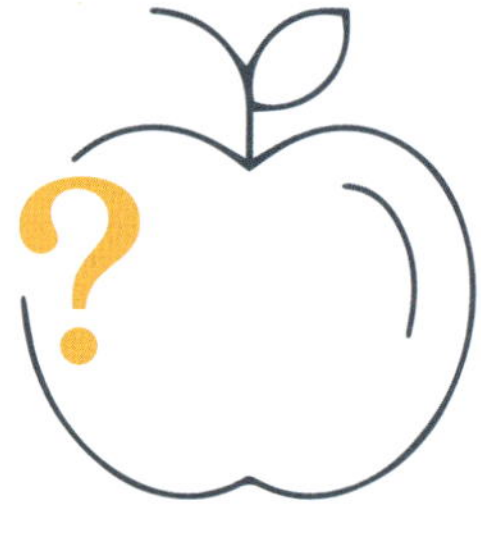

Voici quelques fausses idées... ou vraies informations : saurez-vous faire la part des choses ?

1 Il y a du sucre caché dans les produits industriels salés.

INFO : c'est vrai.
Lisez la liste des ingrédients ! Le sucre est utilisé comme conservateur, il limite la pullulation microbienne, mais est aussi un exhausteur de goût. Le problème, c'est qu'il renforce encore notre envie de sucres...

2 Le plus important concernant les aliments sucrés, c'est leur indice glycémique.

Ni INFO ni INTOX, l'index glycémique (IG) est en réalité une notion insuffisante. L'IG est la capacité d'un aliment sucré à faire monter le taux de sucre (glucose) dans le sang. Il est mesuré par une prise de sang (glycémie), par rapport à une référence de 50 g de pain blanc ou 50 g de glucose. Il varie en fonction de la manière dont vous avez préparé l'aliment, des autres aliments consommés dans le même repas... Quoi qu'il en soit, cette notion est obsolète car elle ne prend pas en compte :

— la qualité nutritionnelle totale d'un aliment ;
— la quantité habituelle ingérée de cet aliment ;
— la manière dont est préparé l'aliment.

Cuire un aliment plus longtemps ou le réduire en purée augmente son IG, tandis qu'ajouter du citron ou du vinaigre peut le faire diminuer !

Aujourd'hui, on parle de la **charge glycémique (CG)** d'un aliment, calculée par l'IG × la quantité de glucides (en g)/100.

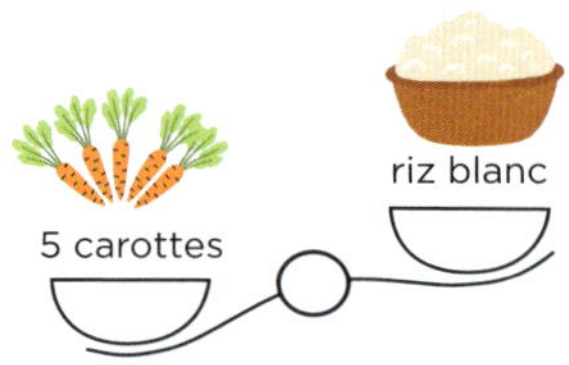

Indice glycémique

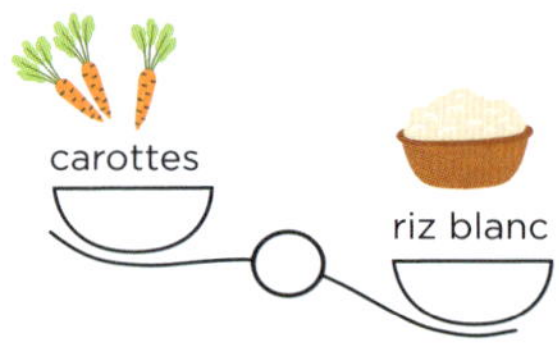

Charge glycémique

En considérant **uniquement l'IG** :
— l'IG des carottes est plus élevé que celui du riz ! Alors, il vaudrait mieux manger du riz blans que des carottes pour contrôler son taux de sucre ? On est d'accord que cela ne semble pas logique ?
Explications : pour calculer l'IG, on a comparé 50 g de sucres provenant des carottes (soit 500 g de carottes, soit 5 carottes) *vs* 50 g de glucose. Et 50 g de sucres provenant du riz blanc *vs* 50 g de glucose. Or, dans la vraie vie, on consomme plutôt 1 à 2 carottes dans un repas, et peut-être 100 g de riz blanc... Ce calcul de l'IG ne prend donc pas en compte les bonnes quantités consommées en vie réelle. De même, les qualités nutritionnelles des carottes sont largement supérieures à celles du riz blanc : apports en fibres, en vitamines, minéraux et en eau !
La charge glycémique, quant à elle, prend bien en compte la quantité de l'aliment consommé. On comprend qu'il vaut mieux manger une demi-portion de carottes que de riz – du moins quand on veut limiter ses apports en sucres !

3 Boire du jus de fruit, c'est comme manger un fruit.

INTOX : c'est faux !
Un jus de fruit, c'est un liquide sucré, appauvri en fibres et en vitamines. Les jus pressés, centrifugés, conservent leurs vitamines si on les boit rapidement ; ce n'est pas le cas des jus vendus dans le commerce, pasteurisés. À noter que les « pur jus » gardent quand même une meilleure teneur en vitamines (flash-pasteurisation). Si on parle de jus de fruits industriels, attention aux sucres ajoutés et aux additifs. Manger le fruit sera toujours bien meilleur pour votre santé grâce à sa richesse en fibres, en nombreuses vitamines et minéraux.

Ingrédient : jus d'orange avec pulpe

Informations nutritionnelles	Pour 100 ml	Pour 200 ml	(%)
Énergie	204 kj 48 kcal	408 kj 96 kcal	(5 %)
Matières grasses	0 g	0 g	(0 %)
dont saturées	0 g	0 g	(0 %)
Glucides	10,0 g	20,0 g	
dont sucres	10,0 g	20,0 g	(22 %)
Fibres	0,7 g	1,4 g	
Protéines	0,8 g	1,6 g	
Sel	0 g	0 g	(0 %)
Viamine C	29 mg (36%)	58 mg	(73 %)

L'astuce anti-gaspi

Pour éviter le gaspillage, si quelques vieux fruits et légumes traînent dans votre réfrigérateur, transformez-les en jus !

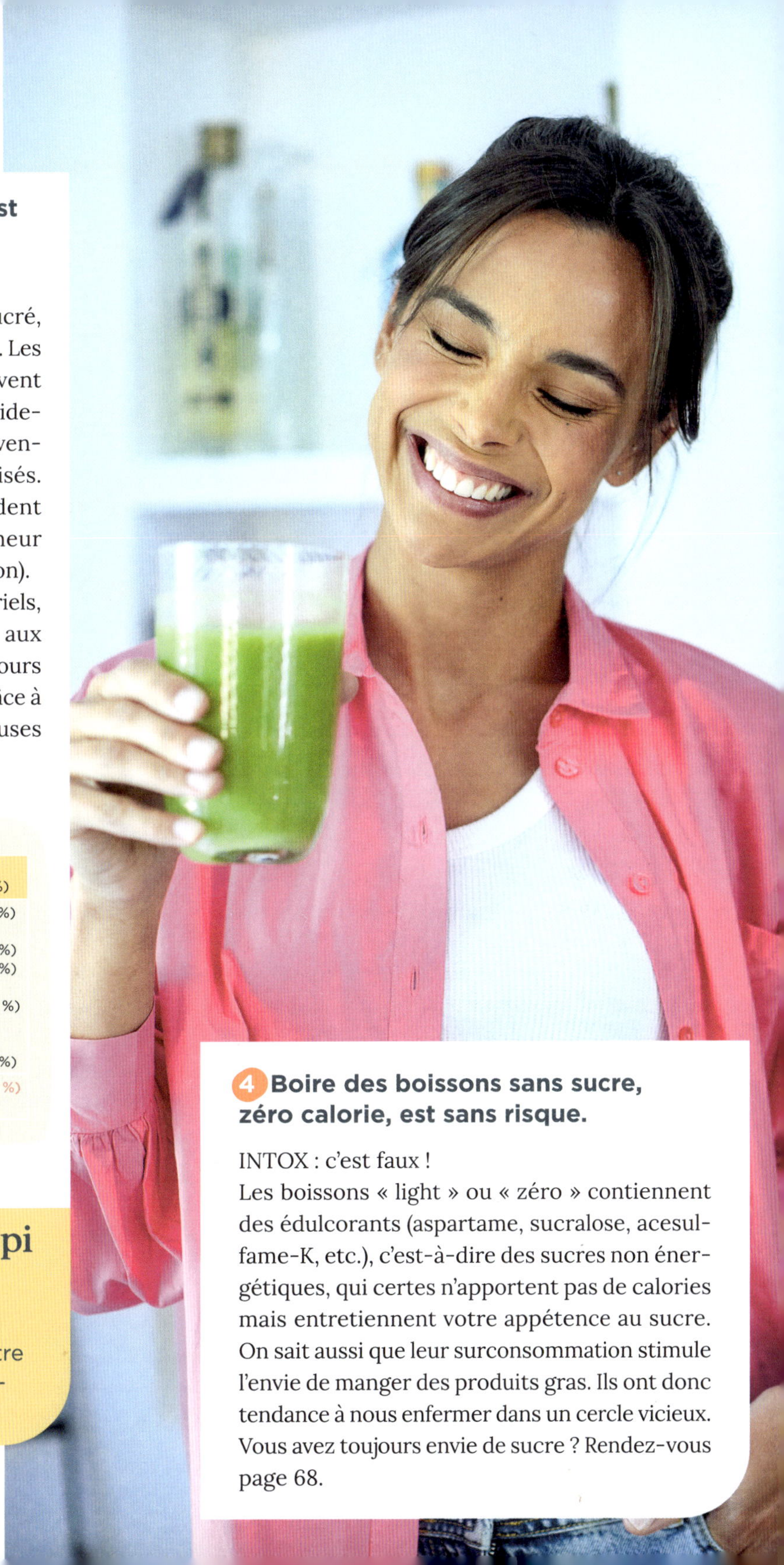

4 Boire des boissons sans sucre, zéro calorie, est sans risque.

INTOX : c'est faux !
Les boissons « light » ou « zéro » contiennent des édulcorants (aspartame, sucralose, acesulfame-K, etc.), c'est-à-dire des sucres non énergétiques, qui certes n'apportent pas de calories mais entretiennent votre appétence au sucre. On sait aussi que leur surconsommation stimule l'envie de manger des produits gras. Ils ont donc tendance à nous enfermer dans un cercle vicieux. Vous avez toujours envie de sucre ? Rendez-vous page 68.

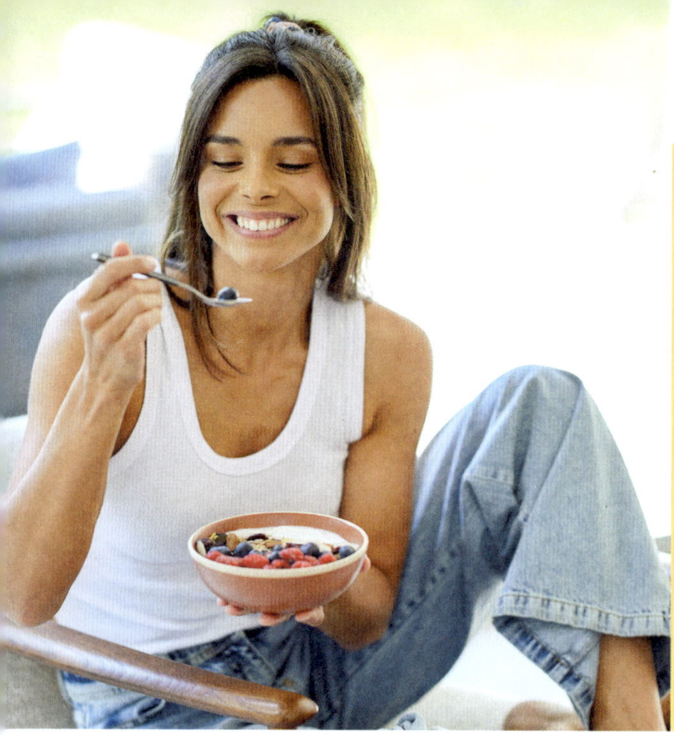

Le saviez-vous ?

Les études scientifiques récentes ont démontré l'association d'une consommation importante d'édulcorants et un sur-risque de cancers. Comparées aux non-consommateurs, les personnes qui consommaient le plus d'édulcorants, en particulier d'aspartame et d'acésulfame-K, avaient un risque plus élevé de développer un cancer, tous types de cancers confondus. Des risques plus élevés ont particulièrement été observés pour le cancer du sein et les cancers liés à l'obésité[1].

5 Certains produits sucrants seraient meilleurs que d'autres, comme le sirop d'agave ?

INTOX : c'est faux !

— Le sirop d'agave est en fait un sirop de sucres, c'est-à-dire un mélange d'eau et de sucres (saccharose, galactose et fructose). Il a un fort pouvoir sucrant (2,4 fois plus sucrant que le saccharose lui-même), sans apporter de véritables bénéfices par ailleurs. Donc utilisez-le à toute petite dose !

— La cassonade : on la choisira plutôt bio ; non raffinée, elle peut contenir des traces de pesticides ou autres. Pas d'atout santé franc.

— Le sucre de coco : c'est un sucre comme les autres !

— Le miel est aussi un mélange d'eau et de sucres, qui a le même pouvoir sucrant que le saccharose. Mais ses bienfaits sont supérieurs, car il contient des minéraux et a des propriétés santé intéressantes (antiseptique, cicatrisant...). Préférez une petite dose de miel.

Au final, mieux vaut privilégier les sucres naturellement présents dans les fruits et les légumes !

6 Les produits allégés sont meilleurs pour la santé.

INTOX : c'est faux ! En fait pas vraiment...

« Allégé », ça veut dire quoi ? Que le produit contient 25 % de moins de sucres ou de matières grasses qu'un produit de référence de la même catégorie. C'est ce qui est affirmé sur l'étiquette avec la mention « *light* » ou « allégé ». Alors oui, ces produits allégés apportent moins de calories, donc, dans l'absolu, ils peuvent participer à une perte de poids. Mais la vérité, c'est qu'ils ne sont pas meilleurs pour votre santé. En effet, pour qu'un produit allégé en matières grasses reste savoureux, on remplace ses matières grasses... par des édulcorants et des sucres ! De même, un produit allégé en sucres contient souvent plus d'édulcorants et de matières grasses !

Attention aussi à l'effet paradoxal de la consommation de produits allégés, qui peut vous amener à en consommer une plus grande quantité : « Ça va, je peux, c'est *light*. » Conclusion : les allégés ne sont pas une solution miracle. Désolée de casser vos espoirs encore une fois, mais arrêtons de nous mentir !

7 Les additifs sont à éviter.

INFO : c'est vrai !

De multiples additifs sont utilisés dans les aliments transformés : les numéros E100 à 199 indiquent les colorants, E200 à 299 les conservateurs, E300 à E399 les antioxydants, E400 à E499 les agents de texture, E500 les antiagglomérants, etc. C'est l'Autorité européenne de sécurité des aliments (EFSA) qui évalue si un additif peut être utilisé ou non au sein de l'Union européenne. Cela n'empêche malheureusement pas l'autorisation d'additifs controversés comme les carraghénanes (E407) ou les additifs à base de nitrites et de nitrates (E249, E250, E251, E252) qui présentent des risques pour la santé largement documentés et confirmés par le dernier rapport de l'Anses.

8 L'excès de sel est mauvais pour la santé.

INFO : c'est vrai !

Les Français consomment trop de sel dans leur alimentation. Le risque ? Hypertension artérielle et augmentation des maladies cardio-vasculaires associées. Rappelons que les recommandations de l'OMS sont de 6 g/jour, soit 1 cuillerée à café de sel, et même 5 g/jour pour le PNNS (Programme National Nutrition Santé). Voici comment limiter les apports en sel :

— buvez de l'eau plate, limitez les eaux pétillantes salées ;
— ne resalez pas systématiquement, goûtez avant ! ;
— cuisinez maison plutôt que de manger des plats préparés, souvent salés ;
— limitez la charcuterie, les biscuits apéritifs, les fromages ;
— remplacez le sel par des épices et des herbes aromatiques !

9 Les produits laitiers sont mauvais pour la santé.

INTOX : c'est faux !

Il faut toutefois les limiter dans certaines situations. Explications. Les produits laitiers sont source de calcium et de vitamine D : les enfants en pleine croissance et les femmes enceintes ont des besoins augmentés, tout comme les personnes âgées pour limiter l'apparition de l'ostéoporose. En revanche, certaines personnes peuvent souffrir d'une difficulté à digérer le lactose ou d'une véritable intolérance au lactose et doivent donc limiter leur consommation. Les produits laitiers sont aussi décrits comme des aliments pro-inflammatoires pouvant augmenter les douleurs articulaires dans certaines pathologies ou accentuer les poussées de boutons d'acné par exemple.

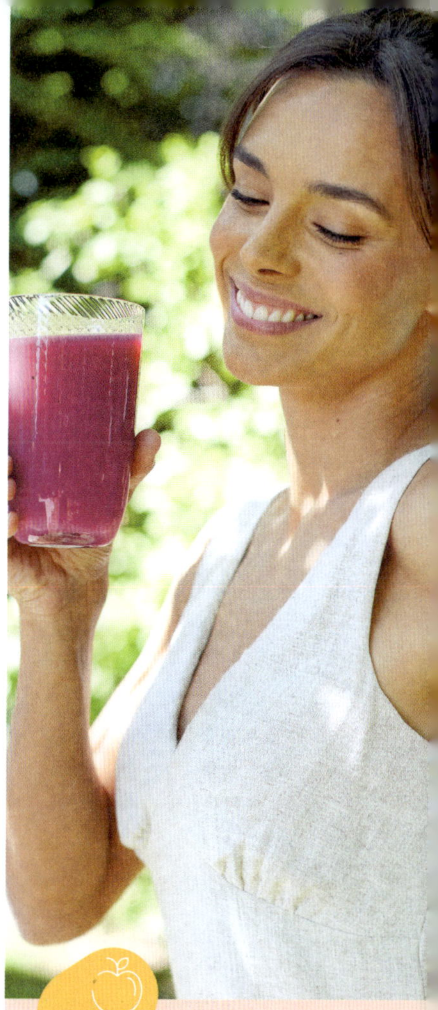

Mon conseil

Bien choisir son sel de table, ils ne se valent pas tous !

Regardez les étiquettes ! Le sel de table raffiné, blanc et fin, contient souvent d'autres molécules que du sel pur (chlorure de sodium) dont on ne connaît pas les effets sur la santé. Choisissez de préférence du sel iodé, pour le bon fonctionnement de votre glande thyroïdienne. En France, on a la chance d'avoir du bon sel comme le sel de Guérande, de Carmargue, de l'Île de Ré, etc.

10 Le jeûne alimentaire est un moyen de traiter le cancer.

INTOX : c'est faux et archi-faux !
Aucune étude n'a prouvé les bénéfices du jeûne alimentaire sur la guérison du cancer. Il est même dangereux ! Jeûner de manière ponctuelle, quand on est en bonne santé et pendant quelques heures, est possible et sans risque (sauf quand on prend certains traitements spécifiques comme dans le diabète ; si c'est votre cas, parlez-en avec votre médecin).
Mais jeûner ou suivre un régime spécifique de manière prolongée quand on souffre d'un cancer, dans l'espoir de guérir, risque au contraire de fragiliser votre corps. Dans le contexte de la maladie, jeûner accélère la dénutrition : vous allez littéralement perdre vos forces, puis vos muscles, vous serez encore plus fatigué. De plus, le jeûne fragilise vos défenses immunitaires, donc votre corps aura plus de difficultés à lutter contre la maladie ! Le jeûne ne guérit pas le cancer !

11 Les cures détox, c'est bon pour la santé.

INTOX : c'est faux !
Revenons sur cette tendance de vouloir faire « une détox du corps » qui n'a aucune justification santé, tout simplement parce que le corps se détoxifie tout seul grâce au foie et aux reins ! Le foie sécrète des acides biliaires pour la digestion alimentaire et les molécules toxiques sont filtrées dans le sang et éliminées dans nos urines. Les cures de jus détox ne sont pas recommandées, car boire uniquement du jus ne permet pas d'avoir des apports équilibrés en nutriments. Vous détériorez votre métabolisme ! En revanche, si « faire une détox » équivaut à boire plus d'eau, à ajouter des fruits et des légumes dans vos assiettes, alors là je dis oui !

12 Certains excès alimentaires augmentent le risque de cancers.

INFO : c'est vrai !
La charcuterie, les viandes rouges et le manque de fibres entraînent un risque accru de cancer colorectal, l'excès d'alcool, de cancer de la gorge ou du foie.

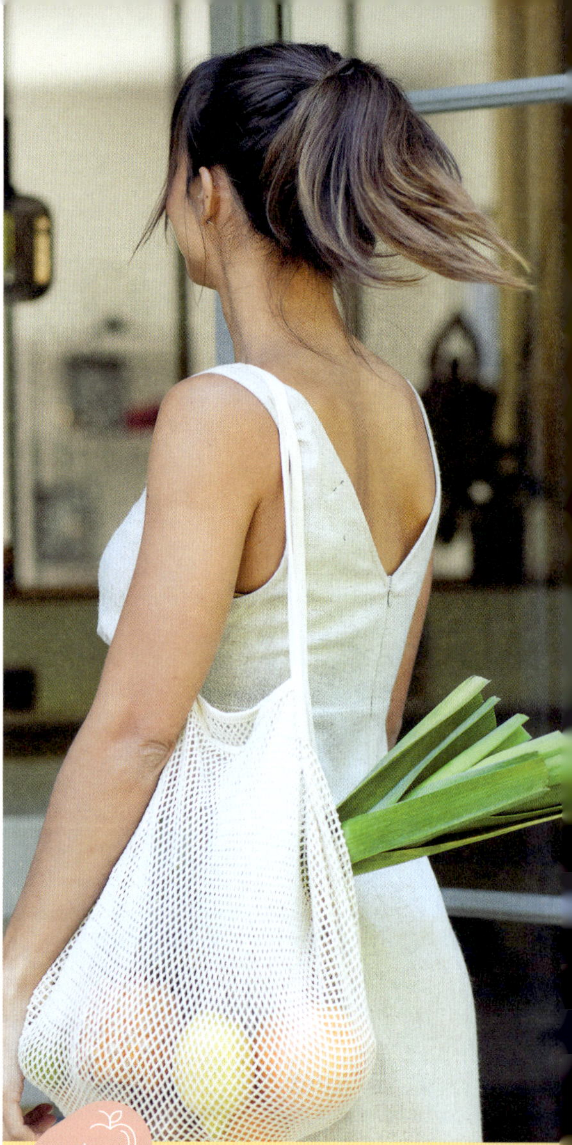

Le saviez-vous ?

L'Anses confirme « l'existence d'une association positive entre l'exposition aux nitrates et/ou aux nitrites *via* la viande transformée et le risque de cancer colorectal ». Ces nitrites ajoutés servent de conservateurs et permettent donc à l'industrie agroalimentaire de produire plus, pour plus longtemps… Les fabricants pourraient donc s'en passer, à condition que nous apprenions tous à consommer les viandes fraîches et à éviter de les garder des jours au réfrigérateur…

13 Le café est-il vraiment mauvais pour la santé ?

INTOX : c'est faux !
La boisson café contient un mélange de nombreuses molécules, notamment beaucoup d'antioxydants. Les études ont récemment démontré que consommer maximum 3 à 4 tasses de café par jour n'apportent pas de risque sur la santé, au contraire ! Grâce à ces antioxydants, le café aurait des bénéfices sur la santé du cerveau et la santé cardiovasculaire. À ne pas confondre avec la caféine pure, contenue notamment dans les boissons stimulantes, qui elle seule a des effets hyperstimulants, pouvant engendrer des palpitations cardiaques, des troubles du sommeil, etc.

14 Les compléments alimentaires sont une bonne solution pour lutter contre les carences alimentaires.

INTOX : ça dépend...
Le sujet des compléments alimentaires (CA) est un tel fourre-tout que les informations se perdent. Donc je vais prendre le temps de vous expliquer le pourquoi du comment, parce que les compléments alimentaires sont surtout un gros business pharmaceutique. (Je vois déjà certains pharmaciens s'offusquer... Tant pis, la vérité à ce jour, c'est que l'on n'a pas beaucoup d'études scientifiques prouvant les bénéfices des CA par rapport à une alimentation équilibrée ou à un placebo.)

Le saviez-vous ?

L'exemple des statines et de la levure de riz rouge en complément alimentaire.

Dans le cas de l'hypercholestérolémie qui persiste malgré une bonne hygiène de vie (on en a parlé page 72), il peut être nécessaire de prendre un traitement anticholestérolémiant qui s'appelle une statine.

Ces médicaments, comme tout traitement, ont des effets indésirables potentiels comme les douleurs musculaires.

Les patients pourraient être tentés de refuser le traitement et de se tourner vers « une solution naturelle » comme la levure de riz rouge. Mais attention ! Ces compléments alimentaires à base de levure de riz rouge contiennent une molécule, la monacoline K qui « contribue à une cholestérolémie normale » à une consommation de 10 mg par jour. Scoop : cette molécule est en fait une statine, donc un médicament. Elle présente les mêmes risques d'effets indésirables potentiels que les autres de la même famille, mais étant donné qu'elle est vendue comme un complément alimentaire, les effets indésirables ne sont pas mentionnés sur la boite...

Vous voyez le problème ?

On reproche aux statines leurs effets indésirables possibles (je dis bien « possibles ») tandis qu'ils ont des effets bénéfiques prouvés sur la réduction de la cholestérolémie et le risque des maladies cardiovasculaires, par des compléments alimentaires naturels contenant une molécule très similaire avec le même risque d'effets indésirables... En revanche, cela n'est pas inscrit sur la boite et le complément alimentaire n'est pas remboursé... Mais le laboratoire qui le produit gagne beaucoup de sous.

ZOOM SUR LES COMPLÉMENTS ALIMENTAIRES

Qu'est-ce que c'est ?

C'est une denrée alimentaire qui peut se composer d'aliments, de plantes, d'extraits, de sirops, d'huiles essentielles, de vitamines, de minéraux et d'oligoéléments. Tout ça ! Vous imaginez ? Un sacré melting-pot de plein de molécules. Le problème, ou plutôt les problèmes, c'est que :

1- Ces produits sont légalement considérés comme des denrées alimentaires et non comme des produits de santé. Donc ils ne sont pas autant encadrés dans leurs compositions, dans les tests de sécurité et d'efficacité. Mais au niveau marketing, les marques font tout pour qu'ils ressemblent à des médicaments ! On nous berne dès le début…

2- Vous ne savez pas toujours ce que vous consommez, notamment quand vous achetez sur internet. Par exemple, 80 % des compléments alimentaires vendus en ligne ne respectent pas les allégations santé (étude DGCCRF). Autrement dit, on vous vend du rêve. Des chiffres ? Une étude française de 2018 ayant analysé 25 compléments alimentaires pour les sportifs a révélé que la moitié… contenait des substances dopantes ou reconnues dangereuses !

3- Certains utilisent, à tort, des allégations de santé, comme « booster du système immunitaire », par exemple. Ces allégations de santé doivent être validées par la Commission européenne !

4- Tandis que l'intérêt de les consommer reste toujours incertain, les études démontrant leurs effets indésirables s'accumulent : troubles digestifs, hépatiques, réactions allergiques, troubles neuropsychiques !

5- Il existe des risques liés aux excès ou aux surdosages : excès de vitamines A et E associé à un sur-risque de cancers ; surdosage en vitamine C, D (voir page 87).

Surtout, a-t-on réellement besoin de se complémenter ?

Théoriquement, une alimentation équilibrée, variée et de saison, vous apporte tous les macro et micronutriments dont vous avez besoin, sauf pour la vitamine D. Donc si vous êtes en bonne santé et que vous mangez bien, vous n'avez pas besoin de compléments alimentaires, sauf concernant la vitamine D, qui fait partie des carences les plus fréquentes en France, avec les carences en fer et en folates. Sachez que l'on peut réellement avoir besoin de compléments alimentaires dans certaines maladies (malabsorption, ostéoporose, maladie de Biermer…) ou suite à une opération comme la chirurgie de l'obésité (chirurgie bariatrique).

À titre informatif, je vais tenter de vous présenter les carences les plus fréquentes et situations où vous pourriez avoir besoin de compléments alimentaires, même si les études n'ont pas tranché sur le bénéfice – on est d'accord, ne me faites pas dire ce que je n'ai pas dit ! Attention, cela ne constitue en rien une consultation médicale, ce n'est pas parce que vous avez un symptôme listé ci-après que l'origine est forcément une carence nutritionnelle ! Sachez que toutes peuvent être dosées et confirmées par une prise de sang.

Mon conseil

Parlez-en avec votre médecin !

Discutez de la prise de compléments alimentaires avec votre médecin : il pourra vérifier l'absence de risque de surdosage ou d'interaction médicamenteuse avec vos traitements.

Carence en vitamine D

- Particulièrement fréquente chez : les enfants, les personnes sédentaires, les femmes enceintes et pendant la période hivernale, peu ensoleillé. La vitamine D est en effet surtout synthétisée par la peau en réponse à l'exposition solaire.
- On la trouve naturellement : dans les produits laitiers, les poissons gras, les huiles de poisson, le jaune d'œuf.

Les symptômes d'une carence en vitamine D sont :

- des troubles osseux : chez l'enfant un rachitisme, chez l'adulte une ostéomalacie (décalcification osseuse entraînant fragilité et déformation) ;
- de la fatigue ;
- des crampes musculaires ou une tétanie par carence associée en calcium ;
- des fractures chez la personne âgée par ostéoporose.

Comment la corriger ?

- Les apports alimentaires étant limités, votre médecin vous prescrira un supplément en vitamine D à un dosage précis, à bien respecter !
- Pensez à vous exposer au soleil entre 15 et 30 minutes par jour, avec précaution (attention, je n'ai pas dit de brûler au soleil, hein !).

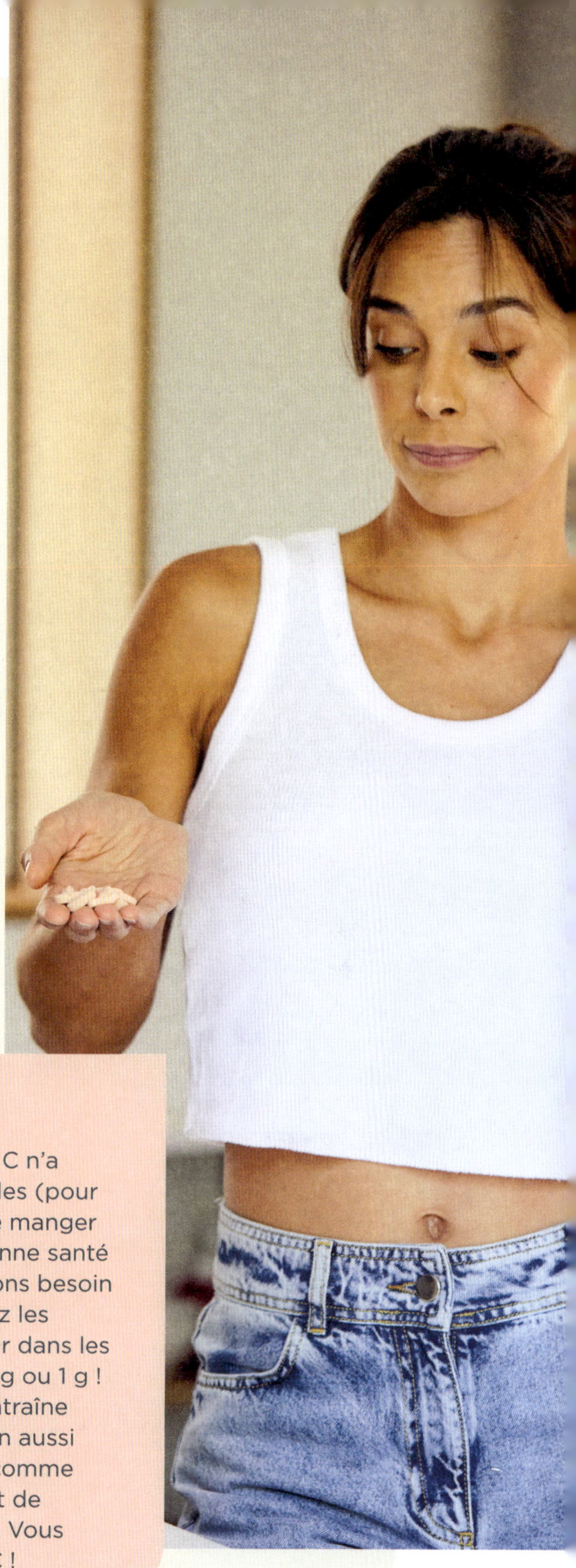

Le saviez-vous ?

Aucune preuve scientifique de la prise de vitamine C n'a été apportée dans la prévention des infections virales (pour éviter de tomber malade...). Mais le bon sens est de manger équilibré et de ne pas être carencé pour être en bonne santé et avoir un système immunitaire efficace ! Nous avons besoin de 60 mg de vitamine C par jour, et davantage chez les fumeurs, chez qui la vitamine C s'oxyde plus vite. Or dans les comprimés vendus en pharmacie, on trouve 500 mg ou 1 g ! Vous voyez le truc ? Attention au surdosage, qui entraîne des troubles digestifs, des calculs rénaux ! Attention aussi si vous souffrez de certaines maladies chroniques comme un excès de fer, une insuffisance rénale... L'excédent de vitamine C sera finalement éliminé dans les urines... Vous faites pipi le complément alimentaire de vitamine C !

Carence en fer

- Particulièrement fréquente chez les personnes menstruées et en cas d'alimentation peu riche en viande ou végétarienne/végétalienne.
- Due soit à un manque d'apports, soit à des pertes de sang chroniques.

Les symptômes d'une carence en fer sont :
- une anémie : pâleur, fatigue, palpitations, gêne respiratoire, malaise ;
- des troubles des phanères (cheveux cassants, perte de cheveux, ongles cassants et creux...) ;
- des infections virales à répétition ;
- en cas de carence sévère, le pica (un trouble alimentaire caractérisé par l'ingestion de matériaux non comestibles : par exemple de la terre. Oui, c'est très, très bizarre, mais ça existe vraiment !).

À la prise de sang, on peut trouver un taux de globules rouges bas et des stocks de fer bas.

Comment la corriger ?
- Idéalement, par les apports alimentaires. Le fer se trouve dans le boudin noir, les poissons et fruits de mer, les abats, la viande rouge (fer héminique, très bien assimilé), mais aussi les légumineuses, les végétaux, les oléagineux, le tofu, les œufs (fer non héminique, moins bien assimilé).
- Par une supplémentation médicamenteuse encadrée, sur prescription médicale.

Carence en folates

Ou trois noms pour une même signification : acide folique, vitamine B9 ou folates.
- Peut être due, soit à un manque d'apports, soit à des difficultés d'absorption digestive, à des pertes excessives, à un alcoolisme chronique ou à certains médicaments.
- Concerne environ 10 % des femmes en âge de procréer alors qu'elle peut engendrer de graves conséquences sur le développement du fœtus, notamment des malformations neurologiques.

Mon conseil

L'association gagnante

Associez les aliments riches en fer à des aliments riches en vitamine C pour favoriser l'absorption du fer ! Et au contraire, limitez la consommation de thé, qui bloque l'absorption du fer.

C'est pourquoi elle est prescrite aux femmes avant la conception et pendant le premier trimestre de grossesse.

Les symptômes d'une carence en folates sont :
- ceux de l'anémie ;
- une glossite (inflammation de la langue) ;
- des diarrhées.

Comment la corriger ?
- Par l'alimentation riche en légumineuses, légumes verts et abats (foie).
- Par un traitement médicamenteux, des comprimés vitaminiques à prendre pendant 3 mois, utile avant la conception et pendant le premier trimestre de grossesse.

Carence en calcium

- Concerne souvent les sportifs, les personnes âgées et les fumeurs.
- Peut être due à de nombreuses pathologies (rénale, thyroïdienne, malabsorption) ou à certains médicaments spécifiques.

Les symptômes d'une carence en calcium sont :
- des troubles des phanères (peau sèche, ongles cassants, cheveux ternes...) ;
- des douleurs et crampes musculaires ;
- en cas de carence sévère, des symptômes neurologiques, des fourmillements, des troubles cardiaques.

Comment la corriger ?
- Par les apports alimentaires de produits lactés ou fromagers.
- Par une supplémentation encadrée, sur prescription médicale !

À savoir : le calcium d'un complément alimentaire sera moins absorbé que celui fourni par l'alimentation !

05 Carence en vitamine C

- Due à une alimentation déséquilibrée, pauvre en fruits et légumes, et parfois lorsque les besoins augmentent (chez les fumeurs, pendant la grossesse, après une chirurgie...).
- Bon à savoir : l'acide ascorbique (vitamine C) est souvent ajouté dans les produits industriels pour retarder leur oxydation – vous savez, l'apparition de cette coloration brune sur la chair des fruits par exemple. Cet additif alimentaire est sans danger, selon les connaissances actuelles.

Les symptômes d'une carence en vitamine C sont :
- la fatigue ;
- l'irritabilité ;
- si elle est sévère : le scorbut (déchaussement des dents, ecchymoses [bleus], dessèchement des cheveux et de la peau, anémie).

Comment la corriger ?
- Avant tout par une alimentation équilibrée, riche en fruits et légumes de saison ! On trouve de la vitamine C dans le cassis, le kiwi, les fruits rouges, les agrumes, le brocoli, les choux, le persil, le poivron rouge... Attention, comme on l'a dit, son absorption est diminuée par le thé !
- La vitamine C est la plus fragile des vitamines. Elle est sensible à l'eau, à la chaleur, à l'air, à la lumière. En une journée, un aliment peut perdre la moitié de sa teneur en vitamine C. Consommez vos fruits et légumes les plus frais possible.

06 Carence en vitamine B12

- Survient dans des contextes particuliers, en cas d'alimentation végétalienne (aucune consommation de produit d'origine animale), de malabsorption du tube digestif (chirurgie bariatrique, infections...) ou de maladie de Biermer (anémie due à une carence en vitamine B12).

Les symptômes d'une carence en vitamine B12 sont :
- une anémie (et les symptômes associés) ;
- des fourmillements ;
- si la carence est sévère, des symptômes neurologiques.

Comment la corriger ?
- Par une alimentation riche en produits animaliers.
- Par une supplémentation *via* des compléments ou des injections, sur prescription médicale.

07 Carence en magnésium

- « Très populaire », causée par un apport insuffisant en magnésium, par une mauvaise absorption digestive, par des pertes rénales, par d'autres carences associées (calcium, potassium) ou une consommation alcoolique chronique.

Les symptômes d'une carence en magnésium sont :
- la fatigue ;
- l'irritabilité ;
- des tremblements, la tétanie... ;
- si la carence est sévère, syndrome dépressif, arythmies.

Comment la corriger ?
- Par une alimentation riche en magnésium.
- Par une supplémentation médicamenteuse.

Gare à sa consommation excessive qui engendre des troubles digestifs, des troubles cardiaques... Actuellement, les données de la science n'ont pas démontré la nécessité de supplémenter en magnésium les adultes, notamment en cas de crampes ou de fatigue, où les bénéfices ne sont pas évidents. Mais la supplémenter est utile en cas de carence prouvée, en cas de pré-éclampsie et troubles du rythme cardiaque.

LES CAS PARTICULIERS

01 Quoi manger si je suis enceinte ?

Vous vous posez des questions sur votre alimentation pendant la grossesse ? Les maître-mots : précautions et vigilance. Certains produits sont à éviter car ils contiennent des germes qui risquent d'engendrer des infections, pour vous et votre bébé ! Je vous partage ici quelques conseils de base et vous invite à en parler plus précisément avec votre sage-femme ou avec votre médecin :

- lavez bien vos fruits et légumes frais avant de les consommer ;
- lavez-vous bien les mains après avoir manipulé des fruits, légumes, viandes ou poissons crus ;
- ne consommez pas de viande crue, ni de charcuterie, de poissons ou crustacés crus : privilégiez une cuisson à point ! Le tartare attendra... ;
- ne consommez pas de fromage non pasteurisé, au lait cru : vérifiez la bonne pasteurisation sur l'étiquette produit !

Je peux vous recommander l'ouvrage très complet pour des conseils avisés et des recettes gourmandes : *Ma grossesse sereine et gourmande* (*Éditions Vuibert*, 2022).

02 Quoi manger si je suis sportif ?

Chouchoutez votre alimentation, d'autant plus si vous êtes sportif ! Une alimentation équilibrée et adaptée vous aidera à rester en forme, à limiter les blessures et même à améliorer vos performances !

- **Les glucides sont un carburant indispensable** avant et pendant l'exercice ! Car à chaque entraînement, vous sollicitez vos muscles qui utilisent du sucre pour se contracter. Ainsi, si vous vous sentez fatigué avant l'entraînement, prenez un petit encas sucré comme un fruit, des fruits secs, une barre céréalière. Une séance d'endurance longue (course à pied, vélo...) nécessitera aussi un apport sucré pendant la pratique pour éviter les coups de mou !
- **À niveau de pratique normale**, des repas équilibrés vous fourniront l'énergie nécessaire avec tous les macro et micronutriments décrits au début du chapitre.
- **À niveau de pratique intensive**, si vous ne voulez pas perdre trop de poids et de masse musculaire, il vous faudra quand même augmenter les apports caloriques totaux en augmentant les parts de chacun des macronutriments : étant plus actif, vous consommez beaucoup plus d'énergie donc vous avez besoin de stocks !
- **Pensez à consommer suffisamment de protéines après une séance**, et dans vos repas quotidiens, apportées par les produits animaliers, végétaux et laitiers. En effet, les muscles étant fortement sollicités par le sport, les fibres musculaires subissent des lésions qui ont besoin d'être réparées par un apport protéique suffisant et majoré (jusqu'à 2,2 g de protéine/kg de poids sauf en cas de problème rénal, on en parle page 74).
- Enfin, **l'hydratation est un facteur essentiel** à prendre en compte ! En transpirant, vous perdez de l'eau et des minéraux (notamment du

sel). Pensez à bien vous hydrater avec de l'eau avant, pendant et après la séance, par petites gorgées pour éviter l'inconfort digestif. Si vous pratiquez une activité physique longue durée (au-delà d'une heure) ou dans un environnement chaud, vous risquez la déshydratation ! Préférez une boisson spéciale de l'effort qui contient de l'eau, des sucres et du sel. Il en existe des dizaines dans le commerce.

Et bien évidemment je vous conseille d'aller en discuter avec un médecin du sport ou un diététicien spécialisé dans la nutrition du sportif !

RECETTE

Ma recette maison de la boisson de l'effort

Pour 1 l de boisson

- Mélangez 50 cl de jus de fruits (jus de raisin) et 50 cl d'eau.
- Puis ajouter 1/4 d'une cuillère à café de sel.

Bon à savoir :

Vigilance avec les compléments alimentaires sportifs[2] !

— Les CA destinés aux sportifs sont déconseillés chez les sujets présentant des facteurs de risque cardio-vasculaire, souffrant d'une maladie du cœur ou des problèmes rénaux ou hépatiques. Ils sont evidemment déconseillés chez les enfants, adolescents, femmes enceintes ou allaitantes.

— Attention aux CA contenant de la caféine si vous êtes sensible aux effets de cette substance ! Ne pas les associer avec d'autres CA ou médicaments.

— Pensez à mentionner votre prise de CA sportif à votre médecin ou pharmacien.

— Attention à la composition des produits, choisissez les produits conformes à la normale Afnor et évitez l'achat en ligne de marques étrangères.

— Certaines plantes ou substances présentes dans les CA destinés aux sportifs méritent encore des études de toxicité !

Stop aux régimes !

Les régimes miracles, détox, restrictifs ne fonctionnent pas pour perdre du poids de manière prolongée et durable ! Tous les médecins et diététiciens nutritionnistes le disent, alors croyez-nous ! Enfin, c'est à vous de voir si vous préférez croire des influenceurs bien-être ou des gourous farfelus... Je vais vous expliquer pourquoi.

QUEL EST VOTRE OBJECTIF ?

Cherchez-vous à être en meilleure santé sur le long terme ? Ou à perdre du poids pour rentrer dans une tenue dans un mois ? Visez-vous une bonne santé, des changements physiques ou les deux ? Ce n'est pas la même chose ! Tata Marine ne peut que vous recommander la première option : une bonne santé avant tout ! Mais si vous désirez aussi changer d'apparence physique, les deux peuvent se combiner à condition de mettre en place deux choses :

1- Une alimentation équilibrée et adaptée à votre objectif : léger déficit calorique si vous voulez « perdre », ou au contraire majoration calorique si vous voulez « prendre ».

2- Une activité physique régulière, complémentaire et adaptée à votre objectif : si vous voulez « perdre », une dépense énergétique élevée vous aidera ! Si vous voulez « prendre », focalisez-vous plus sur le développement de votre masse musculaire.

Il faut comprendre que la perte de poids se déclenche uniquement s'il existe un déficit de la balance entre :

— les calories dépensées chaque jour par le fonctionnement de votre corps et vos activités physiques ;

— les calories ingérées par votre alimentation.

LE CAS PATIENT

Un patient vient me voir en consultation pour un suivi de perte de poids. Il me dit avoir supprimé pas mal d'aliments sucrés dans ses repas ; ce n'est pas facile pour lui, mais il n'a pas encore repris d'activité sportive. Il ne comprend pas pourquoi il n'obtient pas de changement physique et n'a pas perdu de poids. Il consomme au petit déjeuner « des poudres » qu'il mélange avec de l'eau, soi-disant des « équivalents minceur à un repas ». On vérifie ensemble la composition nutritionnelle de ces fameuses poudres et on se rend compte qu'elles contiennent en fait beaucoup de sucres et peu de nutriments ! En gros, ces poudres ne sont nutritionnellement pas équilibrées. Mon patient pensait perdre du poids en supprimant certains desserts sucrés alors qu'il consommait pour maigrir des poudres très sucrées et caloriques ! Sans compter qu'il ressentait de la frustration à manger ces poudres le matin et à avoir supprimé ses petits plaisirs sucrés. Ces boissons repas sont à éviter car elles détournent par ailleurs l'étape importante de la mastication, nécessaire au bon déroulement de la digestion et de l'intégration du signal du repas au niveau du cerveau. En fait, bien mastiquer participe à diminuer la sensation de faim !
Un exemple parmi tant d'autres des méfaits du marketing dans lesquels tombent beaucoup de personnes...

LE MEILLEUR RÉGIME LONGÉVITÉ

C'est plutôt un mode d'alimentation sain : le régime méditerranéen. Appelé aussi « crétois », ce régime santé privilégie les fruits et les légumes, les féculents et légumes secs, l'huile d'olive, les poissons gras, les œufs, les noix. Ce que vous pouvez manger en été dans un bon restaurant du sud de la France. La viande, essentiellement blanche, et les produits transformés y tiennent une place très faible. Le mode de vie joue également un rôle : vie en plein air, liens sociaux... Le régime méditerranéen protège des maladies cardio-vasculaires, du diabète, du déclin psychique et physique.

Si vous arrêtez de vous nourrir, vous allez forcément perdre du poids. Mais vous allez aussi détruire votre santé ! Votre corps puisera de l'énergie dans vos muscles, ce qui les fera fondre ; vous serez fatigué, plus sensible aux infections, et vous allez vieillir plus vite. De plus, si la perte de poids est évidente au début (oui, vous perdrez du poids rapidement), elle finira par stagner – et c'est là que ça se complique ! En effet, quand on prive le corps d'énergie, il se met en situation de survie : il fonctionne au ralenti afin d'économiser au maximum son énergie. Son métabolisme de base se détraque, c'est-à-dire qu'au lieu de dépenser 1 300 kcal par exemple, il passera à 1 000 kcal. Vous finirez par stagner dans votre perte de poids, et si vous mangez normalement, vous finirez par reprendre du poids.

Vous l'aurez compris, les régimes restrictifs ne fonctionnent pas sur le long terme et détruisent votre santé. Au niveau psychologique, ils peuvent vous plonger dans (ou entretenir) des troubles de conduite alimentaire. On en parle page 94.

Le meilleur moyen pour perdre du poids est donc de diminuer légèrement vos apports caloriques et/ou d'augmenter votre dépense calorique en bougeant plus !

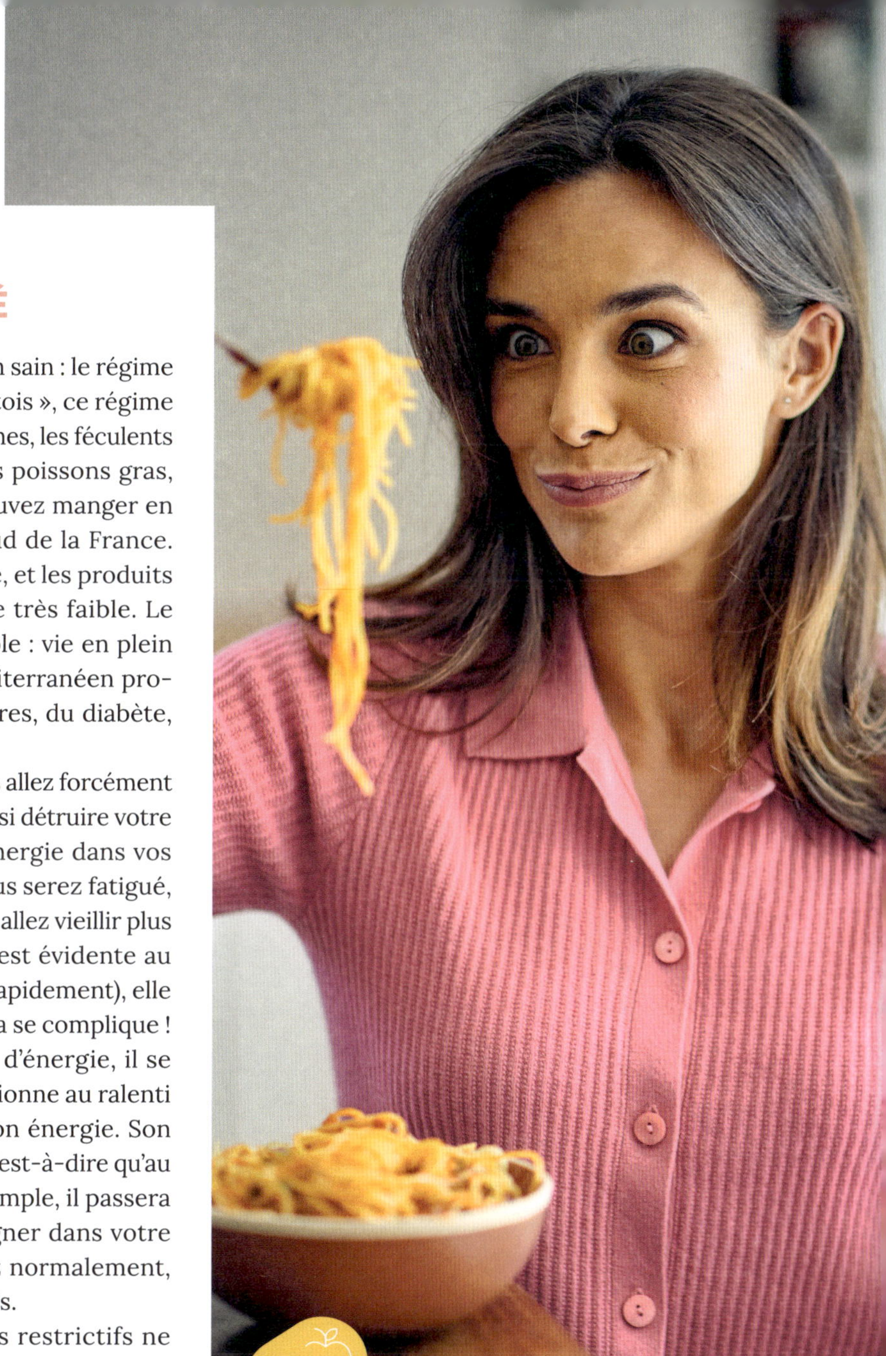

Mon astuce

La sauce « sofrito », pour accompagner n'importe quel plat. Simple, elle apporte le soleil dans votre assiette : faites compoter tomates, oignons, ail et poivrons verts coupés en cubes dans de l'huile d'olive. Magique pour relever les viandes, poissons, pâtes ou riz avec des épices !

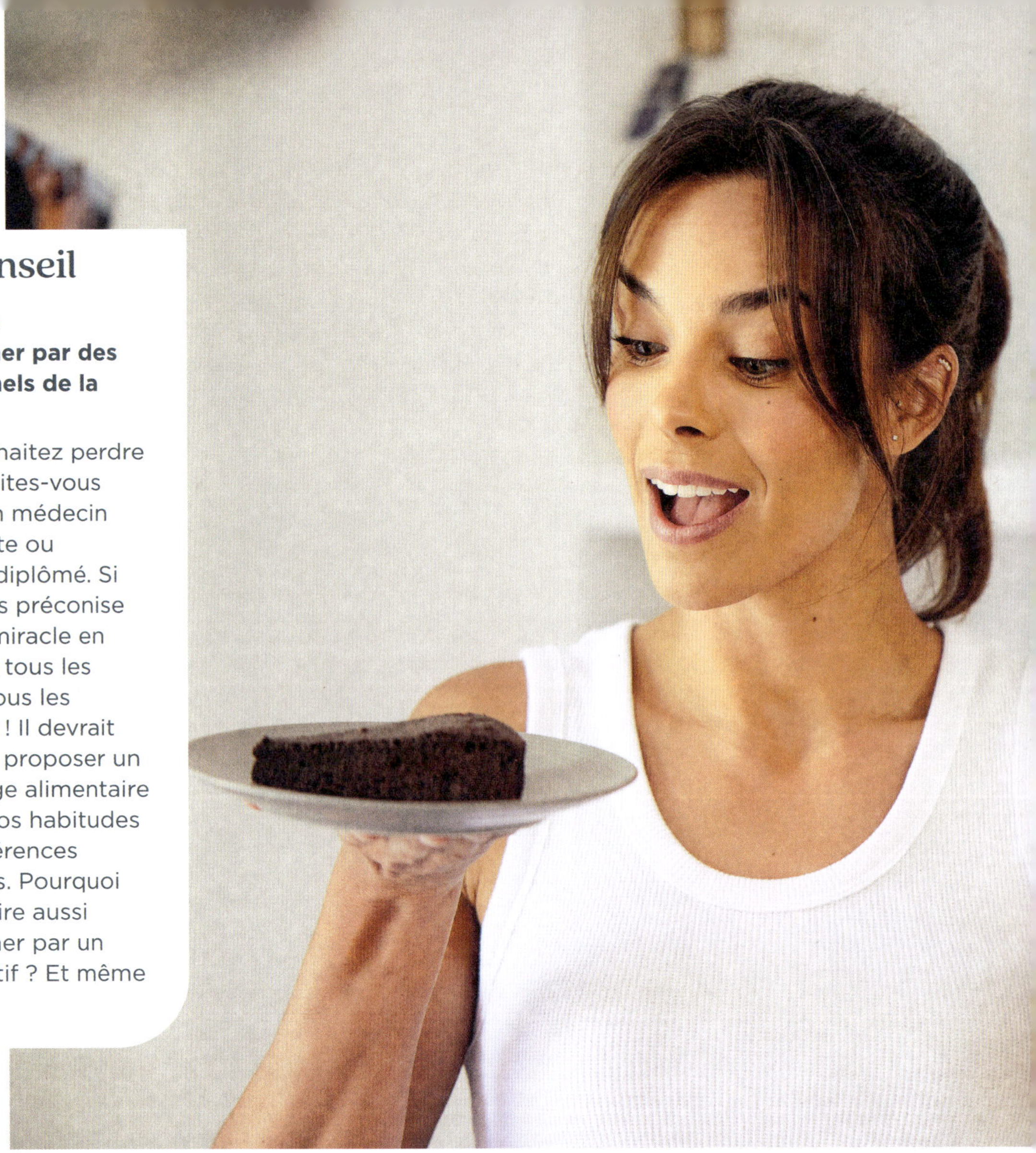

Mon conseil

Faites-vous accompagner par des professionnels de la nutrition.

Si vous souhaitez perdre du poids, faites-vous aider par un médecin nutritionniste ou diététicien diplômé. Si celui-ci vous préconise un régime miracle en supprimant tous les sucres ou tous les gras : fuyez ! Il devrait plutôt vous proposer un rééquilibrage alimentaire fondé sur vos habitudes et vos préférences alimentaires. Pourquoi pas vous faire aussi accompagner par un coach sportif ? Et même un psy !

ATTENTION AUX TROUBLES DES CONDUITES ALIMENTAIRES (TCA)

L'alimentation est un exemple concret des liens très forts entre le corps et l'esprit. Notre assiette et notre coup de fourchette reflètent ainsi nos besoins alimentaires, mais surtout nos habitudes et nos ressentis. Plaisir, frustration, objectifs santé, objectifs physiques, tout est intriqué. Et parfois on s'y perd ! On ne sait plus ce qu'il faut faire, ne pas faire, comment manger mieux, on culpabilise d'avoir trop mangé, d'avoir grignoté, et on lit tout et son contraire ! STOOOP ! Une remise à zéro s'impose.

Tout est une question d'équilibre. Trouvez votre équilibre entre une alimentation saine et le plaisir qu'elle vous procure ; entre vous faire du bien physiquement mais aussi mentalement, entre vos objectifs personnels et sociaux... Pas le mien, le vôtre ! C'est quand cet équilibre est rompu que vous souffrez psychologiquement et parfois physiquement, que vous risquez d'entrer dans des désordres alimentaires, voire dans de véritables troubles des conduites alimentaires (TCA). Ils regroupent différentes entités comme : l'anorexie mentale, la boulimie nerveuse ou encore l'hyperphagie boulimique, qui sont les trois maladies principales. Je vais vous expliquer tout ça !
Ces troubles d'origine psychologique s'expriment par une perturbation significative et durable du comportement alimentaire, avec des conséquences physiques et psychiques majeures. Souvent difficiles à détecter, longtemps masqués dans la société, comme s'ils étaient tabous, on commence à en entendre parler dans les médias. Enfin ! D'autant plus qu'avec l'augmentation des troubles anxieux, le risque de développer des TCA augmente aussi.

Tout le monde est concerné

Les chiffres parlent d'eux-mêmes : 17 % de la population serait concernée par les TCA. L'hyperphagie boulimique, le TCA le plus fréquent, touche autant les hommes que les femmes et apparaît plutôt à l'âge adulte. Dans plus de 80 % des cas, les personnes atteintes d'anorexie mentale sont des femmes, avec un pic de fréquence à l'adolescence. La boulimie touche elle aussi en majorité les femmes, mais un peu plus tard. Les étudiants sont particulièrement touchés par les TCA : dans le monde, entre 5 et 18 % des jeunes femmes et 0,5 % à 2,5 % des jeunes hommes ont souffert d'un TCA au début de l'âge adulte[3]. Et encore ! On estime que la moitié des personnes souffrant de TCA ne sont pas dépistées ! On a encore du boulot, les amis !

Qui est plus à risque de développer un TCA ?

— Les femmes.
— Les personnes en situation précaire.
— Les personnes atteintes de troubles psychiatriques.
— Les personnes suivant des régimes alimentaires restrictifs.
— Les personnes exerçant un métier reposant sur des exigences corporelles (mannequins, sportifs...).
— Les personnes ayant subi des agressions sexuelles.
— Les personnes victimes de « fat talk » (remarques grossophobes).
— Et simplement les personnes ayant une faible estime de soi, ressentant une insatisfaction corporelle, en période de puberté ou dans le début de l'âge adulte.

Comprenez qu'une seule cause ne fait pas la maladie et chaque personne souffrant de ces troubles présente des raisons qui lui sont propres ! L'apparition des troubles est la somme de plusieurs facteurs :

— des éléments de vulnérabilité : l'insatisfaction corporelle, des traumatismes psychologiques, l'héritage génétique, l'éducation, l'environnement familial..., sans compter la société dans laquelle nous nous construisons qui survalorise la minceur ;

— des facteurs déclenchants : ils sont eux aussi très variés, allant du premier régime amaigrissant restrictif à une rupture, un deuil et autres événements intercurrents ;

— des facteurs d'entretien, c'est-à-dire des bénéfices tirés de ces troubles des conduites, comme le fait de se sentir moins angoissé ou le fait de rétablir un équilibre familial, etc. Tout cela explique la difficulté à trouver un traitement et nous amène à proposer des soins personnalisés !

Les signes d'alerte d'un TCA

Ce peut être des variations de poids positives ou négatives, des préoccupations excessives autour de l'alimentation (diminution des portions, calcul des calories, suppression de certains types d'aliments...) ou sur l'image de son corps (pas assez ci, trop ça...), une mauvaise estime de soi, une faible confiance en soi...

Alors qui consulter en cas de TCA ?

— Votre médecin traitant si c'est le plus simple pour vous : il fera les premiers échanges, évaluera les conséquences du trouble sur votre santé et vous orientera vers des spécialistes.

— Un médecin spécialisé dans un centre spécialisé : médecin et/ou psychiatre spécialisé dans les TCA.

— Un psychologue : un suivi psychothérapeutique est INDISPENSABLE.

— Un médecin nutritionniste ou diététicien nutritionniste : un suivi nutritionnel est INDISPENSABLE.

BESOIN D'AIDE ?

— Allez sur le site de la FFAB (Fédération française anorexie boulimie) pour trouver le centre spécialisé proche de chez vous.

— La ligne d'écoute « Anorexie Boulimie Info Écoute » est désormais accessible *via* le numéro non surtaxé 09 69 325 900. Pour tous les TCA, que l'on soit directement concerné, ou un proche en demande d'écoute et de conseils. Les appels sont totalement anonymes. Des spécialistes des TCA sont joignables de 16 heures à 18 heures, quatre jours par semaine (lundi, mardi, jeudi et vendredi).

Mon conseil

Osez en parler !

La prise de conscience est la première étape vers la guérison. Osez en parler, il n'y a pas de honte à avoir ! Parlez-en à un proche dont l'écoute est bienveillante, quelqu'un qui vous écoutera vraiment, qui sera présent et qui vous soutiendra activement. Parlez-en à des professionnels de santé pour accélérer et encadrer votre guérison physique et mentale.

Je le répète : un TCA est une maladie, dont vous êtes victime et qui se traite ! Guérir est possible !

Vous êtes un proche et vous vous demandez quoi faire ?

Vous allez pouvoir aider la personne en la soutenant, d'autant plus si elle est jeune, en l'écoutant de façon bienveillante, en comprenant ce que sont ces maladies... Même si ce n'est pas facile, ne vous focalisez pas uniquement sur les symptômes alimentaires. Préférez parler, voire participer à une thérapie familiale ou à un groupe de parents/familles dans le même cas.

LES DIFFÉRENTS TROUBLES DES CONDUITES ALIMENTAIRES

01

L'ANOREXIE MENTALE

Quand on dit anorexie, on pense tout de suite à la jeune fille qui se trouve grosse et qui entame un régime sévère. Caricatural, mais c'est l'idée. Pourtant, l'anorexie mentale peut aussi débuter chez l'enfant prépubère, chez l'adulte et toucher les hommes ! Aussi je voudrais simplement vous aider à ouvrir les yeux et à y voir plus clair.

LE CAS PATIENT

Une fois, j'ai reçu un père et sa fille pour un certificat médical demandé pour la pratique d'un sport. Une jeune fille grande, élancée, mince, très sportive. Très bonne élève selon son père. Je mène la consultation de manière habituelle pour réaliser son certificat. Je la pèse et la mesure et je me rends compte qu'elle fait la moue quand elle voit son poids affiché sur la balance. Elle a pourtant un IMC bas à 16,5, fréquent chez les adolescents en pleine croissance. Ce chiffre ne m'inquiète pas, mais sa réaction, oui. Alors je lui pose la question : « Tu surveilles ton poids à la maison ? » Elle me répond que oui et qu'elle a pris 2 kg. Son père paraît plutôt soulagé. Il me fait part de son inquiétude car sa fille surveille de plus en plus son poids et exprime une véritable peur d'en prendre. Elle décide parfois d'aller courir juste après un gros repas. Vous les voyez venir, les prémices d'un trouble de conduite alimentaire ? On parle ensuite d'objectifs physiques, sociaux, familiaux. Elle me paraît encore lucide. Je lui explique ce qu'est l'anorexie mentale. Je lui rappelle qu'une perte de poids plus importante risque de la fatiguer, de lui faire perdre ses capacités sportives, d'arrêter ses règles, de ralentir la fin de sa croissance, de lui faire perdre ses cheveux... On convient avec son père de retirer la balance à la maison et de faire un suivi médical tous les trimestres. Je l'alerte sur la nécessité de reconsulter si les signes s'accentuent, afin de les mettre en lien avec les spécialistes du territoire.

Comment faire le diagnostic ?

Il repose sur plusieurs critères :

- une perte de poids de 15 % ou un IMC inférieur à 17,5. Mais attention, ce n'est pas parce que vous avez un IMC bas que vous êtes anorexique, il faut la combinaison de plusieurs critères ;
- des restrictions alimentaires en termes de qualité des aliments (les plus caloriques) ou de quantité dans un but de perte de poids. Au début, la personne lutte contre la faim, qui va progressivement s'atténuer jusqu'à sa disparition. Elle devient souvent experte en nutrition, avec la mise en place de stratégies pour diminuer les apports, comme le comptage des calories ;
- des techniques pour éviter la prise de poids : vomissements, prise de médicaments... La personne est prête à tout pour maigrir, pour brûler des calories, notamment à travers l'hyperactivité sportive ;
- une perturbation de l'image corporelle : distorsions de la perception du corps, toujours trop gros, pas assez mince..., avec une vraie peur de grossir.

D'autres signes pouvant être associés

- L'aménorrhée : l'arrêt des règles. Eh oui, je vous en ai parlé le gras, c'est la vie ! Quand la masse grasse de la personne diminue, la production hormonale aussi, ce qui peut stopper le cycle menstruel. Chez l'homme, une impuissance peut survenir.
- Souvent, une personnalité perfectionniste, avec de très bons résultats scolaires.
- Un désintérêt pour les autres, pour les activités sociales, qui mettent en difficulté les personnes face à leur trouble !

Quels sont les risques pour la santé ?
Malheureusement, l'anorexie est une maladie vicieuse qui s'installe progressivement et qui peut vite dégénérer. Souffrir d'anorexie, c'est mourir à petit feu... Les risques pour la santé sont nombreux et sévères, mais le principal est la dénutrition, avec toutes ses conséquences graves.

— Sur les hormones :
  - arrêt de la production des œstrogènes : arrêt des règles ;
  - arrêt de la production de testostérone : diminution de la production de sperme, impuissance ;
  - diminution de la production des hormones thyroïdiennes : constipation, frilosité, peau fragile... ;
  - diminution de la production des hormones de croissance : arrêt de la croissance.
— Sur les os : fragilisation des os : ostéoporose et risque de fractures !
— Sur le cœur : il ralentit, risque de s'arrêter...
— Sur les reins : mal perfusés par le sang, ils fonctionnent au ralenti de manière détraquée... Risque d'œdèmes : surcharge en eau dans le corps, littéralement gonflé.
— Sur le sang : baisse des globules rouges (anémie) et des globules blancs (leucopénie) : fatigue importante, baisse des défenses immunitaires.
— Si la personne utilise des techniques purgatives (vomissements ou laxatifs) : altération des dents qui peuvent tomber, ulcérations de l'œsophage ou de l'estomac, risques de troubles du rythme cardiaque avec risque d'arrêt cardiaque !

Bref, la liste est super longue !

Au niveau psychologique aussi, la maladie a des conséquences majeures, ne l'oublions pas !
— Des conflits familiaux.
— Un isolement social : refus de participer aux sorties festives, restaurants...
— Une hyperactivité cognitive : surinvestissement intellectuel, anticipation, irritabilité.
— Des comportements dangereux : l'anorexie fonctionne comme une addiction, où la perte de contrôle est majeure, la dépendance forte, où la personne prend des risques considérés.
— Un déni des troubles : le plus difficile pour les proches et les soignants, c'est que la personne malade présente un déni initial de ses troubles, ne ressent pas la nécessité de se faire soigner.
— Le risque ultime : un syndrome dépressif sévère et un risque suicidaire très élevé (l'anorexie mentale est la maladie psychiatrique avec le plus haut taux de mortalité).

Le saviez-vous ?

La génétique est impliquée dans le risque de développer un TCA, et particulièrement l'anorexie mentale (à hauteur de 70%)[4]. Une étude a permis d'identifier huit régions génétiques fortement associées à l'anorexie mentale, avec des gènes qui contrôlent le risque de dépression ou de développer des TOC, mais aussi des facteurs épigénétiques (qui modulent l'expression des gènes) comme des événements traumatiques. Récemment, des recherches ont montré que des perturbations durables du microbiote intestinal pourraient être impliquées dans les manifestations psychiatriques de l'anorexie et favoriser les rechutes.

02 L'HYPERPHAGIE BOULIMIQUE ET LA BOULIMIE

Une personne qui souffre d'une hyperphagie boulimique fait des crises de boulimie, c'est-à-dire qu'elle ingère une grosse quantité d'aliments très rapidement, en perdant complètement le contrôle.

La différence avec la boulimie, c'est que la personne n'utilise pas de techniques compensatoires : pas de vomissement ni de prise de médicaments, ni d'hyperactivité physique.
Donc, dans l'hyperphagie boulimique, la personne prend du poids, elle est souvent en situation d'obésité. Alors que dans la boulimie, celle-ci peut garder un poids dans la norme, d'où la difficulté du dépistage. Dans ces deux troubles, la personne est préoccupée par son image corporelle mais sans dysmorphie (elle ne se voit pas trop grosse ni trop mince…). Le déni, très présent dans l'anorexie, l'est beaucoup moins dans ces deux derniers troubles.

Comment faire le diagnostic ?
Pour affirmer l'hyperphagie boulimique, on se fonde sur certains critères :
- au moins une crise par semaine pendant 3 mois ;
- une perte de contrôle envers l'alimentation.

Au moins 3 critères parmi :
- manger très rapidement ;
- manger de grandes quantités sans avoir faim ;
- manger seul à cause de la honte ;
- ressentir du dégoût ou de la culpabilité d'avoir trop mangé ;
- sensation de mal-être pendant la crise.

Même critères pour la boulimie, mais avec des comportements compensatoires, lesquels, je le rappelle, sont : vomissements, utilisation de laxatifs ou diurétiques (pour provoquer des selles et l'élimination urinaire), excès d'activité physique, jeûne.

Quels signes d'alerte ?
- Demande de régime diététique ou intérêt particulier pour les « cures » amaigrissantes, détox, etc.
- Préoccupations excessives autour du poids, alors que la personne a un IMC normal et un physique normal.
- En cas de surpoids ou d'obésité, il faut penser à l'hyperphagie boulimique et à la boulimie.
- Demande de chirurgie bariatrique.

Quels sont les risques pour la santé ? Les risques sont ceux d'un surpoids ou d'une obésité dans le cas de l'hyperphagie boulimique. Dans le cas de la boulimie, les risques sont ceux associés aux comportements compensatoires (trouble cardiaque, déshydrations...) Dans les deux cas, les répercussions sur la santé mentale sont majeures avec fréquemment des symptômes dépressifs voir des idées suicidaires ! C'est sérieux...

03 LE TROUBLE DE L'ÉVITEMENT/ RESTRICTION DE LA CONSOMMATION ALIMENTAIRE

Un TCA moins connu, mais un TCA quand même ! Dans le trouble de l'évitement/restriction de la consommation alimentaire, comme son nom l'indique clairement, la personne se restreint en mangeant des petites quantités ou en supprimant certains aliments de ses repas (gras, sucres…). Mais la personne n'a pas de préoccupations ni de déformations corporelles.

Ce trouble peut débuter dans l'enfance et passer pour des caprices alimentaires.

Comment faire le diagnostic ?
Le diagnostic repose sur la définition du trouble et sur l'absence de diagnostics différentiels de maladies corporelles comme des allergies alimentaires, des troubles gastro-intestinaux, des maladies plus graves engendrant des difficultés alimentaires et une perte de poids comme le cancer. Le médecin doit aussi écarter des maladies psychiatriques et les autres TCA.

Quels signes d'alerte ?
- Physiquement : symptômes de carences nutritionnelles chez l'enfant ou l'adolescent, ralentissement de la croissance, perte de poids.
- Psychologiquement : perte d'intérêt pour l'alimentation, isolement social (refus d'activités sociales, restaurants…).

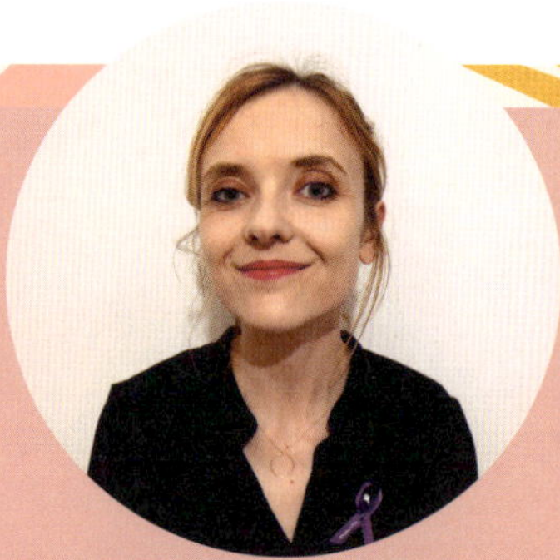

L'éclairage de Camille Ringot, médecin psychiatre spécialiste des TCA

Croyances et TCA

Une croyance est le fait de croire une chose vraie, vraisemblable ou possible. Celles auxquelles nous adhérons sont largement influencées par notre éducation, notre environnement et les injonctions de notre société. Néanmoins, ces croyances peuvent être inexactes ou inadaptées à notre situation personnelle, et engendrer parfois des comportements délétères comme des troubles des conduites alimentaires (TCA). Ces croyances prennent alors une place très importante dans notre imaginaire, reléguant des faits scientifiques pourtant validés au second plan. Qui plus est, les réseaux sociaux nous submergent d'informations, vraies ou fausses, qui renforcent ces croyances et nous privent de recul. Il en est ainsi de la croyance très répandue qui incrimine les féculents de faire grossir, surtout si on en mange le soir. Cette croyance est fausse. En effet, aucun aliment en soi ne fait grossir, c'est le fait de trop manger de certaines catégories d'aliments qui a des conséquences sur la santé ! Je vous rappelle que nous avons absolument besoin de ces féculents pour vivre ! Et une personne insatisfaite de son image, qui exclurait des glucides à cause de cette croyance, risque d'avoir de grandes difficultés à réintroduire ces aliments préconisés dans le protocole de soin des TCA, renforçant ainsi ses difficultés alimentaires !

Dans les TCA, certains symptômes reposent sur des croyances ou pensées dysfonctionnelles, difficiles à modifier de par leur intensité et l'impossibilité de les remettre en question ainsi que les comportements associés. Les pensées dysfonctionnelles liées au TCA peuvent être de tous types mais concernent le plus souvent l'alimentation, le poids, le corps et l'activité physique. Par exemple, certaines patientes racontent en consultation que la proximité de matières grasses, le fait d'en cuisiner (sans les ingérer) peut les faire prendre du poids ! Ces pensées vont s'accentuer avec l'état de dénutrition et les restrictions infligées, mais pourront, à l'inverse, être corrigées grâce à une prise en charge adaptée et une renutrition appropriée. Prendre conscience de ces croyances liées à un TCA est une étape majeure dans l'évolution vers un mieux-être avec son corps, sa tête et son assiette. Il est donc important de questionner ces croyances. C'est ici que l'accompagnement par un spécialiste est essentiel. Il permettra la déconstruction des croyances, mais aussi la remise en place de comportements de santé adaptés. Ces soins feront partie d'une prise en charge pluridisciplinaire, nécessaire aux personnes souffrant de TCA.

Quel que soit le type de TCA dont vous souffrez, vous pouvez bénéficier d'une aide. Et contrairement aux idées reçues, aux croyances, la guérison est possible.

Autrice du livre *Jeûne, régimes, minceur, la grande manipulation* (Larousse, 2023).

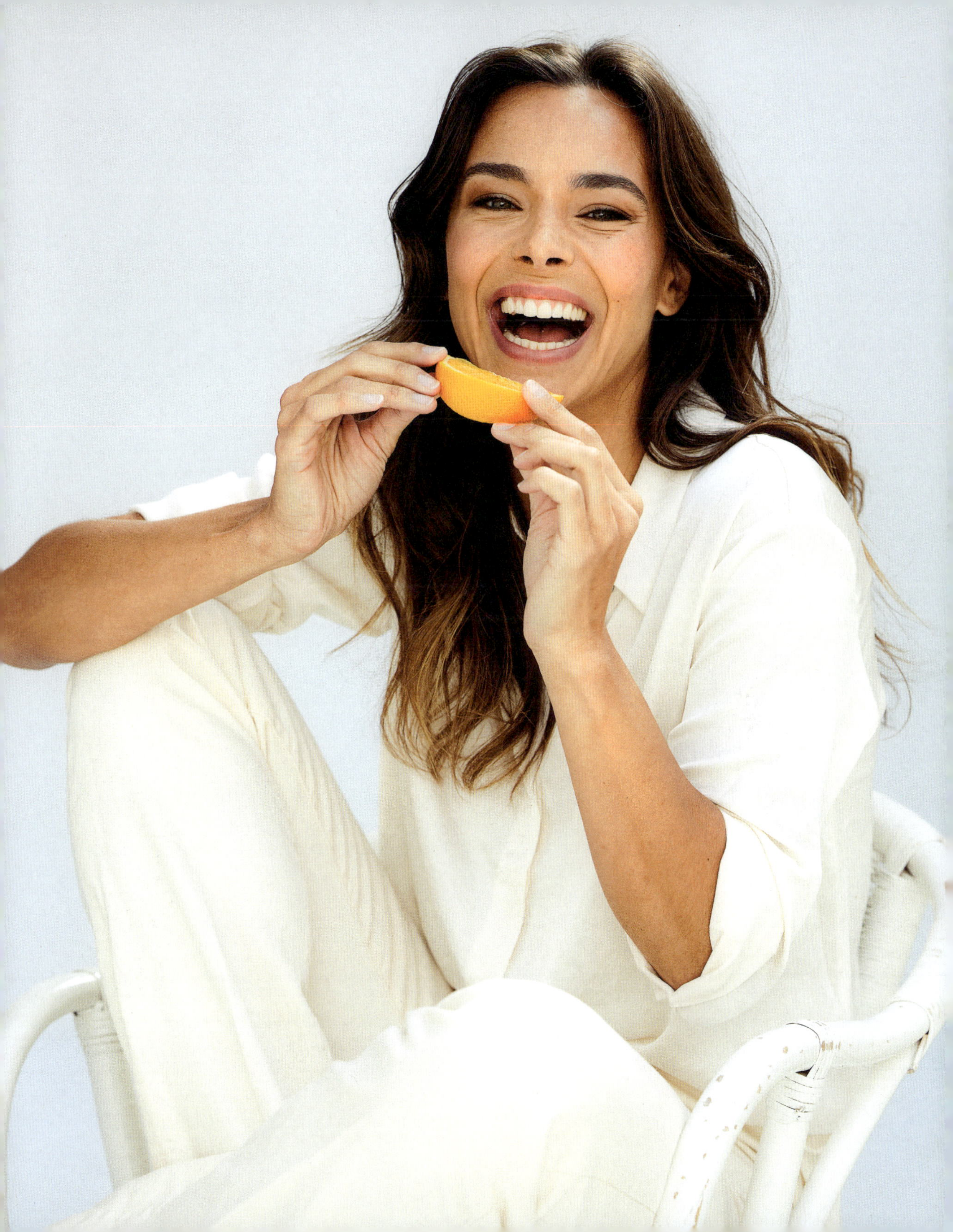

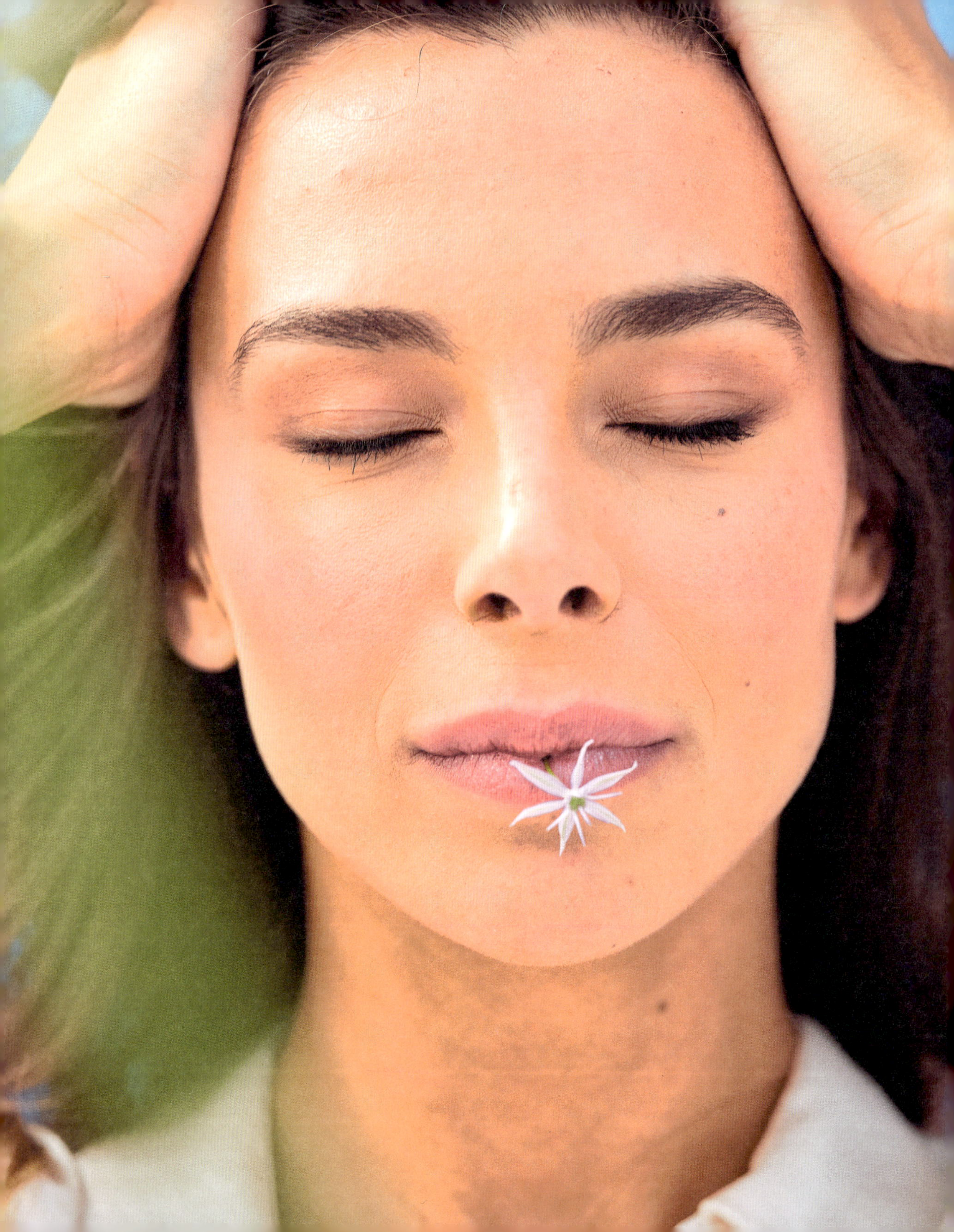

La santé mentale

CE N'EST PAS TABOU, C'EST INDISPENSABLE !

Eh oui, notre santé physique et psychique sont indissociables, je dirais même qu'elles ne fonctionnent jamais l'une sans l'autre ! Quand le corps va bien, que l'on s'y sent bien, qu'on l'aime et qu'on le chérit, on se sent bien dans sa tête ! Et lorsque l'on se sent bien dans sa tête, on a l'énergie, l'envie, la confiance en soi nécessaires pour faire du sport, bien manger, prendre soin de son corps, tout simplement ! Longtemps masqués, souvent cachés, on commence enfin aujourd'hui à parler des troubles psychiques au travail, mais aussi dans notre foyer, auprès de notre entourage. Je partage avec vous quelques clés pour reconnaître les signes et symptômes de ces troubles, afin de vous amener à y prêter plus attention, chez vous ou chez vos proches. Libérons la parole et osons demander de l'aide.

Le stress au quotidien

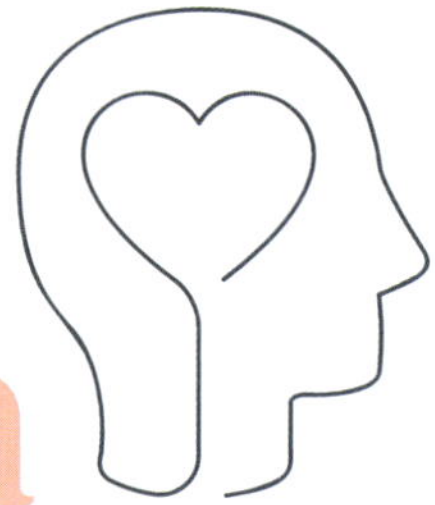

Ah ! le stress… Serait-il le mal de notre société ? On en entend parler tout le temps, il serait la cause de tous nos maux. Pourtant, rappelons-nous que le stress est une réaction normale, physiologique. Alors à quel moment peut-on dire qu'il devient un problème ? Et pourquoi est-ce un problème d'être stressé constamment ?

STRESS NORMAL…

Le stress est une réaction physique provenant de notre système inné de défense pour répondre à un danger, une peur. Les informations de danger perçues par le cerveau déclenchent alors une réaction hormonale, avec le relargage rapide de l'adrénaline et du cortisol, deux hormones produites par les glandes surrénales. Ces hormones ont pour fonction de vous mettre en état d'alerte, de vous permettre de réagir vite et plus efficacement. En agissant sur différents organes du corps, les hormones du stress engendrent l'apparition de signes et symptômes physiques comme :

- l'accélération du rythme cardiaque, pour bien oxygéner vos tissus ;
- une libération du sucre, pour fournir de l'énergie à vos muscles ;
- les pupilles qui s'écarquillent, les yeux qui clignent moins, pour mieux percevoir les mouvements.

Être stressé, c'est donc normal ! Je vous rassure, tout le monde est concerné, même si les déclencheurs de ce stress dépendent selon les personnes : ce qui vous stresse particulièrement ne stresse peut-être pas autant votre voisin ! (Je peux vous dire que j'envie vraiment beaucoup les personnes qui ne stressent pas souvent !)

SYSTÈME DE RÉPONSE AU STRESS

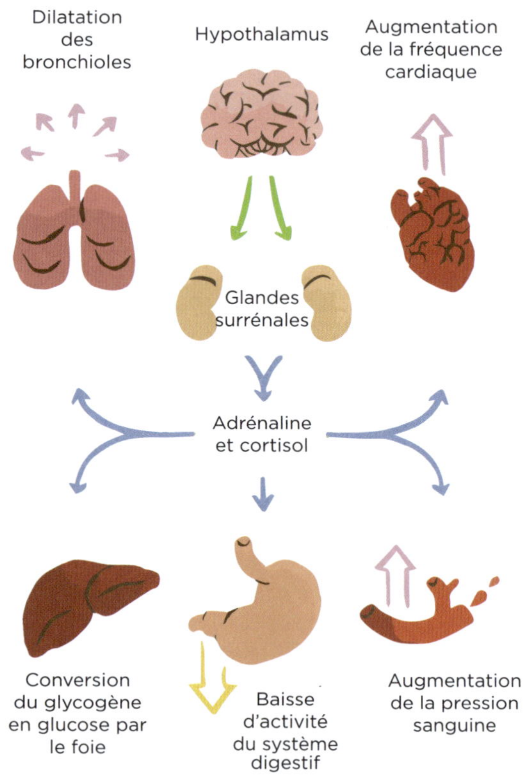

Ce stress provoqué à un moment donné n'est pas forcément mauvais. Si on l'analyse de manière objective, il nous aide même à être plus performant. Mais son ressenti n'est pas agréable, je vous l'accorde. Notre perception du stress a des conséquences psychologiques. En effet, le stress peut nous faire perdre nos moyens, notre confiance en nous, nous faire paniquer.

… *VS* STRESS PATHOLOGIQUE

Le stress peut devenir un vrai handicap quand il influe sur notre vie quotidienne et nous empêche de mener à bien certaines choses : impossibilité de parler en public, de prendre des décisions, de tester de nouvelles expériences, peur de tout… Notre seuil de tolérance au stress dépend de nos capacités individuelles physiques et psychiques. Certaines personnes vivent très mal le stress quand d'autres l'acceptent mieux.

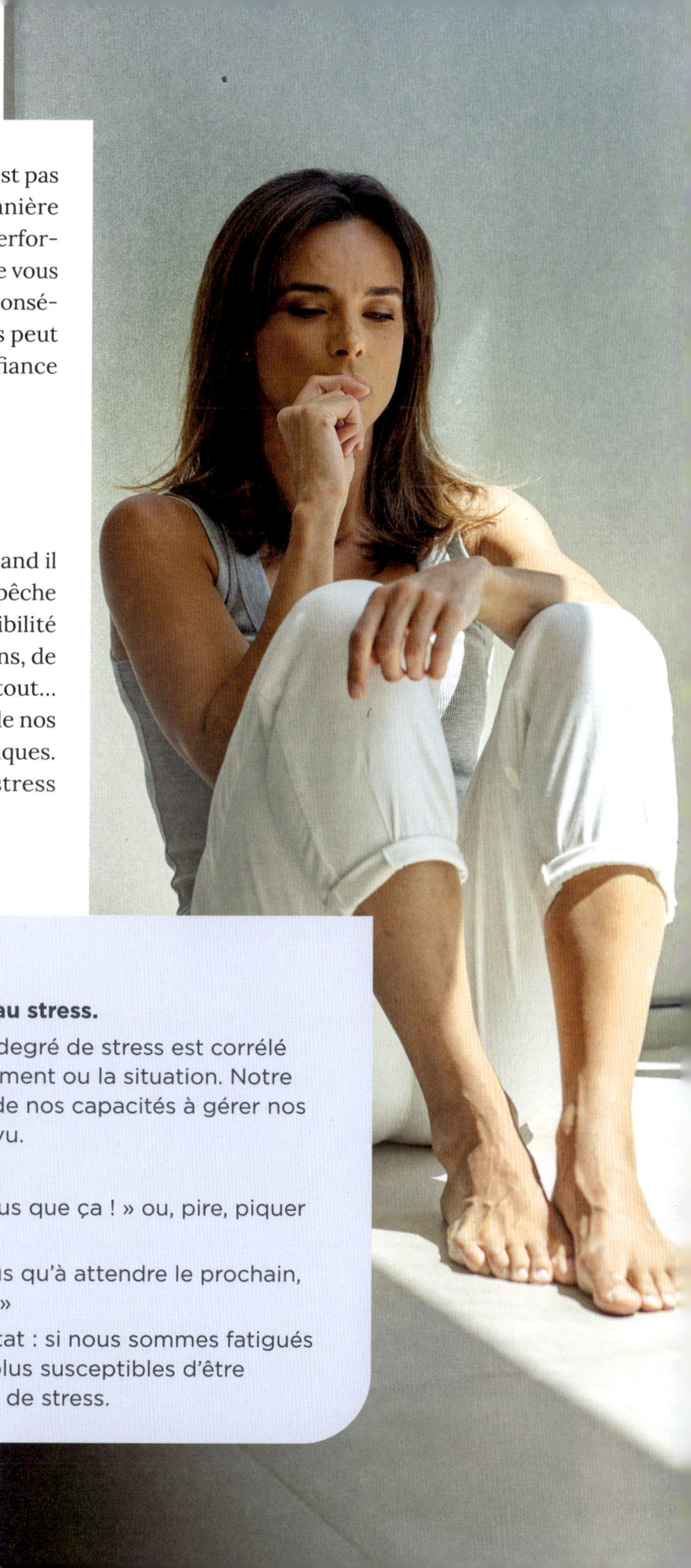

Le saviez-vous ?

Nous ne sommes pas tous égaux face au stress.

Plusieurs études ont montré que notre degré de stress est corrélé à la façon dont nous accueillons l'événement ou la situation. Notre réaction face à un stress dépend donc de nos capacités à gérer nos émotions et à rebondir face à un imprévu.

Exemple : je manque mon train.

- Je peux me dire : « Il ne manquait plus que ça ! » ou, pire, piquer une crise d'hystérie.
- Je peux aussi tempérer : « Je n'ai plus qu'à attendre le prochain, je vais en profiter pour lire les news. »

Notre réaction dépend aussi de notre état : si nous sommes fatigués ou malades, par exemple, nous serons plus susceptibles d'être affectés négativement par les moments de stress.

QUELLES CONSÉQUENCES PHYSICO-PSYCHIQUES ?

En cas de mauvaise gestion du stress, et si vous n'avez aucune solution disponible pour vous calmer ou de techniques pour le diminuer, plusieurs troubles risquent d'apparaître : troubles du sommeil, conflits relationnels, troubles des conduites alimentaires, voire des troubles anxieux (voir page 114).

Si vous subissez des situations stressantes à répétition, votre corps en souffre aussi : en découle une surstimulation hormonale, avec l'installation d'un stress chronique, physique et mental, retentissant sur votre santé générale. Eh oui, être stressé tout le temps a de vraies conséquences néfastes sur votre santé !
Le stress chronique entraîne une augmentation de la pression artérielle, des taux de cholestérol et de sucre élevés, du surmenage psychique et donc des maladies cardio-vasculaires, du diabète de type 2, de la dépression… Les effets du stress ont une influence encore plus importante sur les personnes à risque de développer une maladie chronique.

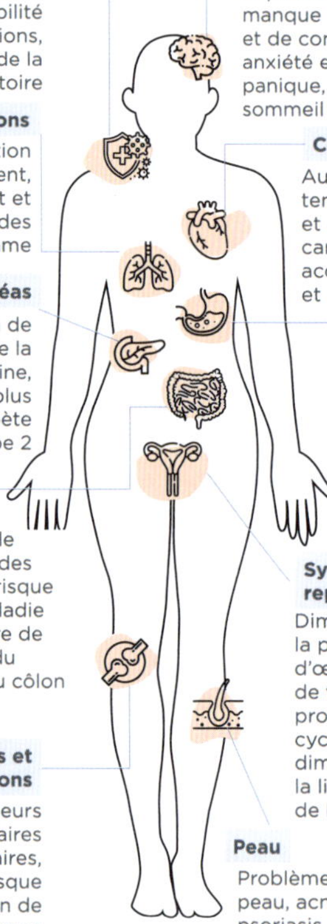

Le saviez-vous ?

Les dangers ont changé !

À une époque préhistorique, les dangers perçus, par exemple des animaux dangereux, nous amenaient à courir pour nous sauver et survivre. L'énergie libérée par le système d'alerte était utilisée pour fuir. Aujourd'hui, les déclencheurs du stress sont différents ! On peut par exemple être stressé d'être en retard à un rendez-vous parce qu'on est bloqué dans les bouchons. Pour autant, on ne va pas sortir de notre voiture pour nous mettre à courir comme des fous sur l'autoroute ! Donc l'énergie libérée n'est pas consommée. Vous comprenez que les conséquences du stress ne sont donc pas les mêmes qu'autrefois.

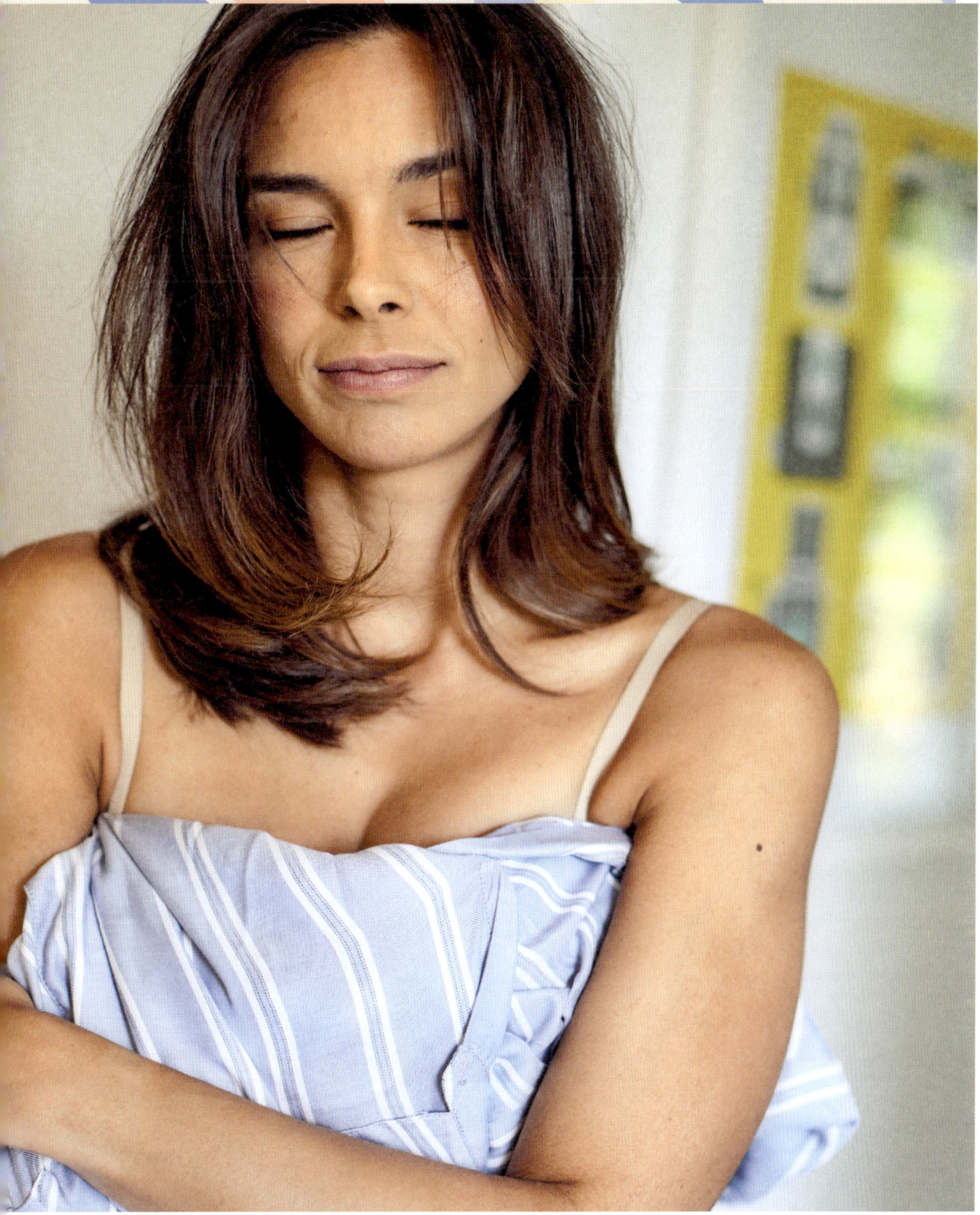

QUELQUES TECHNIQUES POUR DIMINUER LE STRESS RAPIDEMENT

01 Utiliser sa propre respiration

— **La respiration diaphragmatique :** installez-vous confortablement, assis ou debout, dans une pièce calme. Inspirez profondément par le nez en faisant gonfler votre ventre (vous pouvez le sentir en plaçant une main sur votre ventre). Expirez par le nez, doucement, en dégonflant vos poumons tout en creusant votre ventre. 5 minutes de respiration diaphragmatique devraient déjà vous permettre de vous calmer.

— **La respiration lèvres pincées :** toujours dans une position confortable, inspirez par le nez, profondément, puis expirez doucement, en pinçant vos lèvres. Un filet d'air sort de vos lèvres. Vous pouvez répéter cette respiration 10 fois.

— **La respiration 4-7-8 :** dans une position confortable, commencez par inspirer par le nez pendant 4 secondes environ. Puis bloquez votre respiration pendant 7 secondes… avant d'expirer par la bouche pendant 8 secondes.

02 Utiliser des techniques issues de la sophrologie

La sophrologie fait partie des thérapies brèves. Cette méthode psychocorporelle, qui agit sur le corps et l'esprit, combine des techniques de respiration, de décontraction musculaire et de visualisation positive. C'est une méthode efficace pour réguler nos émotions durablement et en toute autonomie ! L'avantage : elle peut être utilisée dans votre vie quotidienne, quand vous en avez besoin ! Voir l'exercice proposé page 110 par Justine Pegard, sophrologue.

03 Utiliser la phytothérapie

La phytothérapie, c'est le traitement par les plantes. Saviez-vous que certaines plantes sont antistress ? En infusions ou en gélules, elles agissent plus ou moins efficacement selon les personnes, avec moins d'effets indésirables que certains médicaments. J'ai dit moins et pas zéro ! Attention donc à bien vérifier l'absence de contre-indications avec votre médecin ou votre pharmacien, notamment d'interaction avec un autre médicament.

Voici quelques plantes dont les actifs peuvent vous aider à apaiser vos angoisses, vos nerfs à vif, vos tensions :

— l'aubépine, la passiflore, la valériane sont des classiques : elles diminueront votre stress tout en favorisant le sommeil, souvent influencé par le stress ;

— la lavande est apaisante ;

— le millepertuis permet de parer la dépression légère, notamment saisonnière ;

— la rhodolia améliore elle aussi le bien-être psychique ;

— enfin, la mélisse et la camomille sont incontournables pour réduire le stress, favoriser la digestion et le sommeil.

Mon conseil

Si vous le pouvez, allez marcher ou pratiquez une séance d'activité physique : efficace pour évacuer le stress ! Rien de tel qu'une bonne marche pour aller au boulot avant une présentation qui vous stresse. Marcher va vous permettre d'activer votre respiration, de mieux vascedulariser votre cerveau, ce qui vous aidera à retrouver le calme et à aborder sereinement votre rendez-vous !

Pour l'activité physique, allez page 44 pour retrouver tous ses bienfaits sur le mental !

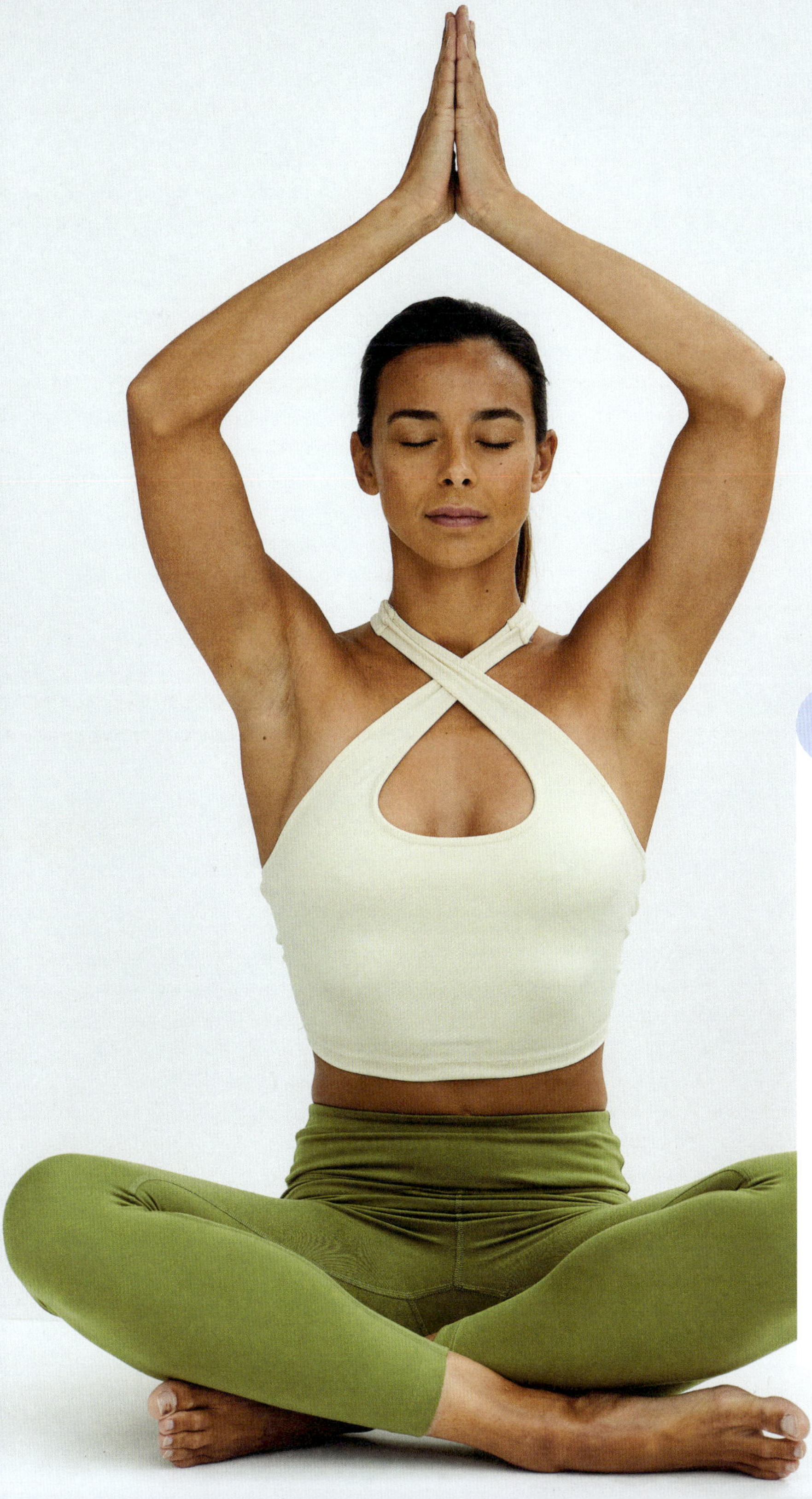

Le saviez-vous ?

Comment réduire son stress à long terme ? La méditation ! Le but de cette pratique ? Développer votre pleine conscience, c'est-à-dire votre capacité à vous concentrer sur l'instant présent. Ce recentrage sur le moment présent aide à mieux comprendre vos émotion à mieux les appréhender, à relativiser.

La méditation a prouvé ses bénéfices dans la meilleure gestion du stress et de la douleu chronique, mais aussi dans la réduction des troubles anxieux et des syndromes dépressifs, alors essayez !

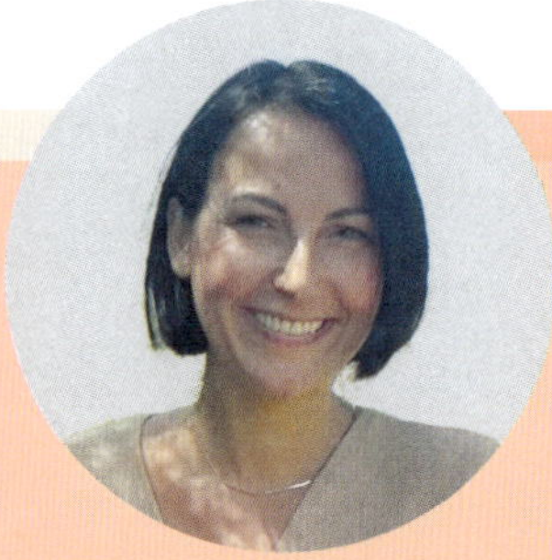

L'éclairage de Justine Pegard, sophrologue

@coeur.et.corps

Apprendre à gérer son stress

En sophrologie, c'est la répétition qui permet la détente et le bien-être. Au début, il faut un peu se forcer pour instaurer dans son quotidien les relaxations dynamiques et la méditation, mais très vite, cela devient une habitude puis un réflexe pour faire face aux émotions vives et désagréables. On dispose ainsi au fur et à mesure d'une « boîte à outils » pour soigner les maux de la vie.
Nos émotions sont un signal d'alarme pour nous notifier que quelque chose ne va pas. Apprendre à les connaître, à les identifier et à les écouter est la clé : on peut alors entamer un dialogue interne entre soi et ses émotions. La sophrologie apporte cette conscience du corps et de l'esprit, tout en développant notre intelligence émotionnelle.

Exercice : la relaxation dynamique par le pompage des épaules

Le pompage des épaules est une pratique de relaxation dynamique visant à libérer les tensions physiques, mentales et émotionnelles accumulées généralement dans le haut du corps et qui se traduisent par des épaules contractées, des maux de tête. Avec cet exercice, c'est un peu comme si on vidait l'eau sale d'un vase, puis qu'on le remplissait d'une eau propre pour pouvoir ensuite contempler l'épanouissement de nos fleurs.

1- **Installez-vous dans une position confortable**, assis ou debout, la tête et le dos droit bien alignés. Les bras sont relâchés, les yeux fermés ou ouverts, comme vous préférez. Prenez le temps de ressentir votre respiration.

2- **Puis venez prendre une grande inspiration** par le nez en gonflant le ventre et la poitrine, puis soufflez lentement par la bouche, comme dans une paille, jusqu'au bout de votre expiration. Recommencez pour faire 3 grandes respirations complètes.

3- **Laissez venir vos émotions, ce qui vous stresse, vous cause du souci** : peur, colère, tristesse, dégoût, injustice… Ce moment peut être désagréable mais il est nécessaire pour vous en débarrasser par la suite.

4- **Visualisez les endroits du corps où vous ressentez des tensions ou des douleur**s et faites descendre ces tensions dans vos bras jusqu'à vos poings serrés (si, si, vous pouvez le faire, concentrez-vous !).

5- **Prenez une profonde inspiration** par le nez en gonflant le ventre et la poitrine, retenez l'air, et commencez à pomper les épaules avec cette envie de libérer vos tensions en profondeur.

Cet exercice peut se faire sans apnée, par exemple si vous êtes enceinte ou si vous avez un problème cardiaque ; dans ce cas, soufflez fort et longtemps pendant le pompage des épaules. Reproduisez cet enchaînement 3 fois, en prenant le temps de bien ressentir vos tensions physiques et vos émotions afin de les évacuer.
Vous pouvez refaire cette relaxation autant de fois que nécessaire et dès que le besoin s'en fait sentir ou encore avant un événement stressant comme un examen.

L'exercice en vidéo !

LA CHARGE MENTALE, CETTE ÉTERNELLE INSATISFAITE !

Même si l'on comprend facilement ce qui se cache derrière ce terme de « charge mentale », j'ai voulu creuser ses définitions.

Cette notion de charge mentale existe depuis 1980. Initialement définie comme « un travail constant et incontournable de gestion et de planification de la maison subi par les femmes pour satisfaire les besoins de chacun », cette notion a évolué : aujourd'hui, hommes et femmes sont concernés. Et l'on entend par charge mentale une sursollicitation psychique, un envahissement de pensées parasites liées à la gestion de multiples tâches, en même temps, dans une même journée.

Soit la personne gère cette charge mentale, soit elle ne la supporte pas et finit par craquer.

Quels signes doivent m'alerter ?

(Bon, j'étais déjà au courant, mais à l'instant où j'écris ce chapitre, je me rends compte que c'est un peu l'hôpital qui se fout de la charité ! Je subis en effet une belle charge mentale au quotidien, mais promis, je travaille dessus !)

- Le sentiment de manquer de temps, de tout faire dans l'urgence.
- L'impression d'être toujours débordé.
- Faire des *to-do lists* qui n'en finissent jamais.
- Se comparer aux autres et culpabiliser de ne pas en faire autant.

Dites stop à la charge mentale ! (Allez Marine, tu peux y arriver !)

Déjà, demandez-vous si votre charge mentale provient d'une surcharge que l'on vous impose ou que vous vous imposez à vous-même… Eh oui, quand on prend un peu de recul, on se rend bien souvent compte que l'on s'impose à soi-même une grosse charge mentale à vouloir tout gérer et tout réussir : la vie familiale, la vie professionnelle, la vie sociale, les courses, la cuisine faite maison, les tâches ménagères, les loisirs, l'organisation des vacances… **STOP !**

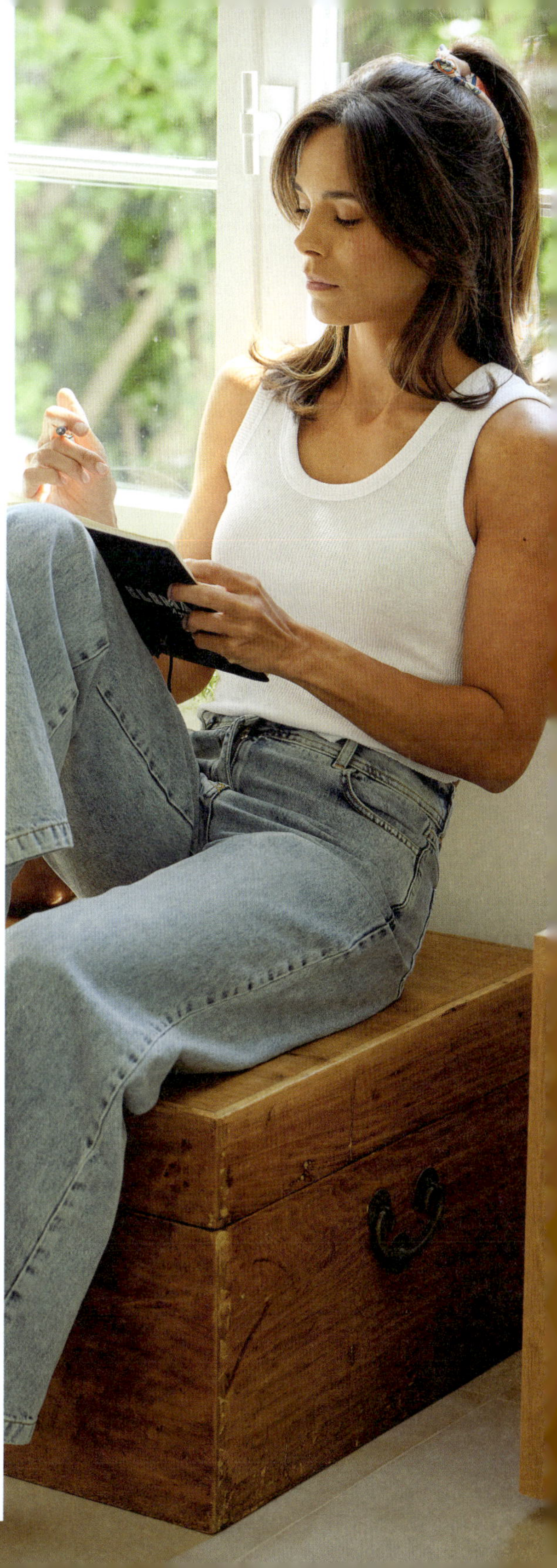

— Vous n'avez pas le temps aujourd'hui de faire le ménage ? Est-ce si grave ? Peut-être aurez-vous finalement plus le temps demain ? Ou peut-être que cela vaut le coup d'employer une aide-ménagère ?

— Vous n'arrivez pas à gérer vos enfants ? Parlez-en avec vos proches, osez demander plus d'aide à votre conjoint, à votre famille. Et peut-être à une nounou pour une fois ?

— Vous ne finissez jamais cette *to-do list* ? Eh bien, allégez-la afin qu'elle soit beaucoup plus réaliste, en revoyant vos priorités.

— Vous vous mettez une pression de dingue dans votre activité professionnelle ? Mais réfléchissez-y bien : cette quantité de pression vous est-elle imposée ou est-ce vous qui vous vous l'imposez ? Cette surcharge de travail est-elle vraiment la seule condition à votre évolution ? Et cette évolution professionnelle est-elle votre objectif de vie principal ? Vous avez le droit de le penser, mais posez-vous quand même la question : préférez-vous être *sucessfull* à tout prix, au détriment de votre équilibre personnel, ou votre épanouissement réside-t-il finalement dans votre bien-être global ? Et si je vous disais que votre bien-être physique ET mental est un pilier de performance ?

Mettez la priorité sur votre bien-être mental en vous accordant des pauses !

Apprenez :

— à dire non à un dîner, à une soirée qui va vous fatiguer. Vos vrais amis comprendront ;
— à dire stop à ceux qui vous en demandent trop, que vous devez porter, tirer vers le haut, qui puisent votre énergie. Vous n'avez pas à supporter des poids supplémentaires ;
— à vous éloigner des personnes négatives, qui vous fatiguent émotionnellement, surtout quand vous êtes vous-même fragile… ;
— à vous entourer de personnes bienveillantes, qui veulent réellement vous aider, vous soulager.

Le saviez-vous ?

Quand le bien-être au travail accroît les performances

Les managers ont longtemps été motivés par la recherche d'efficience (productivité, réactivité, flexibilité, qualité !) et la question du management de la santé, de la qualité de vie, du bien-être au travail ne faisaient pas partie de leurs priorités. Or les études sont unanimes : un employé bien dans son travail sera plus efficace et effectuera un travail de meilleure qualité. Une dynamique collective se développera et les relations sociales s'apaiseront. C'est ce qui a été encore davantage constaté avec la digitalisation actuelle et postconfinement.

Mon conseil

Une petite tisane de camomille pour se détendre et mieux dormir ? Et pourquoi pas ? Plusieurs études ont démontré ses effets positifs : une amélioration du sommeil chez des personnes âgées, une réduction du stress chez des étudiants et même une diminution du syndrome prémenstruel chez des femmes touchées[5].

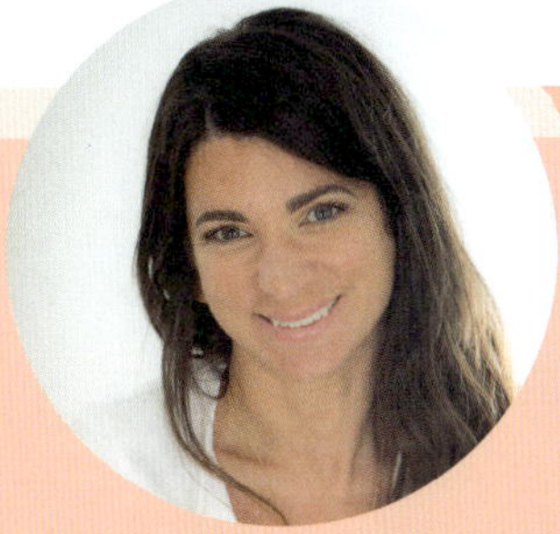

L'éclairage de Johanna Rozenblum, psychologue clinicienne @johannarozenblum_psy

La quête du bonheur

Les philosophes stoïciens le disaient déjà : le bonheur est une discipline à laquelle il faut œuvrer. Nous devons ainsi prêter la plus grande attention à notre équilibre émotionnel, véritable socle du bien-être. Des chercheurs d'Harvard se sont penchés sur la question avec une étude[1] commencée il y a 85 ans – c'est la plus longue étude jamais menée au monde – dans un seul but : trouver le secret du bonheur. Quatre générations de chercheurs se sont ainsi succédé pour suivre à la loupe le quotidien de 724 personnes (travail, famille, santé, mais aussi analyses de sang, examens d'imagerie cérébrale, entretiens psychologiques, questionnaires et même autopsie des sujets décédés). Les résultats livrés en 2015 ont révélé que les individus les plus connectés à leur famille, leurs amis et leur cercle social étaient non seulement plus heureux, mais aussi en meilleure santé physique et mentale. À l'inverse, les personnes isolées étaient moins épanouies, et leur état de santé, tout comme leurs capacités cognitives, déclinaient en milieu de vie. La deuxième conclusion était que pour être heureux, la qualité des relations prévaut sur la quantité. Ainsi, la santé des participants ayant vécu une situation de conflit (mariage difficile, relations toxiques) était significativement moins bonne. Avec la troisième génération de l'étude, un axe de réflexion est ajouté : le bonheur est-il aussi conditionné par l'éducation et les parents ? À suivre !

Vous le comprenez, le bonheur n'a rien à voir avec le fait de travailler plus, de posséder davantage ou d'être reconnu socialement. C'est l'amour pour ses proches et l'attention qu'ils nous rendent qui nous rend durablement heureux. Voici 8 conseils à la portée de tous :

1- **Faire preuve d'empathie.** Développer sa capacité à comprendre et partager les émotions des autres permet d'apprendre à voir les choses autrement qu'au travers de son propre prisme, de se mettre à la place de l'autre pour mieux le comprendre et tisser du lien.

2- **Prendre le temps de parler, vraiment.** Remplacer le traditionnel « Comment ça va ? » par « Comment tu vas ? », et prendre le temps d'écouter la réponse.

3- **Être curieux et intéressé.** Se pencher sur l'histoire des personnes qui nous entourent nous fait développer d'autres schémas de pensées.

4- **S'autoriser à parler de ses émotions, à être vulnérable.** En étant soi-même, en évoquant ce qui est difficile, on permet à nos proches de nous offrir du soutien. À l'inverse, en inhibant ses affects, on envoie une vision édulcorée de soi, frein à des relations sincères.

5- **Oser demander pardon.** Savoir expliquer ses regrets, faire face à ses erreurs est une réelle libération. Il s'agit de se montrer humain, faillible comme tout le monde.

6- **S'engager dans des causes qui nous portent.** Valoriser ses convictions profondes permet de donner du sens à sa vie. (Il s'agit ici d'altruisme, pas d'une quête de reconnaissance qui ne serait qu'éphémère et subjective.)

7- **Valoriser les petites attentions du quotidien**. Elles n'ont l'air de rien et pourtant apportent de la chaleur : un sourire dans la rue à un inconnu, un mot pour un voisin, un message à un ami sont autant de gestes qui humanisent nos relations et apportent de la tendresse dans un quotidien parfois pesant.

8- **Consulter.** Si le passé pèse, si des traumatismes empêchent d'avancer, si l'incompréhension de certaines situations ou de son propre fonctionnement est un obstacle à l'épanouissement, entamer un travail avec un psychologue pour verbaliser son vécu, mettre le doigt sur des croyances limitantes, permettra de devenir une meilleure version de soi-même.

L'anxiété persistante et les troubles anxieux (coucou, c'est moi !)

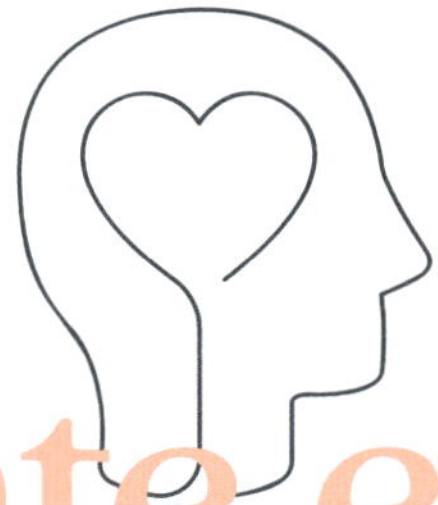

Pour comprendre simplement ce qu'est l'anxiété persistante, imaginez que vous vivez dans une maison avec un étage, avec le plafond fissuré au-dessus de votre tête. Quand vous vous en êtes rendu compte, ça vous a angoissé pendant quelques jours, puis vous avez fait tester le plancher de l'étage par des professionnels, qui vous ont assuré de sa solidité.

Pourtant, malgré les avis des experts, vous ne pouvez pas vous empêcher de penser qu'il va tomber. Vous vivez alors dans l'angoisse permanente. Celle-ci devient chronique et vous rentrez dans un trouble anxieux : vous n'osez plus monter à l'étage, vous n'osez pas non plus claquer les portes trop fort, pensant que les vibrations fragiliseront votre plancher (pourtant en béton armé) ; vous n'en dormez presque plus ; cela devient difficile pour vous de vivre dans cette maison.

AVOIR PEUR D'AVOIR PEUR

Voici un autre exemple, trouvé dans un article et que je trouve très parlant : vous êtes stressé quelques jours avant un entretien d'embauche pour le job de vos rêves ! C'est logique, vous anticipez ce moment stressant ! → **anxiété simple**

Si vous trouvez votre état normal et que vous relativisez, vous ne manquerez ce rendez-vous sous aucun prétexte ! → **anxiété sans conséquence**

Le problème survient si vous manquez énormément de confiance en vous, si vous avez déjà fait l'expérience de gros échecs lors d'entretiens par exemple ; l'idée même que cela puisse se reproduire vous terrifie. Dans ce cas, vous risquez de paniquer chez vous, la veille ou le matin du rendez-vous et finalement décider de ne pas y aller. Pourtant, c'était le job de vos rêves !!! → **troubles anxieux avec conséquences**

L'anxiété persistante, vous l'avez compris, évolue vers les troubles anxieux. Souffrir d'un trouble anxieux, c'est vivre avec une peur permanente que quelque chose de négatif, voire grave, va vous arriver, avec comme conséquences l'anticipation et le changement de votre comportement pour limiter les risques. En gros, c'est « avoir peur d'avoir peur », « être stressé d'être stressé ».

On distingue beaucoup d'entités différentes dans cette famille des troubles anxieux, que je vais détailler. Je vous mets la liste exhaustive ici – ils sont référencés dans la bible de la psychiatrie, le DSM 5. Mais étant donné que l'on parle de médecine, il est possible que cela change un jour, les connaissances évoluent constamment !

- Anxiété généralisée
- Trouble panique
- Phobies spécifiques
- Agoraphobie
- Anxiété sociale
- Anxiété de séparation

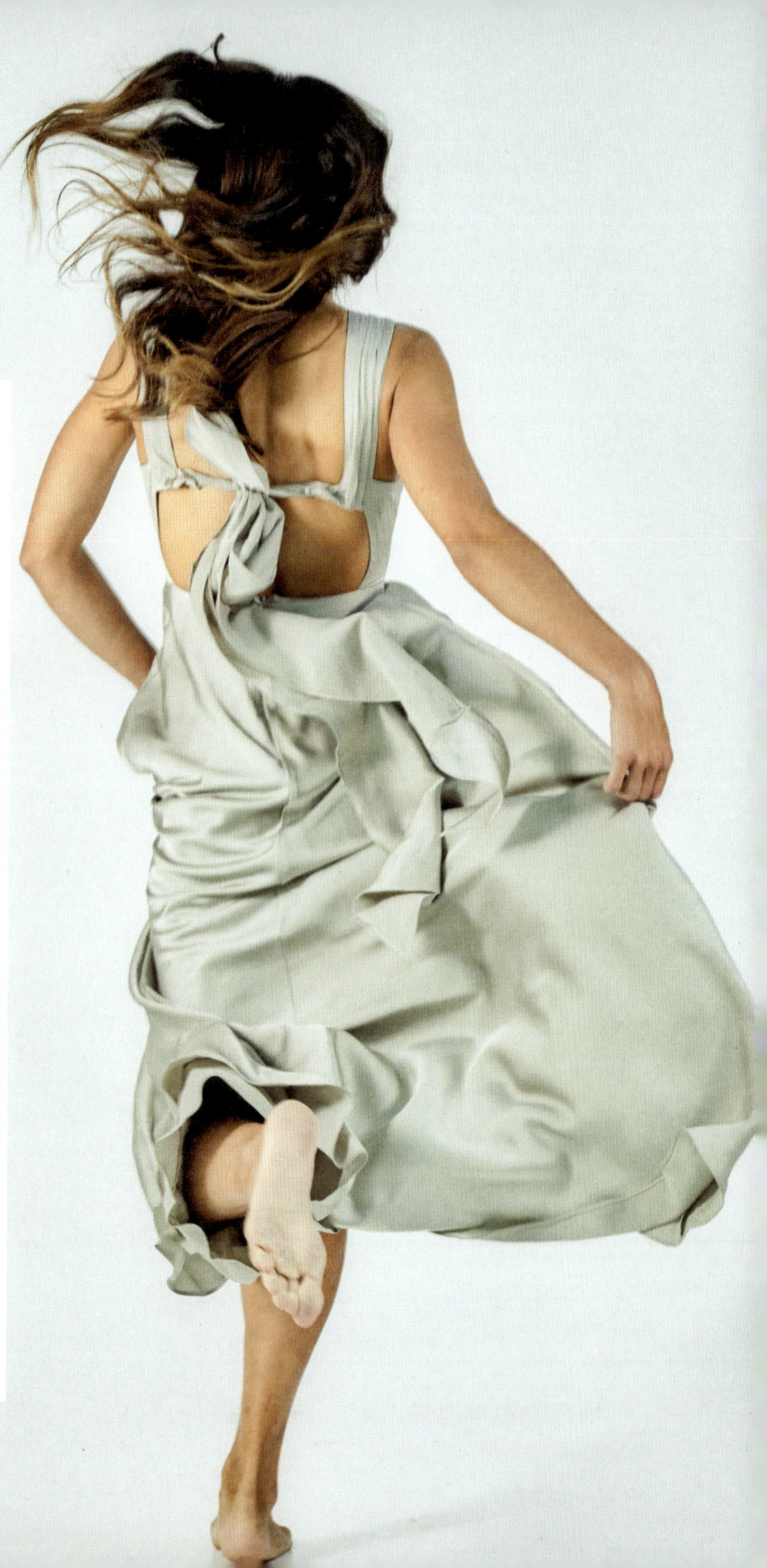

LA CRISE D'ANGOISSE, OU ATTAQUE DE PANIQUE

Je trouve que le terme médical « attaque de panique » est plus compréhensible que celui de « crise d'angoisse ». En effet, le mot « crise » peut être connoté de manière péjorative, comme de la folie. Or il n'y a rien de fou dans une crise d'angoisse ! Vous n'êtes pas fou, et moi non plus d'ailleurs, ouf ! Une crise d'angoisse peut donner le sentiment d'une mort imminente. Mais vous n'allez pas mourir, croyez-moi – sinon, j'en serais déjà à ma trentième vie ! En réalité, une attaque de panique, c'est vraiment une attaque, c'est-à-dire quelque chose qui survient brusquement, vous ne l'avez pas vue venir. En quelques minutes, vous sentez monter un sentiment de stress voire de peur très intense, accompagné de symptômes physiques variés (voir ci-contre) ; votre tête aussi vous joue des tours (voir ci-dessous). Tout cela – enfin, pas forcément tous les symptômes en même temps, je vous rassure – va durer entre une dizaine de minutes et quelques heures, avec une amélioration progressive des symptômes vers un retour à l'état normal, sans séquelles !

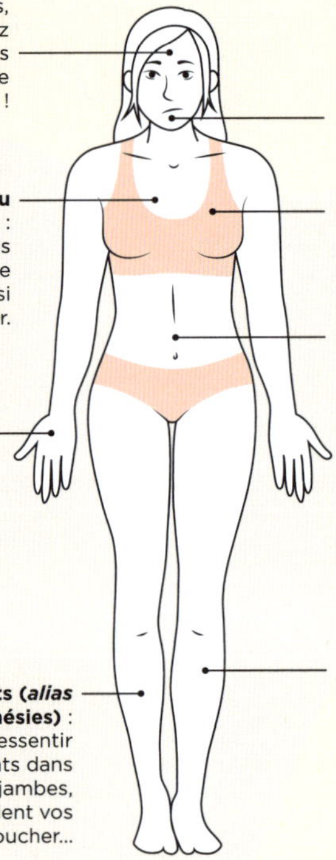

Bon, après une crise d'angoisse, on est quand même super, super fatigué !

À la première crise d'angoisse, vous risquez de complètement paniquer. D'ailleurs, cette première crise amène souvent les gens à être orientés vers le service des urgences, où on leur fait une batterie d'examens pour vérifier l'absence de problèmes graves – cardiaques, respiratoires ou neurologiques. Si tous les examens reviennent négatifs, il s'agit bien d'une attaque de panique. Les crises d'angoisse se maîtrisent avec l'expérience. Elles peuvent survenir une seule fois dans votre vie comme devenir récurrentes ! Si jamais elles viennent à se reproduire, vous apprendrez à reconnaître

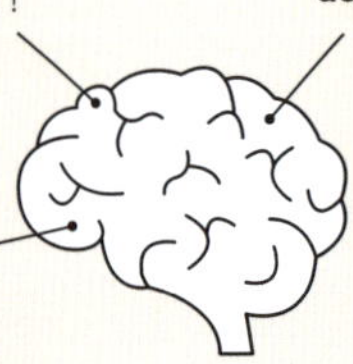

Bon à savoir

Je suis un proche : comment réagir face à une crise d'angoisse ?

Toute la difficulté consiste à rassurer la personne qui souffre à côté de vous tout en respectant ses besoins, parfois d'être seule.

En cas de crise, la personne perd toute notion d'objectivité. Vous devez donc être un pilier. Vous pouvez déjà lui proposer votre aide : « De quoi as-tu besoin ? Que puis-je faire pour t'aider ? ». Faites preuve de réassurance en lui présentant les faits objectifs et en l'aidant à relativiser : « Tu ne vas pas mourir. Tu es en sécurité » tout en contrant ces pensées négatives « Objectivement, ce que tu imagines ne va pas se passer ».

les symptômes initiaux jusqu'au pic de vos crises. Vous prendrez l'habitude et comprendrez qu'il ne va rien vous arriver de grave. Ce qui vous permettra de diminuer l'intensité des crises et d'arriver à vous calmer plus rapidement. D'ailleurs, les crises d'angoisse ne nécessitent pas forcément de prendre un traitement – c'est à discuter avec votre médecin. Avec un peu de recul et d'expérience, vous repérerez les mécanismes psychologiques qui se cachent derrière votre angoisse…

L'ATTAQUE DE PANIQUE RÉPÉTÉE = LE TROUBLE PANIQUE

Quand les attaques de panique se répètent, la personne peut entrer dans un « trouble panique », c'est-à-dire un trouble anxieux où elle a tout le temps peur de faire des crises d'angoisse ! La personne anticipe les moments ou les situations où elle risque de faire une crise d'angoisse, donc elle les évite au maximum !
Imaginez… Vous évitez d'aller au centre commercial car vous avez fait une crise, là-bas, une fois. Ou vous n'allez plus au cinéma car une crise d'angoisse y serait difficile à gérer, vous ne pourrez pas vous cacher des gens…
Vivre avec un trouble panique peut malheureusement mener à la dépression (voir page 122).

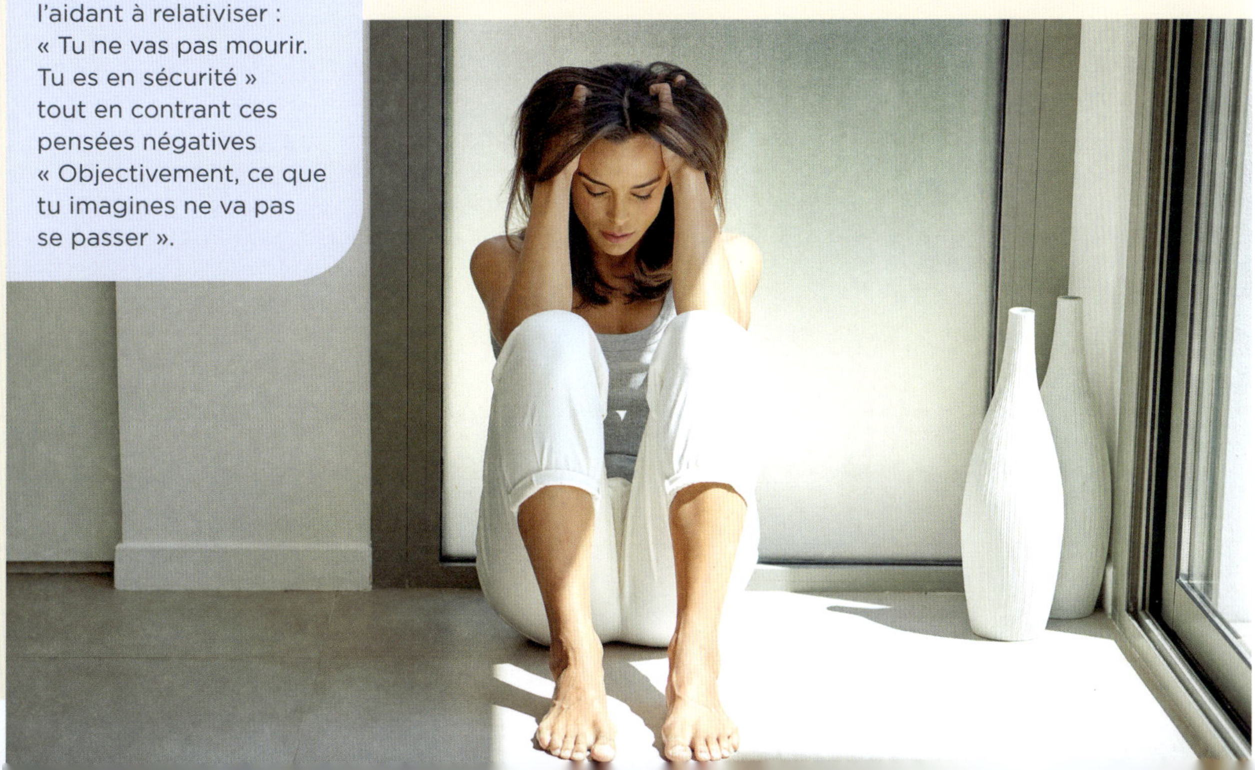

L'ANXIÉTÉ CHRONIQUE = LE TROUBLE D'ANXIÉTÉ GÉNÉRALISÉE

Ce trouble anxieux revient à vivre avec une anxiété persistante, présente au quotidien, pour tout et tout le temps. Cette anxiété s'exprime par des comportements de préoccupation excessive sur des situations du quotidien, par anticipation – par exemple, vous êtes inquiet d'avoir un accident de la route, de ne pas assurer vos obligations professionnelles du jour…

Les personnes qui vivent avec une anxiété généralisée présentent certains symptômes, ceux de l'anxiété et d'autres :

- une fébrilité, agitation : on peut se sentir survolté ;
- une fatigue importante ;
- une irritabilité : on a tendance à s'énerver ;
- des troubles du sommeil ;
- des maux de tête ;
- des tremblements…

Et encore plein d'autres symptômes : troubles digestifs, troubles du rythme cardiaque, sueurs, vertiges…, ainsi que des troubles de mémoire ou de la concentration.

Qui est à risque de développer un trouble anxieux ?

Il n'y a jamais une raison de développer des troubles anxieux. C'est souvent une combinaison de plusieurs facteurs :

- l'hérédité : il existe des troubles anxiodépressifs dans votre famille ;
- le sexe : les femmes sont plus à risque que les hommes ;
- l'environnement familial, social ou professionnel : insécurité, isolement, pression ;
- des événements traumatisants ;
- l'usage de drogues ou d'alcool ;
- la personnalité de la personne : faible estime de soi, difficulté à s'adapter aux changements…

Que faire en cas de trouble panique ou d'anxiété généralisée ?

- Surtout, surtout, ne vous isolez pas ! Surtout, n'évitez pas les lieux qui vous angoissent, vous ne feriez qu'entretenir le trouble ! Au contraire, efforcez-vous de continuer au maximum à avoir une vie normale.
- Et pour cela, il est utile d'avoir des éléments de réassurance : entourez-vous de proches rassurants, bienveillants, au cas où une crise surviendrait – ce qui signifie aussi accepter son trouble et en parler autour de soi pour informer son entourage.
- Avoir une bonne hygiène de vie peut aussi vous aider : limitez les excitants, chouchoutez votre sommeil, pratiquez une activité physique régulière…
- Faites-vous accompagner par des professionnels de la santé mentale : médecin généraliste, psychothérapeute, psychiatre…
- Les psychothérapies sont le socle du traitement des troubles anxieux. Certaines d'entre elles ont prouvé leur efficacité dans les troubles anxieux, notamment la thérapie cognitivo-comportementale (TCC). Par des techniques de relaxation, des techniques comportementales avec une exposition progressive aux situations redoutées, des techniques cognitives pour modifier les pensées irrationnelles anxiogènes, la personne apprend à diminuer son niveau de stress et à corriger ses réactions.
- Développez des techniques pour diminuer votre niveau de stress sur le moment et de manière générale. Bon à savoir, il n'existe pas de technique universelle, tout cela est très personnel. Je vous donne des astuces juste après !
- Éventuellement, selon les symptômes, un traitement médicamenteux peut diminuer les crises ou traiter votre trouble anxieux.

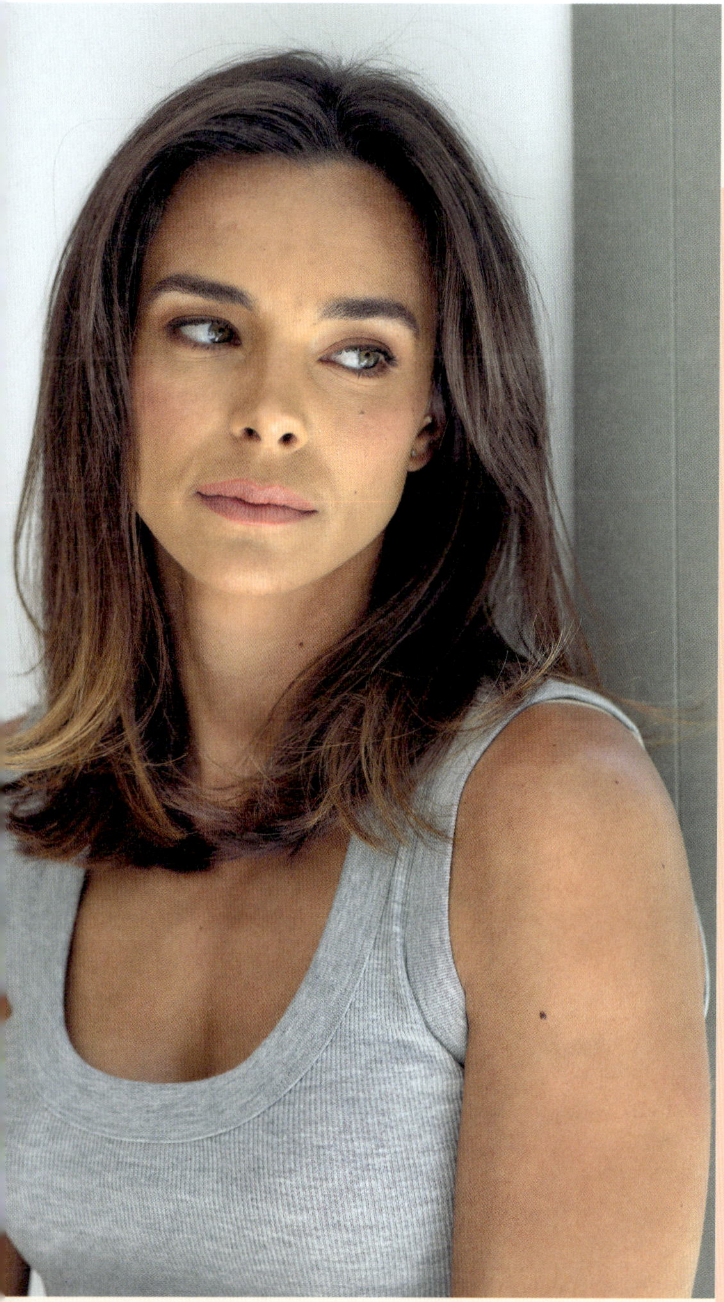

Mon conseil

Les anxiolytiques : à éviter mais à ne pas bannir non plus !

Les médicaments anxiolytiques sont très (trop) utilisés en France. Près de 13,4 % de la population française a ainsi consommé au moins une fois une benzodiazépine (anxiolytique principalement). La France se situe, derrière l'Espagne, au 2e rang de la consommation des benzodiazépines en Europe.

Ils agissent assez rapidement en diminuant le niveau d'anxiété ressentie, en diminuant les crises mais, comme tout médicament, ils ont des effets indésirables ! Les anxiolytiques particulièrement sont à risque de dépendance, aussi leur prise devrait être (idéalement) limitée dans le temps à quelques semaines. Ils entraînent aussi une somnolence et des troubles de la concentration.

Cependant, quand on souffre de crises d'angoisse, on peut angoisser de faire une crise d'angoisse. Avoir des médicaments sur soi permet souvent d'être rassuré et de limiter les crises. Personnellement, j'ai besoin d'avoir mes médicaments dans ma trousse de voyage pour être plus sereine.

Dans le cas des troubles anxieux sévères et invalidants, le traitement repose sur des antidépresseurs en traitement de fond, dont l'effet anxiolytique apparaît à plus long terme.

LES PHOBIES SPÉCIFIQUES

Il s'agit de peurs démesurées et injustifiées face à un objet, une circonstance ou une situation spécifiques. Par exemple, l'acrophobie. Vous savez ce que cela signifie ? Elle désigne la peur du vide.
En cas de phobie, la personne fait tout ce qu'elle peut pour éviter la situation ou l'exposition à l'objet et si elle y est exposée, elle développe une anxiété majeure incontrôlable. Le problème, c'est qu'en fonction du type de phobie, la personne peut souffrir de ses conséquences dans la vie. Dans ce cas-là, le traitement repose surtout sur les thérapies cognitivo-comportementales d'exposition (voir plus haut).

QUIZ ! Saurez-vous relier chaque phobie à sa définition ?

1) La trypophobie •	• a) La peur panique des fleurs
2) L'antophobie •	• b) La peur des nains de jardin à brouette
3) L'alopophobie •	• c) La peur des escaliers
4) La climacophobie •	• d) La peur panique des petits trous (gruyère, mousse…)
5) La sélénophobie •	• e) La peur de la joie et du bonheur
6) La chérophobie •	• f) La peur panique des chauves
7) La nanopabulophobie •	• g) La peur des poupées
8) La pédiophobie •	• h) La peur de la Lune

solutions : 1.d ; 2.a ; 3.f ; 4.c ; 5.h ; 6.e ; 7.b ; 8.g.

01

L'agoraphobie : comment peut-on en arriver à avoir peur des lieux publics ? Eh bien cette peur repose sur l'angoisse de faire une crise d'angoisse dans des lieux bondés. L'agoraphobie concerne donc souvent les personnes souffrant d'un trouble panique. Elles se sentent oppressées parmi la foule, redoutent de faire une crise d'angoisse car elles pensent qu'elles n'arriveraient pas à en sortir, à obtenir de l'aide médicale, etc.

02

L'anxiété sociale ou phobie sociale : bon, vous avez compris le principe de l'anxiété, avec la peur anticipatoire… Dans l'anxiété sociale, la peur survient dans des situations d'activité ou de performance en groupe, où la personne peut se sentir observée, jugée, rejetée. Par exemple, la peur de parler en public, de se ridiculiser lors d'un jeu, ou simplement de passer une soirée en groupe !

L'anxiété de séparation : elle concerne plutôt les enfants et survient de manière tout à fait normale entre 8 et 24 mois. Mais il arrive qu'elle persiste au-delà ou qu'elle récidive en cas d'événement traumatisant comme un décès ou un déménagement, par exemple. L'enfant peut refuser d'aller à l'école, de pratiquer certaines activités de loisirs… Toute situation où il doit être séparé de son parent. L'enfant fait alors des crises de pleurs énormes alors qu'il a un comportement normal par ailleurs.

Que faire ? Ces troubles anxieux se traitent finalement tous plus ou moins de la même façon : réassurance, relaxation, groupe de soutien, psychothérapies spécialisées et traitements médicamenteux si les troubles anxieux sont sévères.

LES TOC

Les troubles obsessionnels compulsifs sont des comportements répétitifs et impossibles à contrôler ! Cette notion est très importante ! Il ne s'agit pas juste d'une habitude, ils résultent de pensées angoissantes (par exemple sur la propreté, la symétrie…) que la personne essaye d'éviter ou de contrôler en se sentant « obligée » de faire certains gestes : rangement, lavage, vérifications incessantes… 2 à 3 % de la population générale est concernée.
Les compulsions peuvent durer plusieurs heures par jour et sont donc très handicapantes, souvent ressenties comme honteuses et donc cachées. Elles peuvent être associées à d'autres troubles.
→ Les thérapies cognitivo-comportementales peuvent vraiment soulager les personnes qui en souffrent. Un traitement médicamenteux est aussi possible.

LE STRESS POST-TRAUMATIQUE

Le stress post-traumatique est un trouble qui survient après un événement traumatisant subi ou dont la personne a été témoin (blessure grave, agression, attentat, guerre, catastrophe naturelle…). Il se traduit par la reviviscence régulière de l'événement avec des flash-back, cauchemars, peurs réflexes… Cette peur est effroyable et incontrôlable avec le sentiment d'impuissance. Ce trouble est provoqué par une mauvaise « mise en mémoire » du souvenir traumatique. Au-delà de 4 semaines, le syndrome devient chronique.
→ La prise en charge doit être rapide : cellule de soutien psychologique d'urgence, mais aussi thérapie cognitivo-comportementale, EMDR (*Eye Movement Desensitization and Reprocessing*) ou hypnose, pour limiter l'évitement mental et comportemental. Mais aussi *via* des médicaments type sédatifs, antidépresseurs ou anxiolytiques.

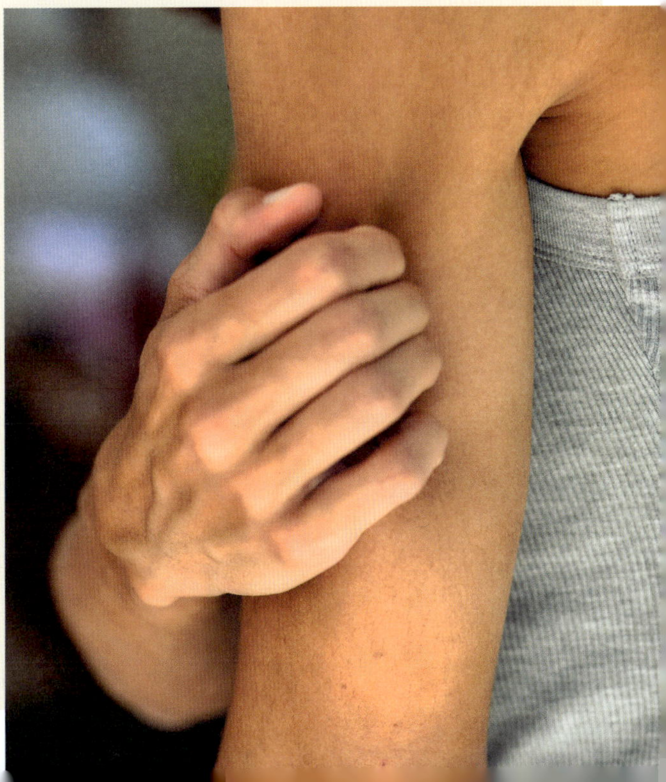

La dépression

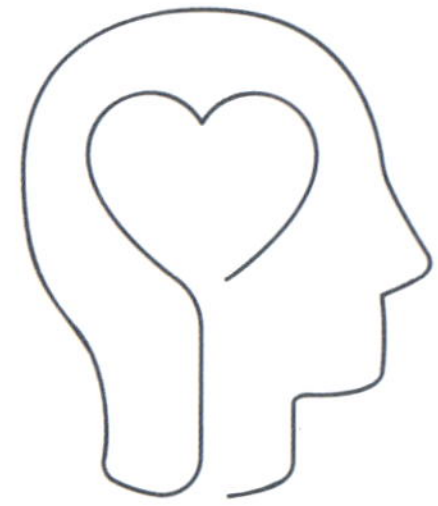

Je veux vous parler de la maladie dépressive, celle qui bouleverse des vies, qui fait perdre pied, dont on a parfois du mal à sortir… Je vais vous parler de cette maladie psychiatrique définie selon des critères médicaux précis et qui, comme toute maladie, se soigne avec un traitement précis. J'insiste sur ces notions de maladie et de traitement, car souffrir de dépression signifie bien plus qu'une simple tristesse, on s'en sort par une prise en charge globale et longue, pas en un claquement de doigts.

ATTENTION À NE PAS CONFONDRE RESSENTIS NÉGATIFS ET MALADIE DÉPRESSIVE

J'aimerais vous amener à réfléchir sur le sens de nos mots. Ces expressions qui sortent facilement et régulièrement de nos bouches : « Oh là là, ça me déprime » ou encore « Je suis déprimé. » En réalité, vous êtes peut-être triste, découragé, lassé, mais pas forcément déprimé.
La dépression, la maladie, répond à des critères d'évaluation précis que je vais vous détailler ci-après. D'ailleurs, on parle d'« épisode dépressif caractérisé ».
Accordons de l'importance au sens des mots et concentrons-nous sur ceux qui ont besoin de ces mots.

SELON SANTÉ PUBLIQUE FRANCE, EN 2021

1 personne sur 8

a déjà vécu un syndrome dépressif, comme défini médicalement.

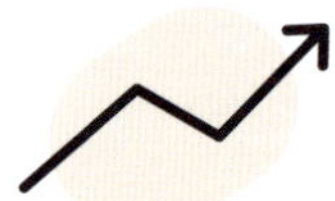

Ce taux a augmenté depuis 2010 et s'est accentué entre 2017 et 2021, notamment à cause de la crise du Covid-19.

5 %

des adultes souffrent de dépression (à l'échelle mondiale, selon l'OMS).

Qui présente un risque plus élevé de syndrome dépressif ?

- Les femmes (plus que les hommes).
- Les personnes isolées.
- Les familles monoparentales.
- Les personnes en difficulté financière ou au chômage.
- Les personnes vulnérables : femmes enceintes, en post-partum, personnes malades, ayant été victimes de maltraitance ou de traumatismes…

Urgence dépression !

En cas de grande détresse psychologique, d'idées suicidaires, voire de risque de passage à l'acte : il y a urgence ! Appelez gratuitement le numéro national 31 14.

Comment s'exprime un épisode dépressif caractérisé ?

- Humeur dépressive, perte de plaisir et d'intérêt pendant au moins deux semaines.
- Symptômes physiques : troubles du sommeil avec insomnie ou hypersomnie, prise ou perte de poids, grande fatigue, perte d'énergie globale, parfois des douleurs.
- Symptômes psychiques : difficultés de concentration, ruminations négatives, faible estime de soi, allant jusqu'à des idées suicidaires, avec des conséquences majeures sur la vie quotidienne : dans les relations personnelles, professionnelles, dans la vie quotidienne qui se voit chamboulée.

Que faire en cas d'épisode dépressif caractérisé ?

Consultez rapidement ! Et en premier lieu, votre médecin traitant ! Il évaluera votre état de santé physique et psychique global et fera la différence entre un syndrome dépressif ou une autre maladie potentielle (neuro, thyroïde…).
Si vous avez une bonne relation avec votre médecin généraliste, que vous appréciez discuter avec lui, il peut tout à fait vous accompagner dans ce que l'on appelle une « psychothérapie de soutien ». Il pratiquera l'écoute active, empathique, et vous délivrera des conseils bien-être. Certains médecins formés sont à l'aise avec cette méthode de soutien psychologique.

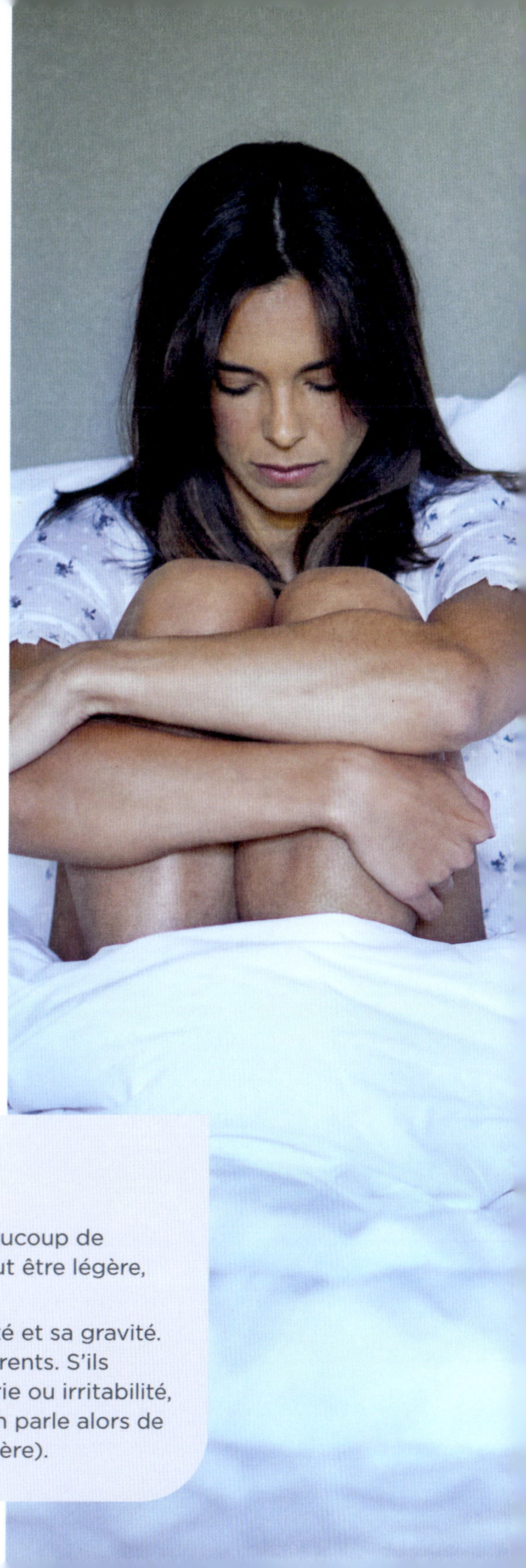

Le saviez-vous ?

Le syndrome dépressif

La dépression est encore taboue aujourd'hui, et beaucoup de personnes en souffrant ne sont pas traitées. Elle peut être légère, modérée ou sévère.

Le syndrome dépressif est gradué selon son intensité et sa gravité. Les épisodes dépressifs peuvent être uniques, récurrents. S'ils s'alternent avec des symptômes maniaques (euphorie ou irritabilité, hyperactivité, diminution du sommeil, témérité…), on parle alors de bipolarité (une autre maladie psychiatrique particulière).

Le médecin s'attachera à définir avec vous l'intensité de votre syndrome dépressif pour vous proposer le meilleur traitement.

— En cas de syndrome dépressif léger, les traitements antidépresseurs ne sont pas utiles en premier lieu. Tout ce qui pourra vous apporter du bien-être sera à privilégier, comme l'activité physique !

— En cas de syndrome dépressif modéré, les traitements antidépresseurs peuvent être intéressants ; ils deviennent incontournables en cas de syndrome dépressif majeur.

Idéalement, quel que soit le stade, vous devez bénéficier d'un accompagnement psychologique, prodigué par un psychologue ou un médecin psychiatre. Dommage que les consultations psychologiques ne soient pas encore complètement et inconditionnellement remboursées par l'assurance maladie… espérons que cela change bientôt !

QUELLES SOLUTIONS ?

— Une psychothérapie.
— Un accompagnement par les proches, les associations…
— Des liens sociaux et la lutte contre l'isolement.
— Plus d'activité physique. Les dernières études ont prouvé les bénéfices de l'activité physique sur la dépression.
— La réduction de la consommation d'alcool, qui n'est JAMAIS une solution.
— Les traitements médicamenteux : antidépresseurs si nécessaire, à prendre pendant 6 mois minimum pour une efficacité optimale. Il n'y a pas de honte à en prendre, nous pouvons tous avoir besoin d'un coup de pouce !

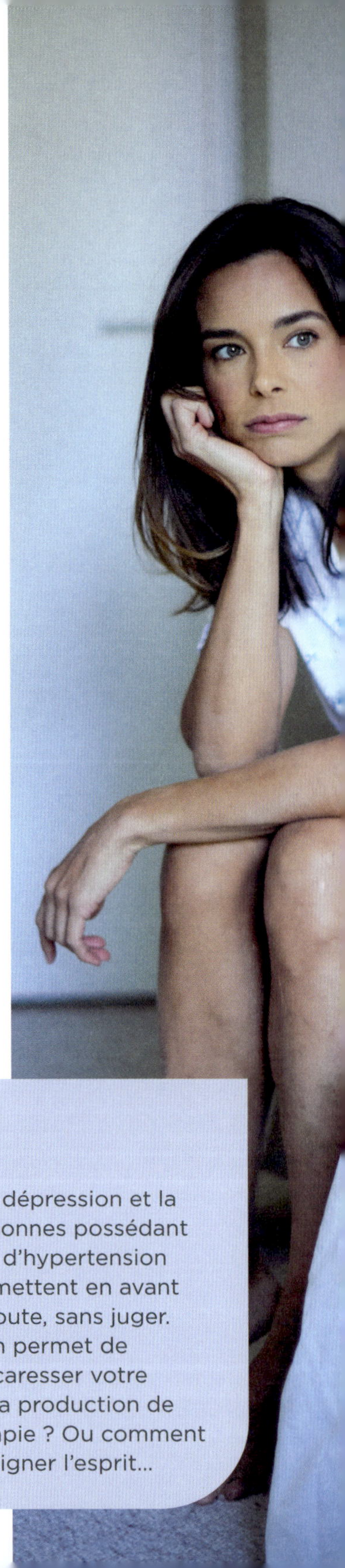

Le saviez-vous ?

Votre animal de compagnie contre la déprime

L'efficacité d'un animal de compagnie contre le stress et l'anxiété, la dépression et la santé en général a été prouvée ! Des études ont montré que les personnes possédant un compagnon à quatre pattes ont moins de problèmes cardiaques, d'hypertension artérielle et de cholestérol, et sont moins stressées. Les chercheurs mettent en avant l'effet catalyseur de l'animal à qui l'on confie ses angoisses et qui écoute, sans juger. Contempler un aquarium a ainsi un effet anxiolytique ; avoir un chien permet de faire plus d'activité physique et d'activer les liens sociaux (« Puis-je caresser votre chien ? »). Quant aux ronronnements des chats, ils déclencheraient la production de sérotonine, l'hormone du bonheur. Enfin, connaissez-vous l'équithérapie ? Ou comment le cheval devient médiateur entre le patient et le thérapeute pour soigner l'esprit…

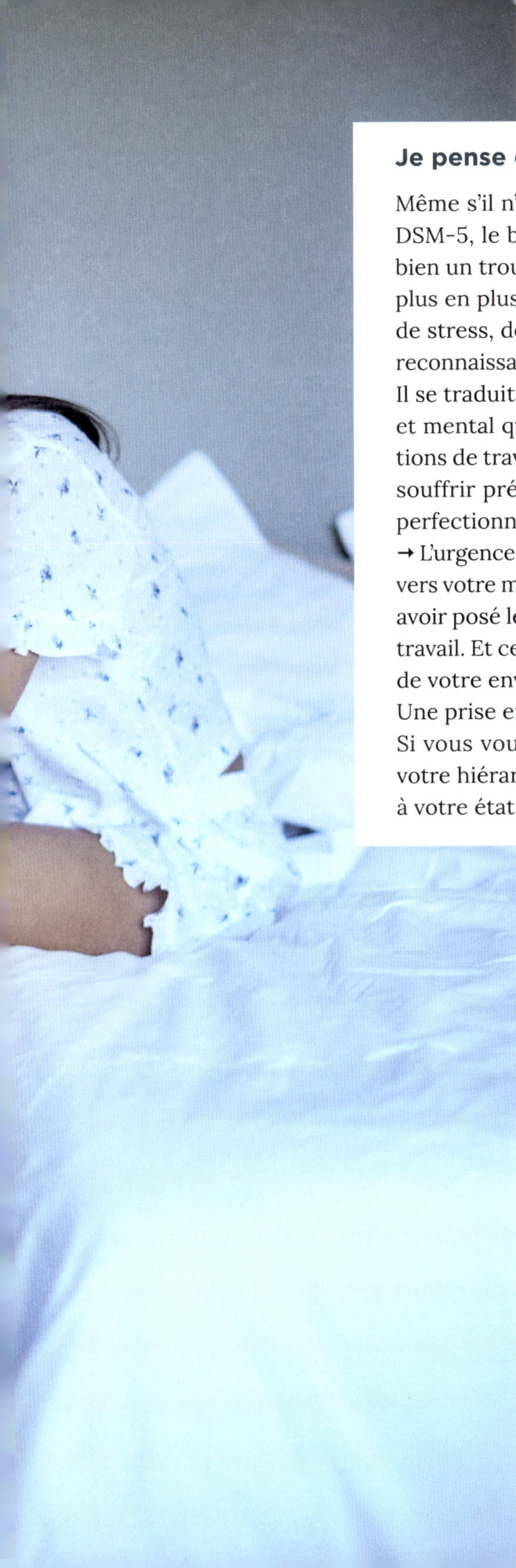

Je pense que je fais un burn-out.

Même s'il n'est pas répertorié parmi les troubles psychiatriques du DSM-5, le burn-out, ou syndrome d'épuisement professionnel, est bien un trouble psychique. Proche du trouble dépressif, il touche de plus en plus de personnes. Conditions de travail difficiles, avec trop de stress, de surmenage, un sentiment d'insécurité, une absence de reconnaissance..., les causes sont souvent multiples et s'additionnent. Il se traduit selon la HAS par un « épuisement physique, émotionnel et mental qui résulte d'un investissement prolongé dans des conditions de travail exigeantes ». Les personnes les plus susceptibles d'en souffrir présentent des fragilités émotionelles et/ou un caractère perfectionniste.

→ L'urgence, c'est de sortir du contexte, de vous reposer. Tournez-vous vers votre médecin traitant, qui vous délivrera un arrêt de travail après avoir posé le diagnostic. Il pourra se rapprocher du médecin de votre travail. Et celui-ci prendra le relais avec une analyse de votre poste et de votre environnement de travail.

Une prise en charge en psychothérapie est recommandée.

Si vous vous sentez capable de reprendre le travail, d'en parler à votre hiérarchie, faites-le, sachant que votre poste peut être adapté à votre état.

Bon à savoir

Je suis un proche : comment accompagner ?

Même si vous voulez bien faire, vous pouvez être un peu désemparé face à un proche souffrant de syndrome dépressif.

Pas de phrases culpabilisantes du genre « Bouge-toi ! », « Allez, il suffit de... ». Le mieux que vous puissiez faire, c'est de le convaincre, voire de l'accompagner pour consulter un professionnel de santé. Ensuite, votre rôle sera d'essayer de le stimuler avec des interactions sociales, quelques loisirs...

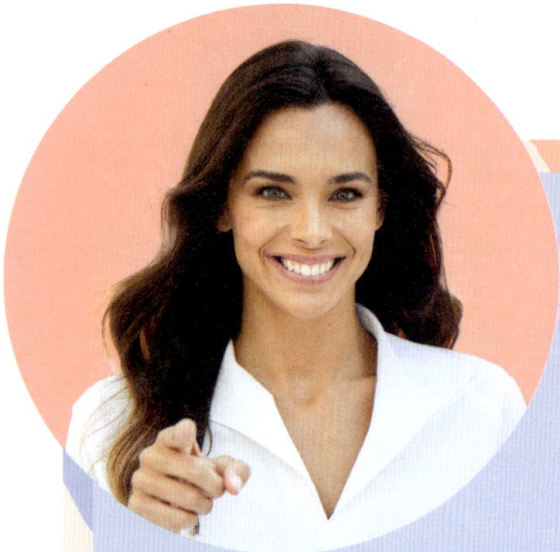

Un peu de mon expérience...

Sans détour, voici ma petite histoire...
Je vais essayer de vous raconter cette partie de moi, de ma vie, que j'ai longtemps essayé de cacher, de contrôler. Je veux parler de ces fragilités psychiques, de ces angoisses qui me paralysent parfois. Je vais tenter d'être objective sur pourquoi j'en suis arrivée là, mais il y a encore beaucoup de chemin à parcourir pour que je comprenne les raisons et que je m'apaise. Je partage avec vous mon récit, qui pourra peut-être résonner en vous et vous faire prendre conscience de certaines choses.

Je n'ai pas à remonter très loin. Mon enfance a été belle, j'ai été entourée, aimée. Je dois beaucoup à mes parents de m'avoir tant aidée à grandir sereinement.
Mais j'ai une personnalité de type perfectionniste : j'ai toujours voulu bien faire, faire mieux, me donner à fond, battre des records en sport, avoir les meilleures notes en classe, être aimée de mes proches, plaire à tout le monde... Je me suis mis la pression sur tout, tout le temps. D'ailleurs, ça me rappelle une anecdote : un jour, je me suis levée en pleine nuit, en pleine crise de somnambulisme, paniquée car je n'avais pas pu finir mes devoirs, pour une fois dans ma vie... Vous voyez le truc ?

À 18 ans, le bac en poche mention Très Bien (punaise, j'aurais pu avoir les félicitations du jury quand même... petite déception), tant bien que mal, j'ai choisi de m'orienter vers des études de médecine, avec la réussite professionnelle et l'ascension sociale comme objectifs. Mais ces études sont très concurrentielles et je me suis retrouvée au milieu d'étudiants tous plus brillants les uns que les autres, avec cette pression quotidienne de performer : comprendre vite, plus vite. Apprendre toujours, tout le temps. Se comparer aux autres souvent, trop souvent. L'échec n'était pas une option envisageable. Comment, moi, pouvais-je échouer à la faculté ? Mon ego ne l'aurait pas supporté.

Je réalise aujourd'hui qu'échouer ne veut pas dire grand-chose : il n'y a pas d'échec quand on donne le maximum de soi-même, il y a des apprentissages et finalement une autre voie qui s'offre à nous. Je pensais la réussite exclusivement associée à la réussite professionnelle, celle-ci reposant uniquement sur la réussite scolaire. Heureusement que la réalité est tout autre ! La réussite passe par tellement de chemins et de moyens différents ! D'ailleurs, personne d'autre que soi-même ne peut se poser en juge de la réussite. Et cette réussite professionnelle, est-elle une fin en soi ? Vous rendra-t-elle vraiment heureux ?

Mais revenons à mes années de médecine… Les ingrédients de mon anxiété commençaient à se mélanger, saupoudrés de surmenage : enchaînement des stages avec les périodes de révisions, en parallèle d'événements médiatiques, de contrats avec des marques, avec, là encore, une pression de réussite. Une image médiatique à entretenir. Toujours être au top, belle, apprêtée, perspicace, chaleureuse !
Les premières crises sont survenues en quatrième année de médecine. Je n'oublierai jamais ma première crise d'angoisse, j'ai cru mourir. À la veille d'un examen, je ne me sentais pas prête du tout, alors j'ai paniqué : cœur qui s'emballe, respiration qui s'accélère, tremblements de la tête aux pieds… J'ai passé la nuit assise sur mon canapé, incapable de bouger, incapable de fermer l'œil, des pensées négatives tournant en boucle dans ma tête. J'ai fini par m'endormir d'épuisement, 20 minutes avant mon réveil… Je suis quand même allée passer mes examens, vidée de toute énergie.

J'en ai retiré une première leçon : éviter d'être trop sous pression en gérant mieux ma charge de travail.
Mais les crises se sont répétées, le soir souvent, dans des semaines chargées, la veille des examens, et parfois même pendant les vacances. Madame l'Anxiété a pris sa place dans ma vie, elle fait partie de moi désormais.
Deuxième leçon : agir avant que cette angoisse prenne plus d'ampleur dans mon quotidien. Mais quelles actions simples réaliser pour se sentir mieux ?
J'ai dû ralentir un peu mon rythme en priorisant mon sommeil, ce qui a amélioré concrètement mon état émotionnel, en refusant des soirées, en réduisant aussi les prises d'alcool (un vrai déclencheur de crises d'angoisse), en refusant des projets professionnels, des séjours à l'étranger… Parce que je ne pouvais pas supporter plus. J'ai appris à dire non pour la première fois de ma vie, à dire stop, à renoncer sans (trop) de regrets à certains projets. J'en profite pour remercier ma (super) manager (que j'aime !), qui a été un roc et une épaule, une oreille et un cœur, dans mes bons et mes mauvais moments. Elle m'a convaincue de revoir notre organisation en s'obstinant à alléger mon planning : moins de rendez-vous, plus de temps de pause ! Des temps de pause réellement inscrits dans mon planning, comme un rendez-vous avec moi-même. J'ai utilisé ces temps de pause pour mes loisirs, pour mon bien-être : plus de sport, de moments entre amis mais de préférence au calme, dans un appartement, quelques massages au spa… J'ai fini par identifier mon seuil de tolérance et les signaux d'alerte : quand ils s'activent, je dois absolument relâcher la pression !

Le 1er janvier 2018, mon ancien compagnon et moi avons été agressés par un « fan » malade… Il nous a attaqués par surprise dans la nuit. J'ai cru que j'allais perdre Christophe ce jour-là, qu'il allait mourir sous mes yeux. En l'écrivant, je me rends compte de la profondeur de ce traumatisme. Je n'ai pas été la victime directe de cette agression, mais ça n'enlève rien à la peur que j'ai ressentie et à la culpabilité que je ressens encore. Il a failli mourir et garde des séquelles physiques et psychologiques, par ma faute si on peut dire ça comme ça… Certaines peurs profondes se sont renforcées : j'ai vu ce soir-là la mort arriver, et j'ai paniqué. J'étais jeune médecin mais je ne savais pas quoi faire, je n'ai pas eu les bons réflexes. Ce syndrome de l'imposteur énorme que je ressentais déjà n'a fait que s'accentuer. Serai-je capable d'être médecin finalement ?

Puis l'internat de médecine a commencé, avec son lot de responsabilités, notamment la santé des patients entre mes mains. J'étais terrorisée à chaque garde de nuit. Mes troubles anxieux faisaient que je dormais à peine avant une garde. J'avais si peur de commettre une erreur, une erreur qui aurait pu être fatale.
La fatigue physique et psychologique s'est accumulée, de mois en mois… Jusqu'à la grosse goutte d'eau qui a fait déborder le petit vase : la pandémie de Covid-19.
Séparée de Christophe pendant de longs mois interminables à cause de la fermeture des frontières, avec seulement quelques jours de congé pour souffler, j'ai plongé… Doucement mais sûrement. Le sport a toujours été mon exutoire, mais cette fois, c'était ma bouée de sauvetage. J'essayais d'oublier ma tristesse par un excès de sport ; j'avais perdu l'appétit donc je mangeais très peu. J'ai ainsi perdu des kilos et j'ai commencé à perdre foi en l'avenir, je ne voyais pas le bout du tunnel. Mais j'ai réalisé tout cela *a posteriori*. Je ne me suis pas vue sombrer… J'aurais eu besoin d'aide psychologique, peut-être médicamenteuse. Mais cela aurait signifié assumer ma détresse alors que je voulais être forte. Après tout, la vie m'a toujours souri, je n'ai pas à me plaindre. Je n'avais pas de VRAIE raison d'être déprimée.

Voilà pourquoi je vous parle de tout ça aujourd'hui. Parce que personne n'est infaillible. Nous avons tous le droit de craquer. Et avoir des failles ne fait pas de vous quelqu'un de faible, mais quelqu'un d'honnête. Ces failles peuvent même vous renforcer si vous les prenez en compte et que vous les travaillez.

J'ai appris la respiration guidée pour me calmer. Je médite de temps en temps avec l'aide d'applications connectées. Et, récemment, j'ai enfin décidé de me prendre en main. À 30 ans (*dis donc, Marine, t'es un peu lente à la détente, non* ?), j'ai commencé l'hypnothérapie pour m'aider à vaincre ce stress post-traumatique et commencer à me libérer de mes angoisses. Certains schémas de pensées négatives ont disparu. J'envisage de débuter une psychothérapie très prochainement (dès que j'ai terminé ce livre, promis, hein, Marine ?!).
Il m'aura fallu une dizaine d'années pour accepter mon anxiété et passer à l'étape la plus importante : mieux me comprendre, mieux gérer mes émotions pour enfin me libérer des troubles anxieux.

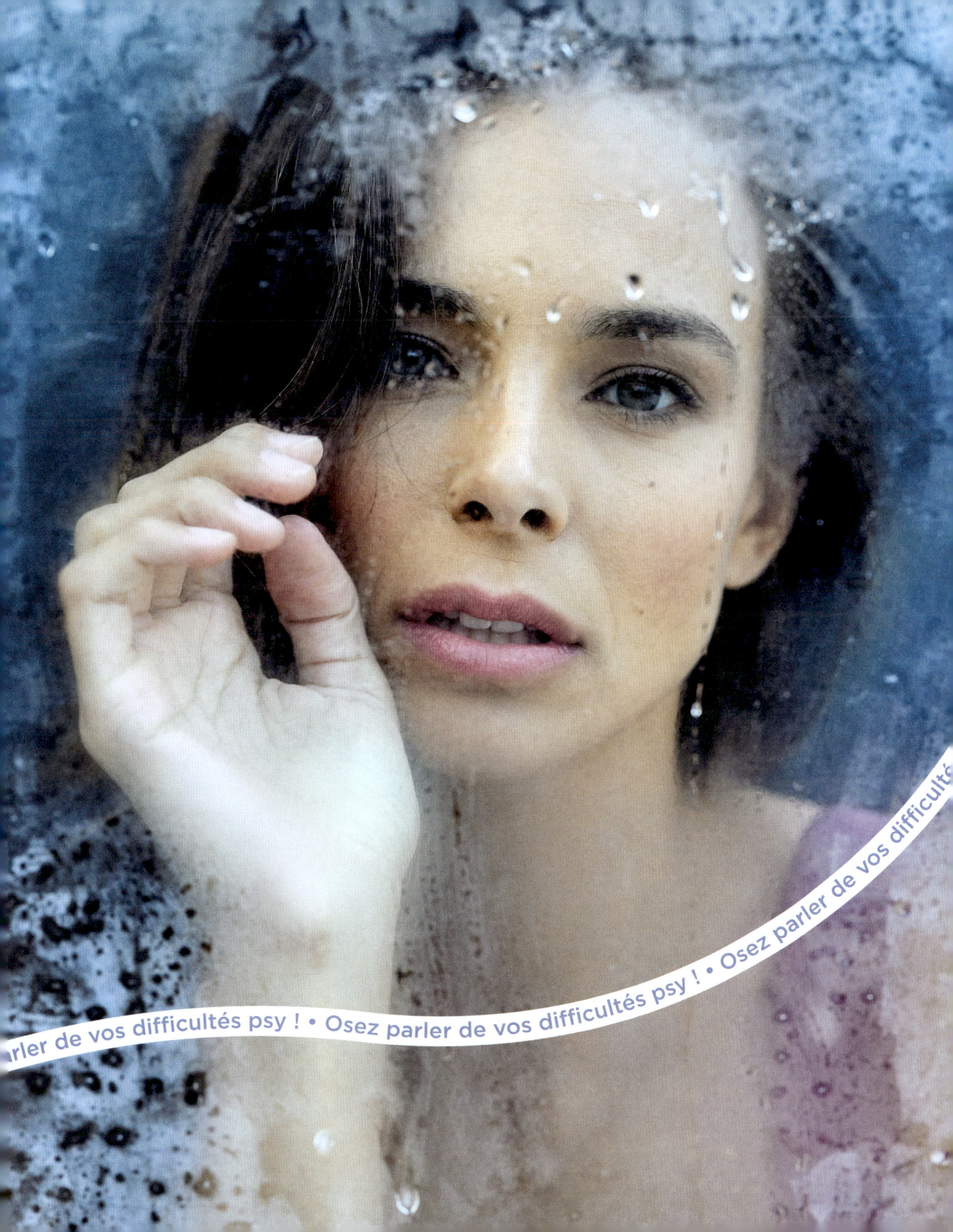
rler de vos difficultés psy ! • Osez parler de vos difficultés psy ! • Osez parler de vos difficulté

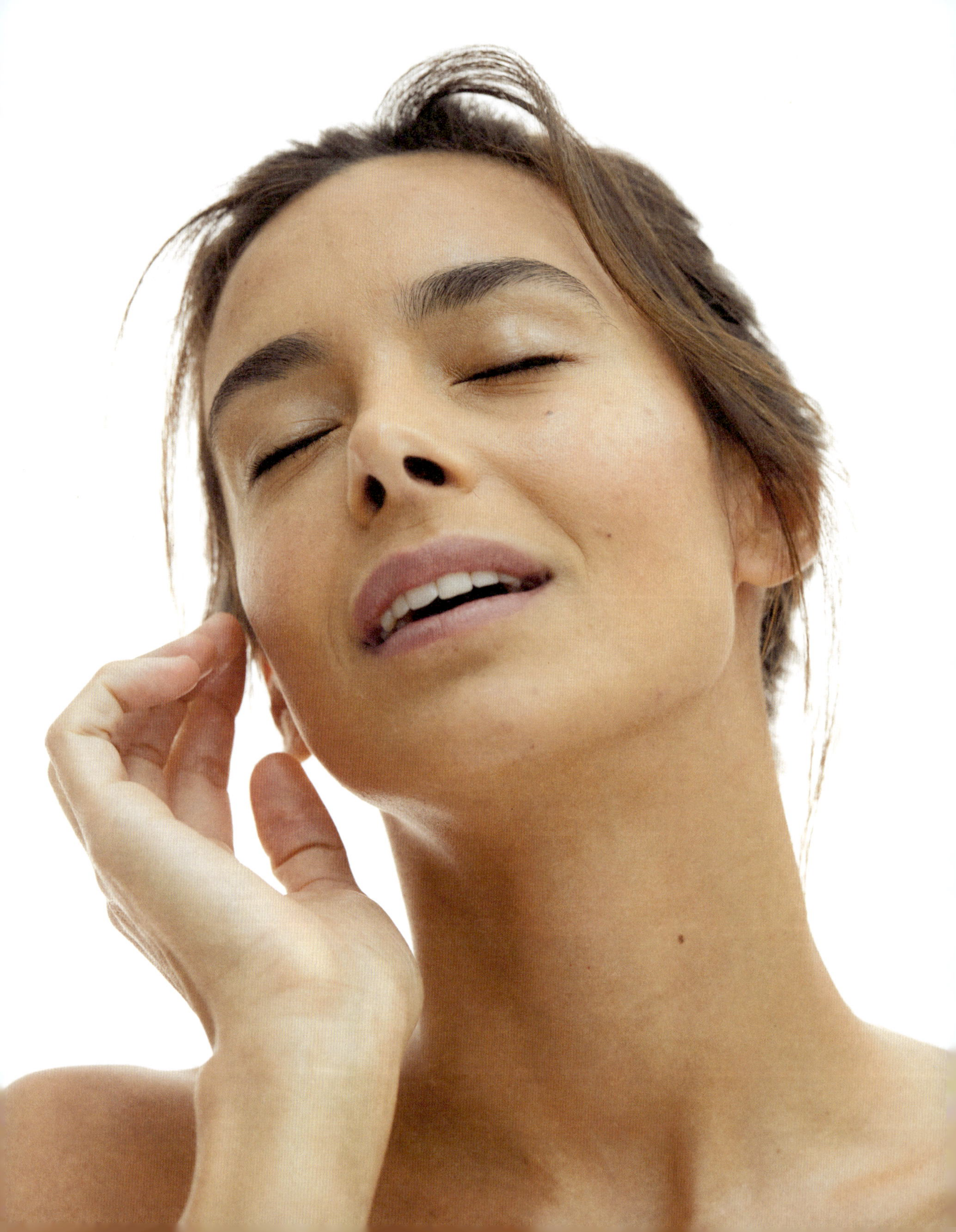

Prendre soin de soi

ET S'AIMER POUR BIEN VIEILLIR

Comment s'aimer, s'accepter tel que l'on est, aimer son corps et son apparence tout au long de sa vie ? Comment conjuguer notre réalité avec celle que nous dicte la société ? J'ai trouvé intéressant de parler des soins du corps, du visage mais aussi du vieillissement, car s'il est inéluctable, notre bon état d'esprit face à celui-ci est primordial pour vieillir sereinement et en bonne santé. Ce chapitre a vocation à introduire certaines idées, à semer des petites graines dans votre réflexion : elles ne suffiront sans doute pas à changer votre regard sur vous, mais ce sera un bon début !

S'aimer, s'accepter : le travail d'une vie !

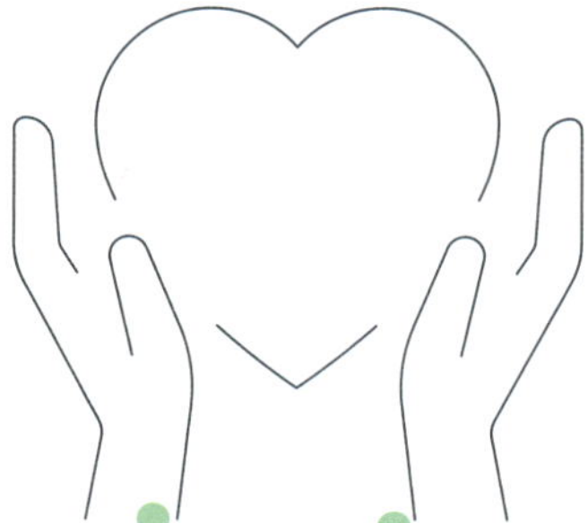

À l'ère des réseaux sociaux, des filtres parfaits, des logiciels de retouche express, difficile de démêler le vrai du faux. Ces fausses représentations des corps renforcent nos doutes, nos complexes. Dans ce contexte, s'aimer soi-même devient un véritable challenge ! C'est peut-être le travail d'une vie, alors commençons-le maintenant ! Car, oui, il est essentiel de s'aimer pour avoir confiance en soi, être épanoui et avancer sereinement dans la vie.

SE LIBÉRER DES DIKTATS DE LA BEAUTÉ

Difficile d'apprendre à aimer son apparence physique, ses petits défauts, ses imperfections, difficile d'avoir pleinement confiance en son potentiel, dans **notre société actuelle articulée autour de l'image**. Tandis que les filtres nous montrent ce que nous pourrions être, ce à quoi nous pourrions ressembler avec un peu de Botox® dans les lèvres, avec des yeux de biche et une peau plus lisse, comment se libérer de ces injonctions de beauté ?

Déjà, prenons un peu de recul. Les diktats de la beauté n'ont eu de cesse d'évoluer et de changer en fonction des époques. Si, dans les années 1980, les top models affichaient de belles courbes, une forte poitrine et un déhanché marqué, il en a été tout autrement dans les années 2000 où la maigreur était encensée. En 2020, place à la surenchère : lèvres et postérieur XXL – quitte à succomber à la chirurgie –, maquillage à outrance, représentés à l'écran par des personnalités publiques influentes.
Pourquoi je vous parle de cela ? Tout simplement car les codes de la mode et de la beauté sont éphémères ! À quoi bon vouloir ressembler à tout prix à ces images qui ne sont qu'effets de mode et superficialités ? Si vous cherchez constamment à leur ressembler, vous ne serez jamais satisfait de ce que vous avez, de

Mon conseil

Vous êtes-vous déjà comparé à quelqu'un *via* les réseaux sociaux ? Vous savez, cette petite voix dans votre tête qui vous dit « comme je l'envie, comme j'aimerais être comme elle, avoir sa vie… », accompagnée d'une sensation désagréable de se trouver nul ? La réalité est pourtant tout autre ; ce que vous voyez en est une version édulcorée. S'il vous arrive régulièrement d'avoir ces pensées en consultant les réseaux sociaux, je vous invite à agir : stop, bloquez, supprimez, passez votre chemin ! Si suivre une personne vous déstabilise, vous démoralise, à quoi bon ? Apprenez à éliminer les sources de frustration et gardez seulement celles qui vous inspirent !

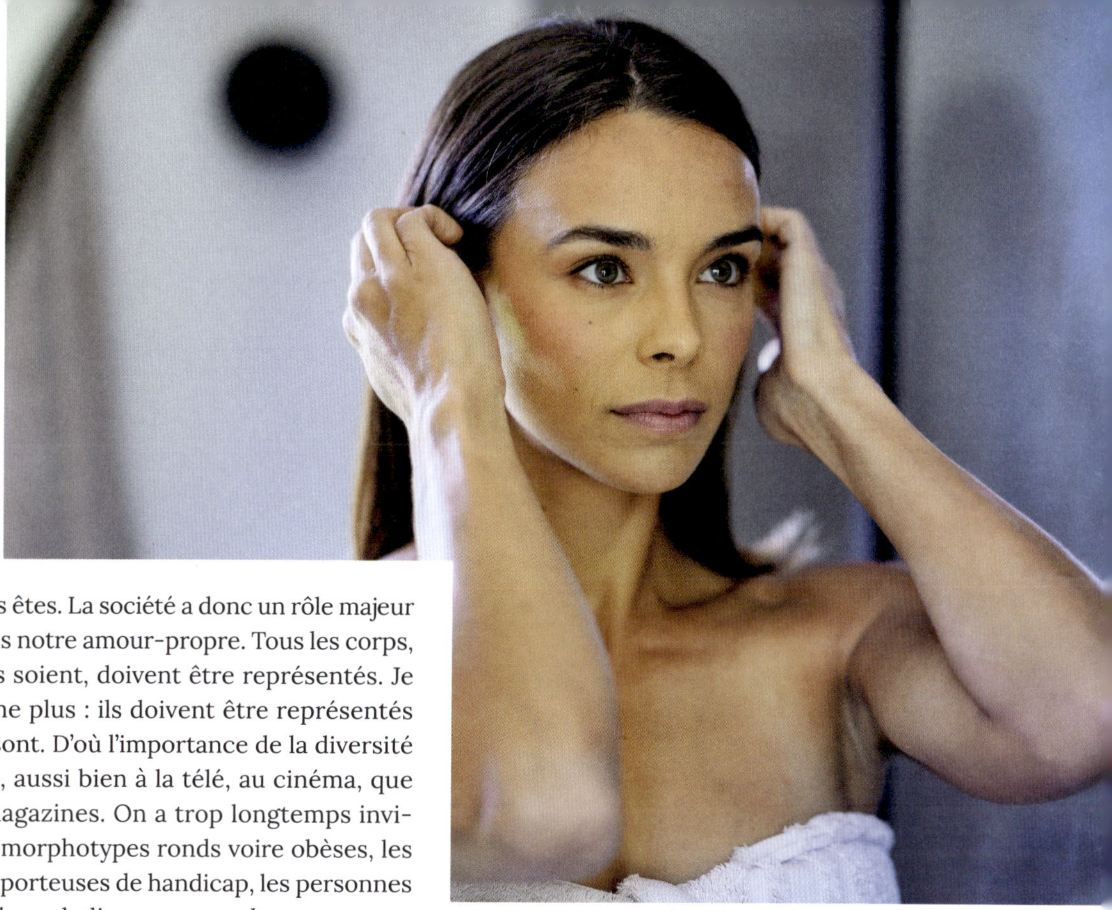

ce que vous êtes. La société a donc un rôle majeur à jouer dans notre amour-propre. Tous les corps, quels qu'ils soient, doivent être représentés. Je dirais même plus : ils doivent être représentés tels qu'ils sont. D'où l'importance de la diversité des profils, aussi bien à la télé, au cinéma, que dans les magazines. On a trop longtemps invisibilisé les morphotypes ronds voire obèses, les personnes porteuses de handicap, les personnes atteintes de maladie ou encore les personnes âgées, sous les projecteurs ou dans les hauts rangs de la société. Si vous n'avez personne à qui vous identifier, comment pourriez-vous vous sentir accepté ? Je pense ainsi que les *role models* sont essentiels pour prendre confiance en soi et être convaincu de son propre potentiel - en avez-vous ? Je vous laisse répondre à cette question ! Voici d'ailleurs un aspect positif des réseaux sociaux : ils permettent aux jeunes de découvrir des profils de personnes qui leur ressemblent. Je remercie grandement tous ceux qui investissent de leur temps pour communiquer avec des messages d'acceptation de soi, de tolérance et de diversité !
Les lois aussi évoluent, même si on aimerait que cela bouge plus vite. Je pense par exemple à l'obligation d'indiquer s'il y a eu des retouches sur les photos publicitaires. Le mieux serait encore de les interdire, mais c'est un autre débat !

SE LIBÉRER DE SES SOUFFRANCES ET DU REGARD DES AUTRES

S'aimer soi-même est parfois plus difficile qu'on ne le pense, un processus qui peut être parasité par **des souffrances ancrées depuis l'enfance ou des épisodes de vie traumatisants**. Dans ce cas, je vous invite vraiment à entamer une psychothérapie pour identifier la source de votre mal-être et justement travailler à la source !
Le regard des autres, et notamment celui de nos proches, est absolument essentiel pour s'aimer tel que l'on est. Entourez-vous au maximum de personnes bienveillantes, encourageantes. Des personnes qui ne vous jugent pas, qui vous acceptent comme vous êtes, renforcent votre confiance en vous et vous aident à évoluer. Cette personne

avec laquelle vous venez de passer deux heures à discuter autour d'un café vous a mis mal à l'aise ? Vous la quittez avec un sentiment négatif ? Alors peut-être serait-il temps de vous en éloigner...

Vous libérer des personnes négatives, c'est une chose. **La confiance en soi passe aussi par l'affirmation de soi.** Dire non, refuser telle ou telle critique, vous engager dans des projets qui vous tiennent à cœur, vous feront tendre vers la personne que vous êtes. Être capable d'affirmer ses idées et ses points de vue est essentiel...

Apprendre à s'aimer soi-même passe aussi par le soin. Chouchouter votre corps fait du bien à votre esprit. Vous êtes la personne la plus à même de prendre soin de vous, avant de l'attendre des autres. Massages, méditation, sport, soins esthétiques... Ce rendez vous avec vous-même ne peut que vous apporter des bénéfices, et vous réaliserez que vous êtes votre meilleur allié bien-être.

MES COMPLEXES ET MOI

Vous pensez peut-être que c'est inapproprié de vous parler de mes complexes ? Mais, comme tout le monde, j'ai eu et j'ai encore des insécurités physiques qui retentissent sur mon psychique. Quand j'étais petite, je détestais mon nez trop retroussé, qui ressemble un peu à celui de Michael Jackson (si, si, je vous jure !). J'ai même envisagé plusieurs fois de le faire refaire, non pas pour le faire correspondre aux standards de beauté, mais pour qu'il soit « normal » ! Quand j'ai été élue Miss France, à ma grande surprise, personne n'a parlé de mon nez ! On me complimentait même sur ce nez. J'ai fini par l'accepter parce que j'ai compris qu'il n'avait rien d'extraordinaire. En parallèle, j'ai toujours trouvé que mes formes n'étaient pas suffisamment féminines (enfin, par rapport à celles que la société nous vendait). Je me trouvais trop musclée, trop élancée, avec des hanches trop étroites et, surtout, une trop petite poitrine : planche à pain, œufs au plat, toutes les expressions y passaient... J'en discutais souvent avec mes amies ; certaines étaient dans le même cas que moi, d'autres au contraire se plaignaient de leur forte poitrine, gênante, disgracieuse. On n'est jamais content de ce que l'on a, n'est-ce pas ? Pourtant, la nature est bien faite : avec toute l'activité sportive que je pratique aujourd'hui, je suis ravie d'avoir une petite poitrine !

C'est en vieillissant que j'ai enfin compris que cet idéal est construit par la société. Quand certaines femmes sportives sont devenues des égéries, des exemples de succès, que les différents corps des femmes (petits, grands, enveloppés, autres, etc.) ont enfin été représentés médiatiquement, j'ai alors trouvé des *role models* qui me correspondaient bien mieux.
L'idéal physique d'une personne n'est pas celui d'une autre ! On ne peut donc pas plaire à tout le monde. En revanche, on peut essayer de plaire à quelqu'un : soi-même.

Se faire du bien pour se sentir bien

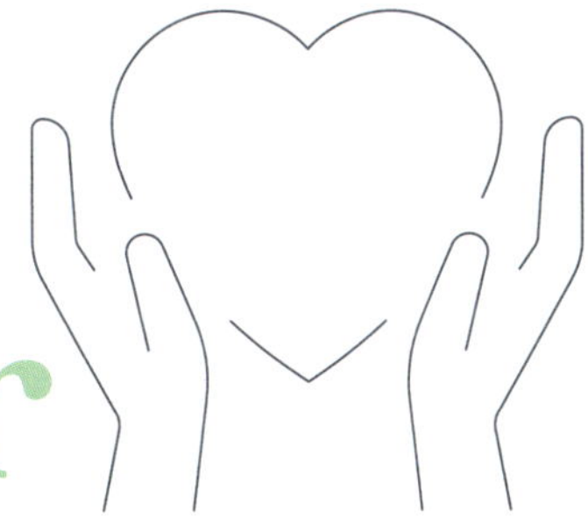

Prendre soin de soi, de son corps, de son visage, par des rituels de soin participe bien sûr à notre bien-être physique, mais aussi à notre bien-être psychique ; je vais vous expliquer pourquoi avant de vous proposer quelques rituels !

Ce n'est pas pour rien que les soins de support se sont développés dans les structures hospitalières. Les massages, notamment, ont prouvé leurs bénéfices sur la réduction du stress chez les patients atteints de cancer, lors de leur séance de chimiothérapie[1], ou encore chez les infirmières lors de leurs journées intenses de travail en soins intensifs par exemple[2].

LES VERTUS DU MASSAGE

Les études suggèrent des bénéfices sur la réduction du stress et les effets physiologiques qui en découlent :

— réduction significative de la pression artérielle et des symptômes de l'anxiété après un protocole de massages deux fois par semaine pendant 5 semaines[3] ;

— diminution du niveau de cortisol, l'hormone de stress, y compris chez les personnes déprimées, et augmentation de production de l'ocytocine, l'hormone du bien-être, pour une grande relaxation[4] ;

— augmentation des niveaux des neurotransmetteurs sérotonine et dopamine, qui régulent l'humeur et réduisent l'anxiété chez des personnes atteintes de troubles anxieux[5].

Le saviez-vous ?

Comment ça marche, le toucher ?

Grâce au développement de l'imagerie cérébrale et aux connaissances des neurosciences, on sait aujourd'hui que le toucher, lent et doux, stimule des zones cérébrales (développement social, cognition, perception), mais permet aussi la maturation des circuits neuronaux. Le massage a également un effet favorable sur la douleur et la fonction immunitaire. En effet, le massage stimule divers récepteurs cutanés sensibles aux pressions, qui activeraient le système limbique et ses structures hypothalamiques impliqués dans la sécrétion de cortisol.

Mon conseil

S'automasser le corps

Des contractures musculaires dans le dos ? Utilisez une balle de tennis que vous placez au niveau des zones de tension musculaires, en vous allongeant dessus, sur le dos. Par des mouvements de rotation doux grâce à la pression appliquée par la balle, vous allez pouvoir vous automasser !

Je vous recommande aussi de l'utiliser pour masser la plante des pieds, après une journée de marche active ou une séance de sport. Détente garantie (sauf si vous êtes trop chatouilleux).

LE RÔLE DES ODEURS DANS LE BIEN-ÊTRE

Outre le toucher, les odeurs peuvent participer à notre bien-être, car beaucoup ont des propriétés relaxantes, d'autant plus si elles sont associées à des souvenirs positifs et rassurants. Quelques exemples :

- la lavande pour favoriser le sommeil et la relaxation chez des personnes souffrant de troubles anxieux[6], pour réduire stress et anxiété chez les patients atteints de cancer[7] ;
- la bergamote pour réduire le niveau de cortisol et donner le sentiment de calme et relaxation[8] ;
- la lavande et l'ylang-ylang pour relaxer les femmes en phase de travail d'accouchement[9] ;
- le romarin pour relaxer les patients souffrant de maladies cardio-vasculaires[10].

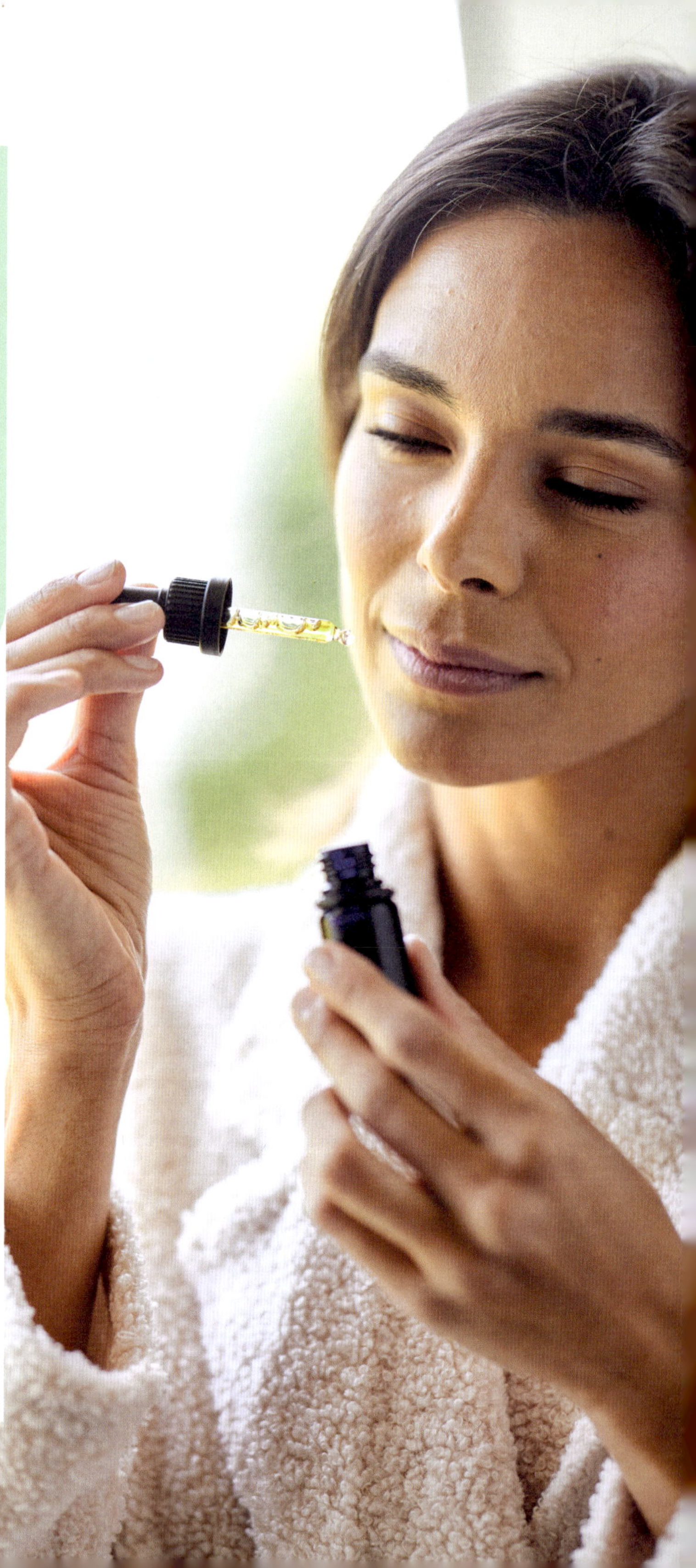

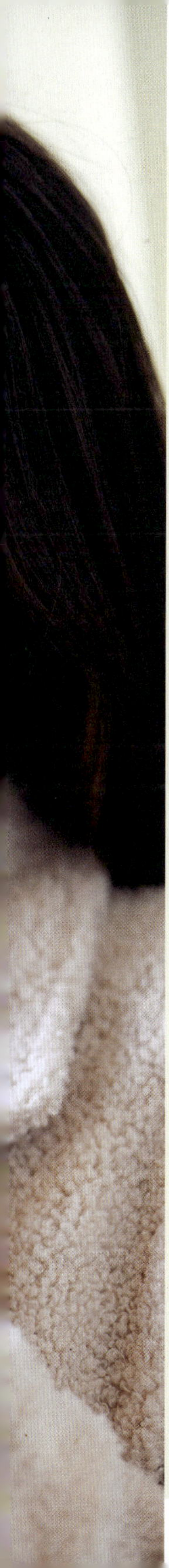

QUELQUES IDÉES D'HUILES ESSENTIELLES POUR PRENDRE SOIN DE VOUS !

Pour prendre soin de votre peau : la très connue huile de tea tree ou encore de ravintsara avec leurs vertues anti- inflammatoire et désinfectante pour lutter contre les imperfections : 1 goutte à appliquer juste sur la zone à traiter ou 2 gouttes à diluer dans une cuillère à café d'une base d'huile végétale comme l'amande douce ou le jojoba qui sont d'ailleurs excellentes en soin visage !

Pour un massage détente : la camomille romaine ou l'ylang ylang - 6 gouttes - mélangés là encore dans une cuillère à soupe d'huile végétale sèche de macadamia, de coco ou de tournesol par exemple. Reste plus qu'à trouver quelqu'un pour vous masser !

Pour un massage sportif : la lavande vraie ou le genevrier commun – 6 gouttes – à diluer dans une cuillère à soupe d'une base d'huile végétale sèche de tournesol ou de pépin de raisin par exemple. Cela soulagera peut-être vos courbatures.

Pour soulager les maux de tête : 2 gouttes d'huile essentielle de menthe poivrée appliquées en massage sur les tempes, pendant quelques minutes. Attention à ne pas vous en mettre dans les yeux !

Pour lutter contre le mal des transports : la même menthe poivrée est un bon allié ! 1 goutte sur un mouchoir, à respirer.

Pour lutter contre le stress : la mandarine rouge, la camomille romaine, et beaucoup d'autres… 1 goutte à appliquer sur un mouchoir ou en massage sur les poignets, pour les respirer si besoin.

⚠ **Quelques précautions d'emploi :** Attention, ce n'est pas parce que les huiles essentielles sont naturelles qu'elles sont inoffensives ! Voici les précautions à prendre en compte pour bien les utiliser.

- Contre-indiquées chez les femmes enceintes, les nourrissons et les enfants de moins de 7 ans.
- Effets indésirables : risques allergiques, hépatiques, digestifs, et neurologiques.
- À utiliser uniquement sur une peau saine, pas sur les muqueuses ou les plaies. Pratiquer toujours au préalable un test cutané sur une petite zone de peau de l'avant-bras afin d'évaluer votre réactivité avant de les utiliser sur une plus grande surface.
- Bien se laver les mains après utilisation.
- Si absorption par la bouche, à faire sur un support alimentaire (morceau de sucre, un peu de miel ou une huile végétale alimentaire) ; ou déjà conditionnées en complément alimentaire.
- Risque d'interaction avec vos traitements médicamenteux. Prenez toujours conseil auprès de votre médecin avant d'en utiliser ! En cas de problème, contactez le centre antipoison de votre région.
- Choisissez vos produits en magasin spécialisé où vous pourrez demander conseils (type AromaZone).

Votre nouveau rituel soins du corps et du visage

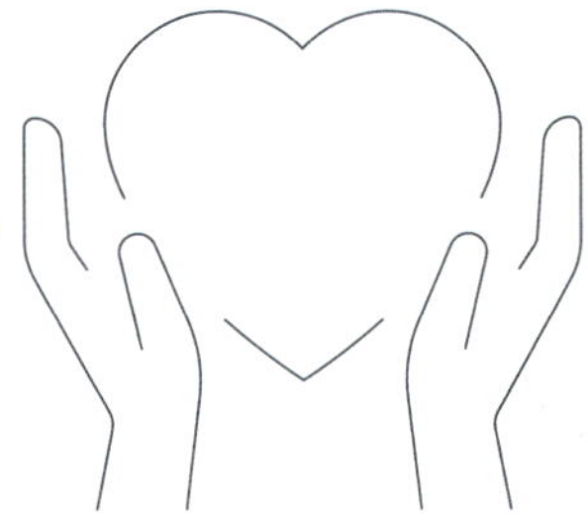

IL COMMENCE DÈS LA DOUCHE !

1- Idéalement, pour votre peau, évitez l'eau trop chaude : la chaleur fragilise la barrière cutanée protectrice et favorise la déshydratation de la peau. Privilégiez la douche tiède ou carrément fraîche (bon, je vous l'accorde, plus facile à envisager l'été que l'hiver), idéale pour soulager les jambes lourdes.
2- Si vous cherchez à chouchouter votre peau, choisissez un savon surgras ou des huiles de douche relipidantes, qui laisseront une petite pellicule grasse protectrice sur votre peau.
3- Juste après la douche, appliquez une crème hydratante ou une huile végétale nourrissante : personnellement, je suis fan du monoï des îles dont le parfum m'emmène *illico* au soleil !

LE DÉMAQUILLAGE, INDISPENSABLE !

Parfois oublié (par exemple quand on rentre tard d'une soirée !), le démaquillage est pourtant un vrai geste beauté pour garder une peau saine. Il permet d'éliminer les impuretés, les résidus de maquillage, de crème solaire et de pollution.
Choisissez sa formule (lait, huile, gelée...) selon votre type de peau, mais aussi le plaisir à l'utiliser ! Une peau sèche préférera des textures laiteuses ou des huiles, tandis qu'une peau grasse préférera les gelées ou les mousses. Attention, si vous vous maquillez les yeux, choisissez un soin spécifique pour cette zone très sensible.
Je le répète, se démaquiller est un geste indispensable, encore plus quand on a une peau sujette aux imperfections (voir page 150) !

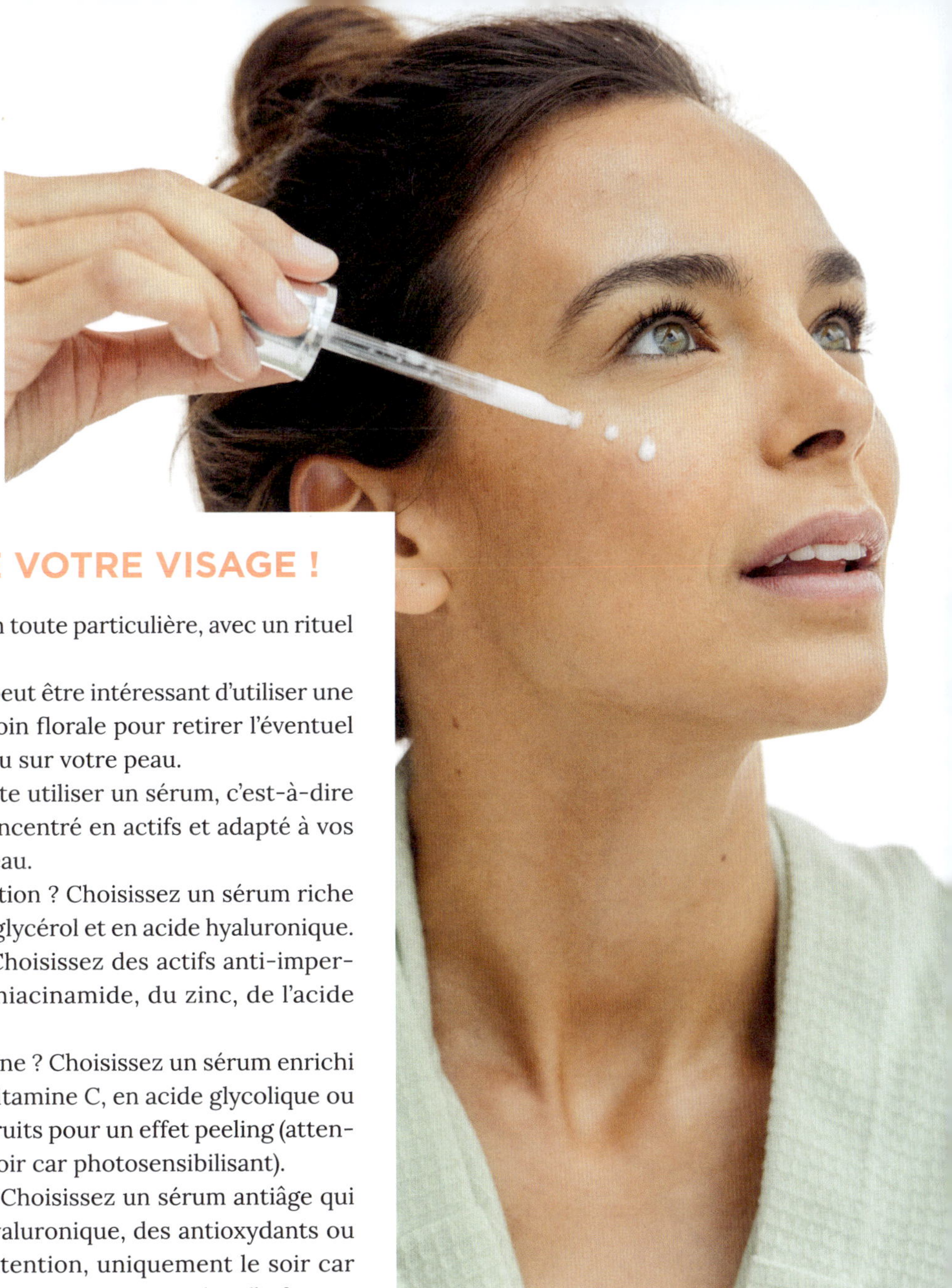

AU TOUR DE VOTRE VISAGE !

Il mérite une attention toute particulière, avec un rituel de soins approprié.

1- Après la douche, il peut être intéressant d'utiliser une eau thermale ou de soin florale pour retirer l'éventuel calcaire laissé par l'eau sur votre peau.

2- Vous pouvez ensuite utiliser un sérum, c'est-à-dire un soin spécifique concentré en actifs et adapté à vos problématiques de peau.

— Manque d'hydratation ? Choisissez un sérum riche en eau, en glycérine/glycérol et en acide hyaluronique.

— Peau acnéique ? Choisissez des actifs anti-imperfections comme du niacinamide, du zinc, de l'acide salicylique.

— Taches et teint terne ? Choisissez un sérum enrichi en antioxydants, en vitamine C, en acide glycolique ou encore en acides de fruits pour un effet peeling (attention, uniquement le soir car photosensibilisant).

— Premières rides ? Choisissez un sérum antiâge qui contient de l'acide hyaluronique, des antioxydants ou encore du rétinol (attention, uniquement le soir car photosensibilisant, voir page 144 pour plus d'infos sur le rétinol).

3- Après le sérum, appliquez une crème hydratante qui va servir à maintenir une bonne hydratation de la peau en apportant de l'eau et en nourrissant la barrière lipidique. Là encore, choisissez votre crème en fonction de votre type de peau (grasse, sèche, mixte, réactive...), mais aussi en fonction de la saison !

Mon conseil

Appliquez vos soins en automassage !
L'automassage du visage a pour but de faciliter le drainage lymphatique, donc de participer à dégonfler votre visage le matin et améliorer l'état du teint.
il permet aussi de stimuler la production de collagène, autrement dit de retarder l'apparition des rides !
À faire le matin ou le soir, pendant 3 minutes.

- Avec des mains propres, prélevez une noisette de crème hydratante.
- Chauffez-la entre vos doigts et appliquez-la sur les joues.
- Remontez vers l'extérieur en douceur, en évitant le contour des yeux, plus sensible. Massez délicatement la peau pour stimuler la circulation et faire pénétrer.
- Finissez par la zone T (front-nez-menton), qui a moins besoin d'hydratation, avec la crème qu'il reste sur vos doigts.

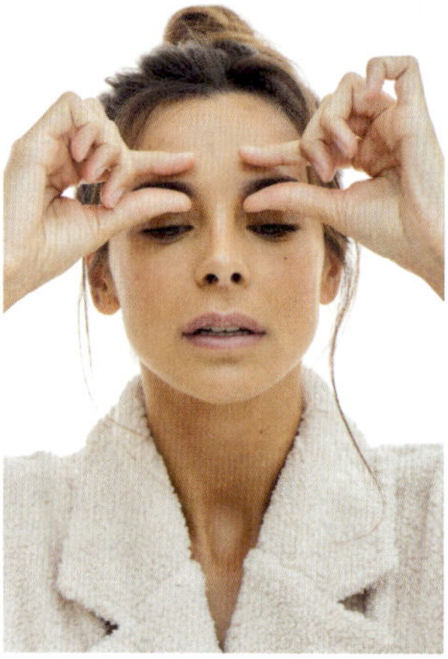

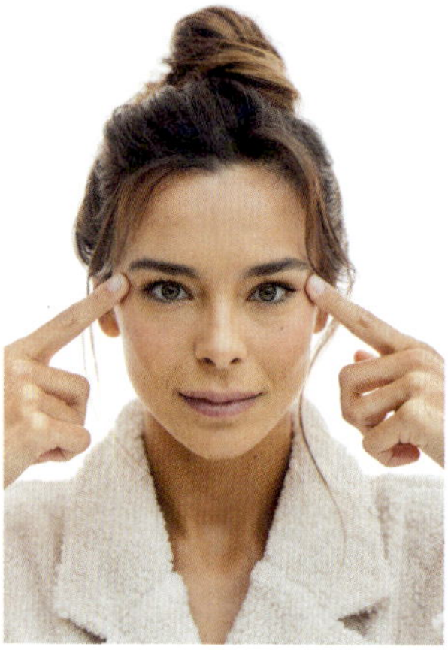

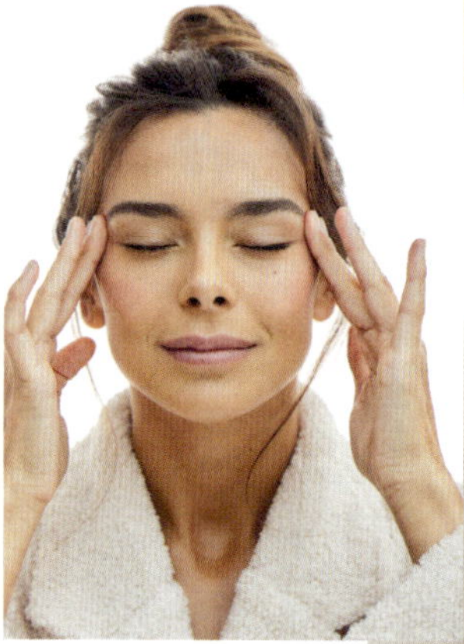

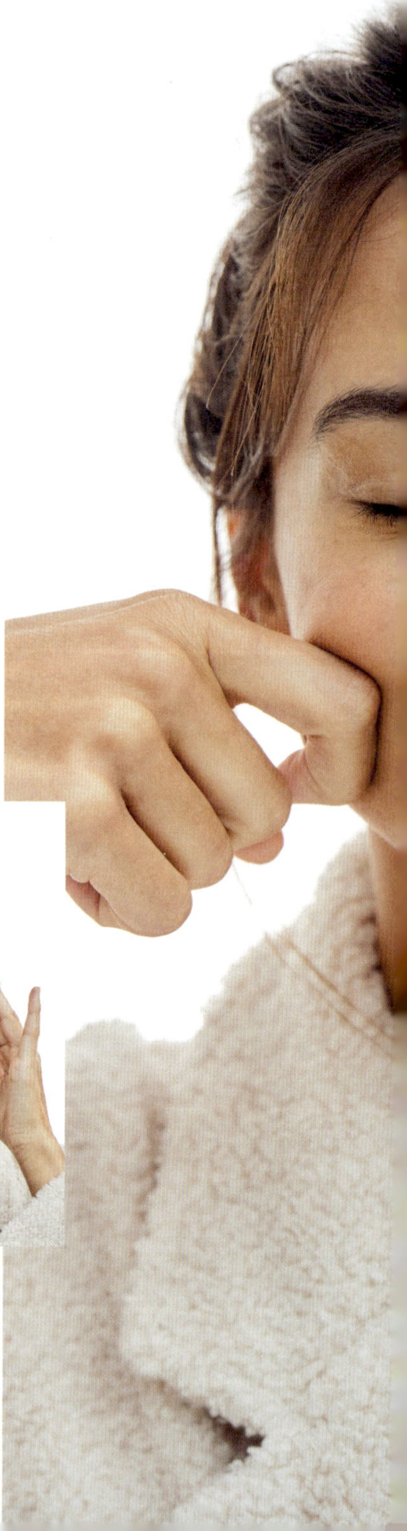

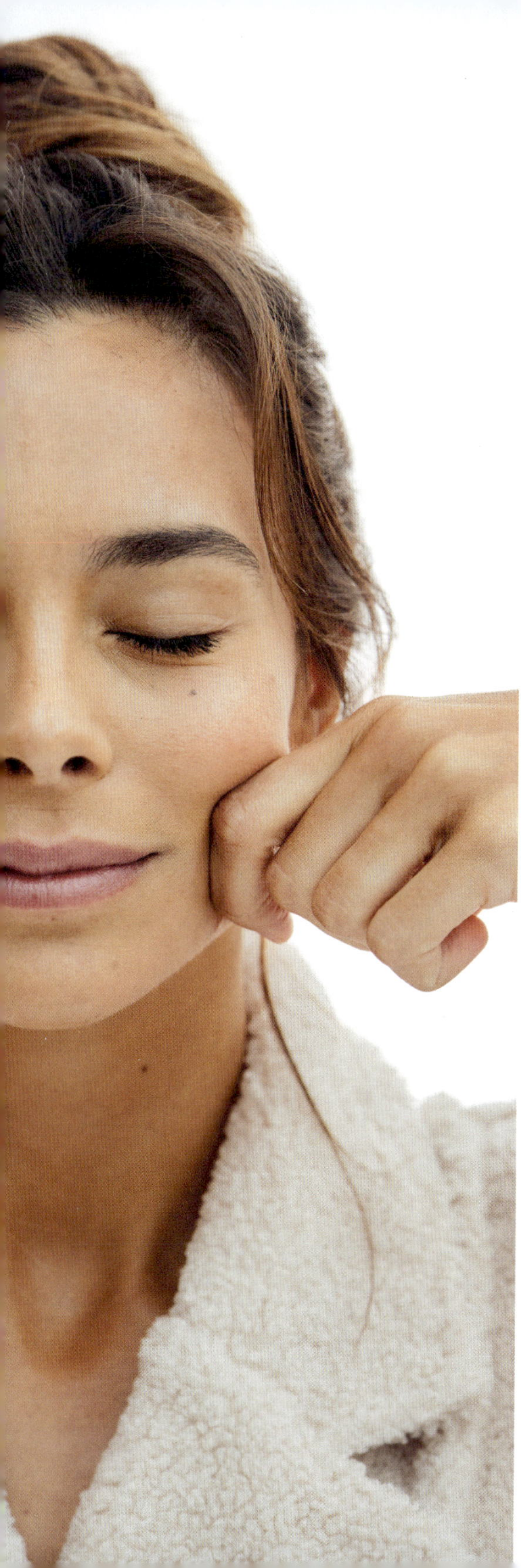

CHOISISSEZ DES COSMÉTIQUES DE BONNE COMPOSITION

La peau est une interface protectrice entre notre corps et l'environnement extérieur. Cette surface n'est ni inerte ni complètement hermétique, elle est sensible, elle réagit, elle communique avec le reste du corps. Pour cette raison, il est essentiel de bien choisir ses cosmétiques en privilégiant une composition saine et sécure, sans allergènes, sans irritants ni perturbateurs endocriniens.

Les perturbateurs endocriniens sont des molécules chimiques qui peuvent interférer avec nos systèmes corporels hormonaux impliqués dans la croissance, la reproduction, la grossesse, le comportement, le système nerveux… Comme l'Anses l'explique, certains effets toxiques de ces perturbateurs endocriniens ont été largement prouvés à une forte dose d'exposition ; mais on ne connaît pas encore les effets toxiques d'une exposition prolongée à ces molécules, même à faible dose !
Car le problème est là : nous sommes entourés par les perturbateurs endocriniens que l'on retrouve partout dans nos intérieurs, dans nos assiettes ou encore dans nos cosmétiques. Même si la crème appliquée sur notre visage n'en contient qu'une infime dose, *a priori* inoffensive pour notre santé, imaginez la dose cumulée à laquelle nous sommes réellement exposés quand nous l'appliquons tous les jours et si nous faisons le calcul de tous les perturbateurs endocriniens qui nous entourent !

Quelques perturbateurs endocriniens retrouvés dans les cosmétiques

— Les parabènes : utilisés comme conservateurs antimicrobiens, leurs effets négatifs sur le système reproducteur ne sont pas encore démontrés de manière certaine. Ils pourraient favoriser l'obésité chez les enfants nés de femmes fortement exposées[11].

Une étude d'envergure devrait statuer très prochainement sur ces molécules. Les plus dangereuses (isobutyl, isopropyl, benzyl, pentyl, phenylparaben) sont interdites depuis 2014. Mais le butylparaben et le propylparaben restent autorisés (ainsi que les ingrédients dont le nom composé accole un de ces mots à « sodium » ou « potassium ») alors qu'ils sont considérés comme perturbateurs endocriniens. Un moyen mnémotechnique pour s'en souvenir ? Ceux qui commencent par P ou B ne sont « Pas Bons » ! Pourtant, on en trouve encore, y compris dans des références destinées aux tout-petits, comme certaines lingettes, aux enfants (quelques dentifrices) ou encore à la sphère génitale[12].

— Les phtalates (DEP, le seul encore autorisé en France, DnbP, DEHP) : ils sont utilisés en cosmétique pour préserver leur parfum. On retrouve le DEP dans l'alcool des parfums, les vernis, les laques, les conditionneurs, les lubrifiants… Certains ont été classés comme cancérigènes, reprotoxiques et mutagènes. Le DEP (diethyl phtalate) fait encore l'objet d'études[13].

Quelques allergènes dans les cosmétiques

— Les huiles essentielles, comme expliqué précédemment !

— Des composants d'origine naturelle[14]. Eh oui, naturel ne veut pas dire bon !

Quelques irritants dans les cosmétiques

— Les parfums, car ils contiennent de l'alcool : mieux vaut se tourner vers des produits sans parfum si vous avez la peau sensible !

— Les parabènes : leurs effets irritants sont bien connus à ce jour.

— Les tensioactifs sulfatés : présents dans les produits de nettoyage (visage, shampoing, gel douche…), ils permettent de faire mousser mais entraînent parfois des irritations.

— Les colorants des colorations capillaires, des condensés de produits chimiques agressifs, provoquant souvent des irritations, démangeaisons ou allergies[15]…

Mes conseils

Solide, naturel, *clean* : ne mélangez pas tout !

— Un cosmétique solide ne veut pas dire qu'il est *clean*, avec une composition saine. Mais il a le mérite de diminuer l'utilisation des packagings plastiques, et ça, on adore !

— Un cosmétique naturel ne veut pas dire qu'il est sécure ! La nature nous apporte plein de ressources super intéressantes, mais qui peuvent parfois engendrer des effets indésirables !

— Un cosmétique *clean* (ou à la composition saine) ne veut pas dire efficace ! L'efficacité dépend de la formulation globale du produit. Des molécules issues de la pétrochimie peuvent être très efficaces et n'engendrer aucun effet indésirable.

Il existe des **applications pour décrypter vos cosmétiques** ! En voici trois que je peux vous conseiller pour analyser la composition de vos cosmétiques : INCI beauty, CleanBeauty ou QueChoisir. Savoir, c'est mieux consommer !

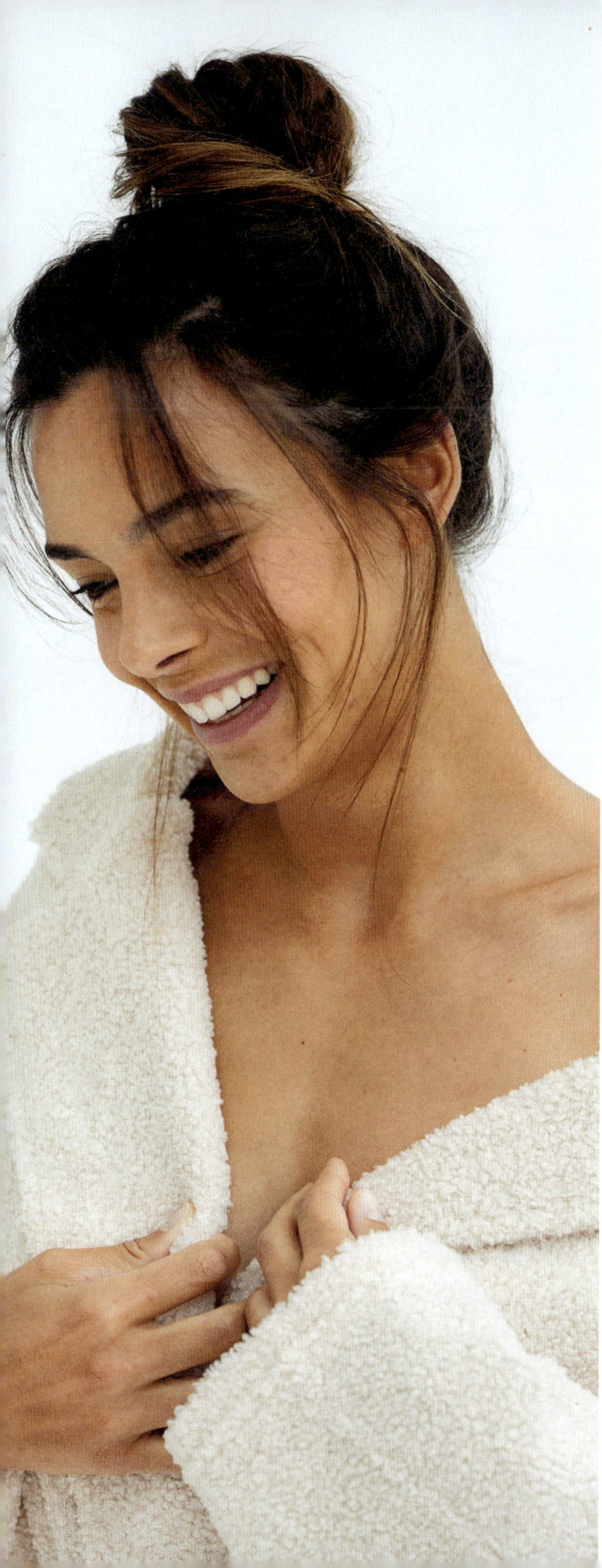

Le saviez-vous ?

Antitranspirants *vs* déo

Aux dernières nouvelles et selon les dernières études (je le précise car les données scientifiques évoluent constamment), on ne peut affirmer que l'utilisation d'antitranspirants contenant des sels d'aluminium (à la dose réglementaire autorisée) augmente le risque de cancer du sein.

Le doute provient de plusieurs études menées *in vitro* sur du tissu mammaire ou *in vivo* sur des souris soulignant une augmentation du risque d'apparition de cancer du sein avec l'utilisation des sels d'aluminium… Cependant, plusieurs méta-analyses (étude globale résumant les résultats des études existantes fiables) ont conclu à l'absence de preuve formelle de l'augmentation du risque de cancer du sein dans l'utilisation courante des antitranspirants.

Le risque de développer un cancer du sein dépend de nombreux facteurs. Mais si vous préférez appliquer le principe de précaution, je vous recommande d'utiliser de préférence des déodorants (qui s'attachent à limiter les mauvaises odeurs) plutôt que des antitranspirants (contenant souvent des sels d'aluminium). Choisissez des produits sans alcool et préférez une application sur une peau saine (non lésée, comme, par exemple, après le rasage, car cela favorise le passage des molécules chimiques dans la peau). Enfin, limitez l'utilisation de ces produits à un jeune âge[16].

QUELS SONT LES MEILLEURS ACTIFS ANTIÂGE ?

L'acide hyaluronique → au quotidien

Cette molécule est naturellement présente dans tout l'organisme, notamment dans le derme, où elle participe principalement au maintien d'une bonne hydratation car elle est très hydrophile, c'est-à-dire qu'elle se comporte comme une éponge qui retient plus de mille fois son volume en eau ! Cette dernière est essentielle pour conserver une peau rebondie et éviter l'apparition des rides. Pour un effet en profondeur, préférez un acide hyaluronique de bas poids moléculaire (pour que les molécules pénètrent l'épiderme).

Le rétinol → en traitement ponctuel

Cette molécule ultra-tendance a de multiples propriétés, notamment antiâge, mais aussi anti-imperfections, antitaches... On peut affirmer aujourd'hui que le rétinol (ou dérivé actif de la vitamine A) est un puissant actif antiâge, avec des résultats dès trois, quatre semaines d'utilisation ! Cependant, il faut l'utiliser avec parcimonie car il peut irriter votre peau. Attention, il est photosensible, donc son action diminue à la lumière, c'est pourquoi il faut l'utiliser le soir. Commencez par l'appliquer 2 fois par semaine, le soir uniquement donc. Puis, en fonction de la tolérance de votre peau, vous pourrez augmenter progressivement son utilisation.

Le collagène → une solution antiâge ?

Les collagènes sont une grande famille de protéines, naturellement produites par le corps humain, et constituants principaux de nombreux tissus, des os, des tendons, des ligaments et de la peau. Il s'articule en réseau avec d'autres fibres élastiques, comme une charpente, notamment dans le derme qui est une structure souple soutenant l'épiderme.
Le collagène est donc produit naturellement par le corps, à partir des apports protéiques alimentaires. Mais sa production diminue naturellement avec l'âge[17]. D'où l'intérêt d'en prendre !

Vous connaissez le microneedling ? Cette technique utilise des micro-aiguilles perforant légèrement la peau (pas de stress, c'est indolore !), ce qui permet d'améliorer la pénétration et l'accès aux actifs des soins.
Cette technique permet aussi de stimuler la production naturelle de collagène par la peau.
Toutefois, sans surprise, les meilleurs antiâge restent une bonne hygiène de vie, avec une alimentation équilibrée riche en antioxydants, une absence de consommation de tabac et une protection solaire quotidienne adaptée !

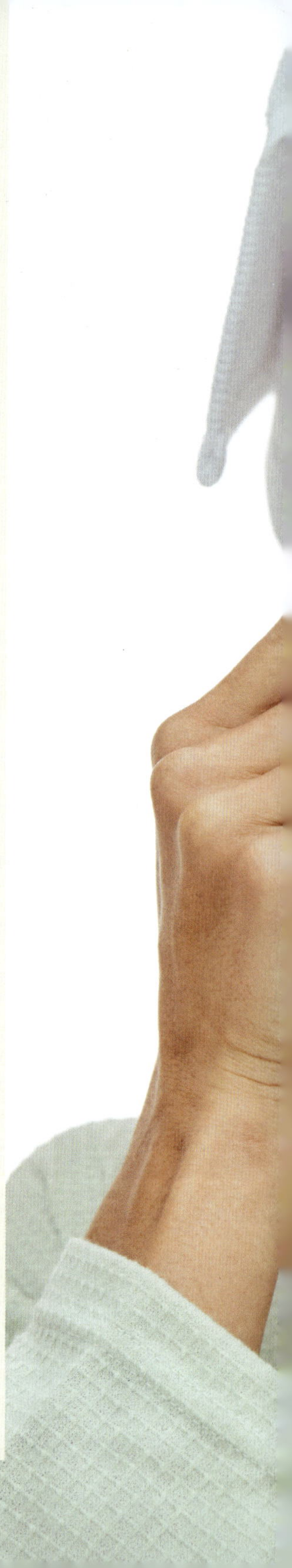

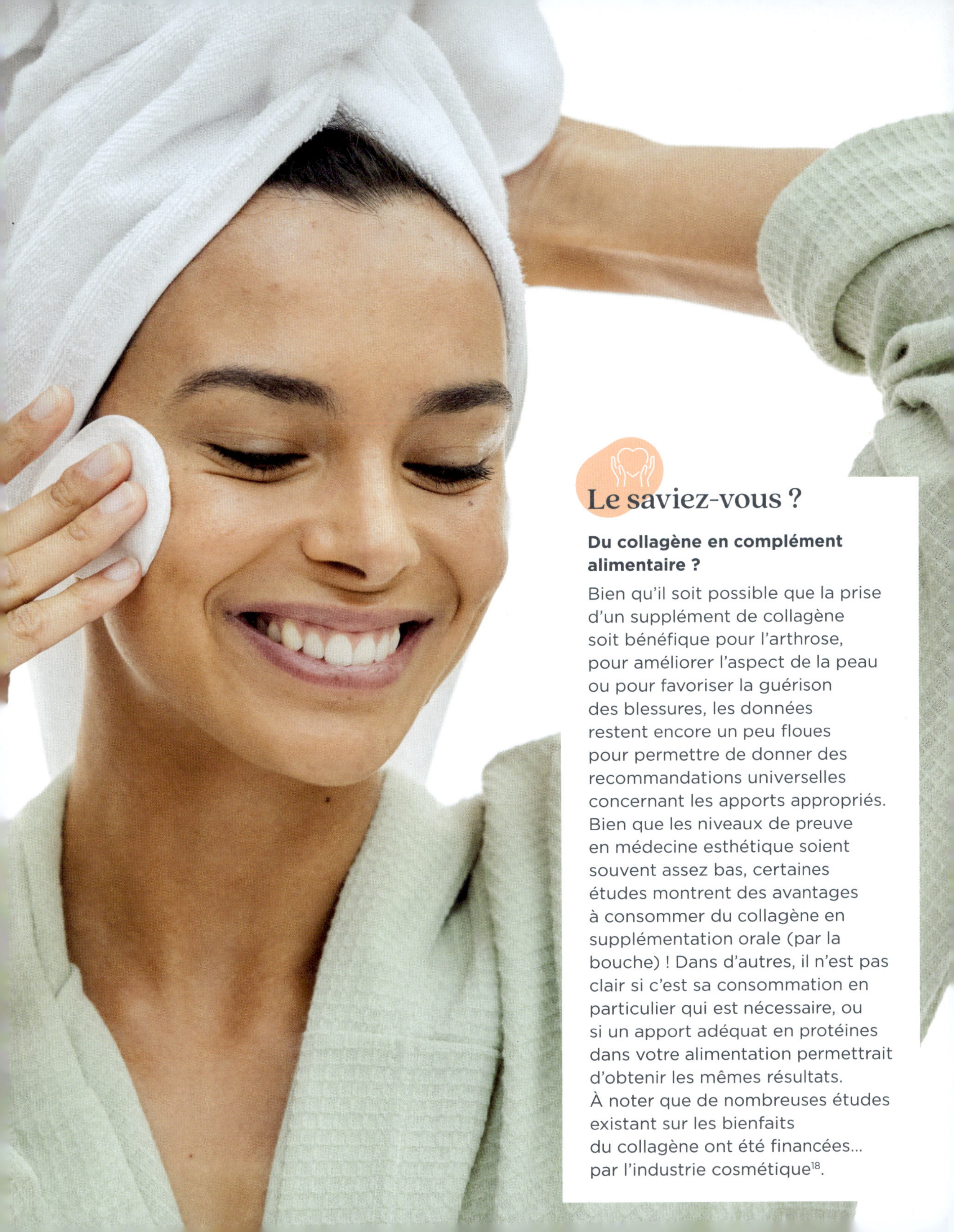

Le saviez-vous ?

Du collagène en complément alimentaire ?

Bien qu'il soit possible que la prise d'un supplément de collagène soit bénéfique pour l'arthrose, pour améliorer l'aspect de la peau ou pour favoriser la guérison des blessures, les données restent encore un peu floues pour permettre de donner des recommandations universelles concernant les apports appropriés. Bien que les niveaux de preuve en médecine esthétique soient souvent assez bas, certaines études montrent des avantages à consommer du collagène en supplémentation orale (par la bouche) ! Dans d'autres, il n'est pas clair si c'est sa consommation en particulier qui est nécessaire, ou si un apport adéquat en protéines dans votre alimentation permettrait d'obtenir les mêmes résultats. À noter que de nombreuses études existant sur les bienfaits du collagène ont été financées… par l'industrie cosmétique[18].

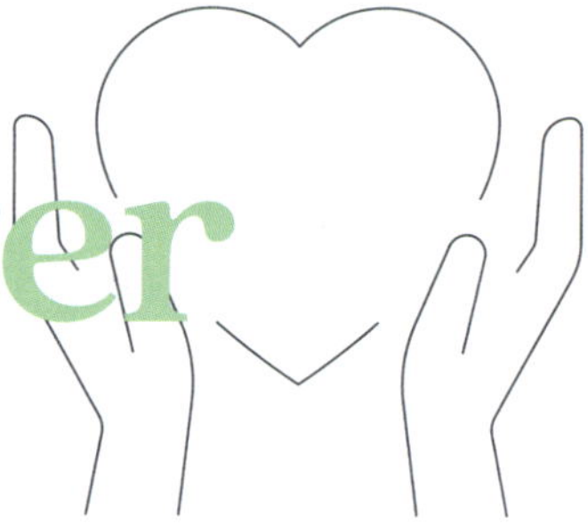

Se protéger du soleil : indispensable

Ah ! le soleil... Il est notre meilleur ami et en même temps notre meilleur ennemi ! Rien de tel qu'une bronzette (pas une cuisson, hein !) au soleil pour recharger ses batteries, booster son moral et sa vitamine D ! Mais attention aux UV, ces rayons ultraviolets que l'on ne voit pas s'attaquent pourtant à votre peau !

LES UV NE SONT PAS NOS AMIS

Les UVA pénètrent plus profondément dans la peau, jusqu'au derme, et sont responsables des taches pigmentaires, du vieillissement de la peau et des rides. Ils participent aussi à l'apparition des cancers cutanés, tout comme les UVB ! Ces derniers provoquent aussi les coups de soleil, qui sont de véritables brûlures de la peau ! Oui, quand vous prenez un coup de soleil, c'est comme si vous étiez une crêpe dans une poêle, vous brûlez à petit feu. *Idem* avec les cabines UV, risquées !

Nous ne sommes pas tous égaux face aux risques du soleil. Certaines personnes à peau claire et cheveux clairs sont beaucoup plus à même d'attraper des coups de soleil et des cancers cutanés, voir ci-après. À force d'être soumises à ces agressions UV, les cellules de la peau vont vieillir, et certaines comme les mélanocytes peuvent se transformer en cellules cancéreuses. Voilà pourquoi on vous embête tout le temps avec ça ! Il est donc essentiel de se protéger des UV, dès le plus jeune âge et toute la vie, en utilisant une protection solaire, idéalement quotidienne. Se protéger du soleil devrait être un réflexe acquis dès le plus jeune âge tant les dommages du soleil sur la peau et la santé se cumulent avec les années. Et il n'y a pas que sous les tropiques qu'il faut s'en protéger ! Les risques engendrés par les rayonnements dépendent de leur intensité, de la durée d'exposition et de son phototype.

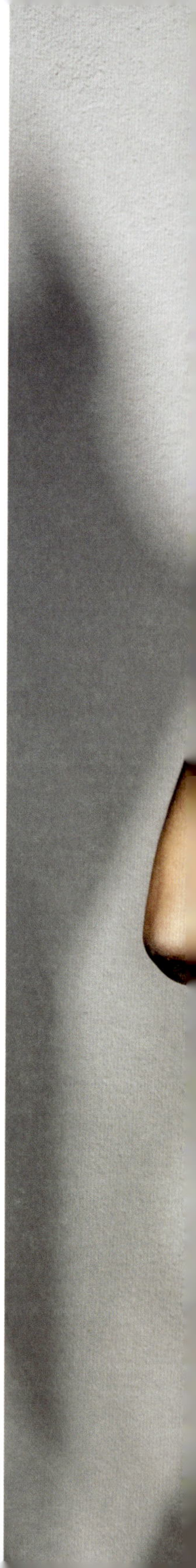

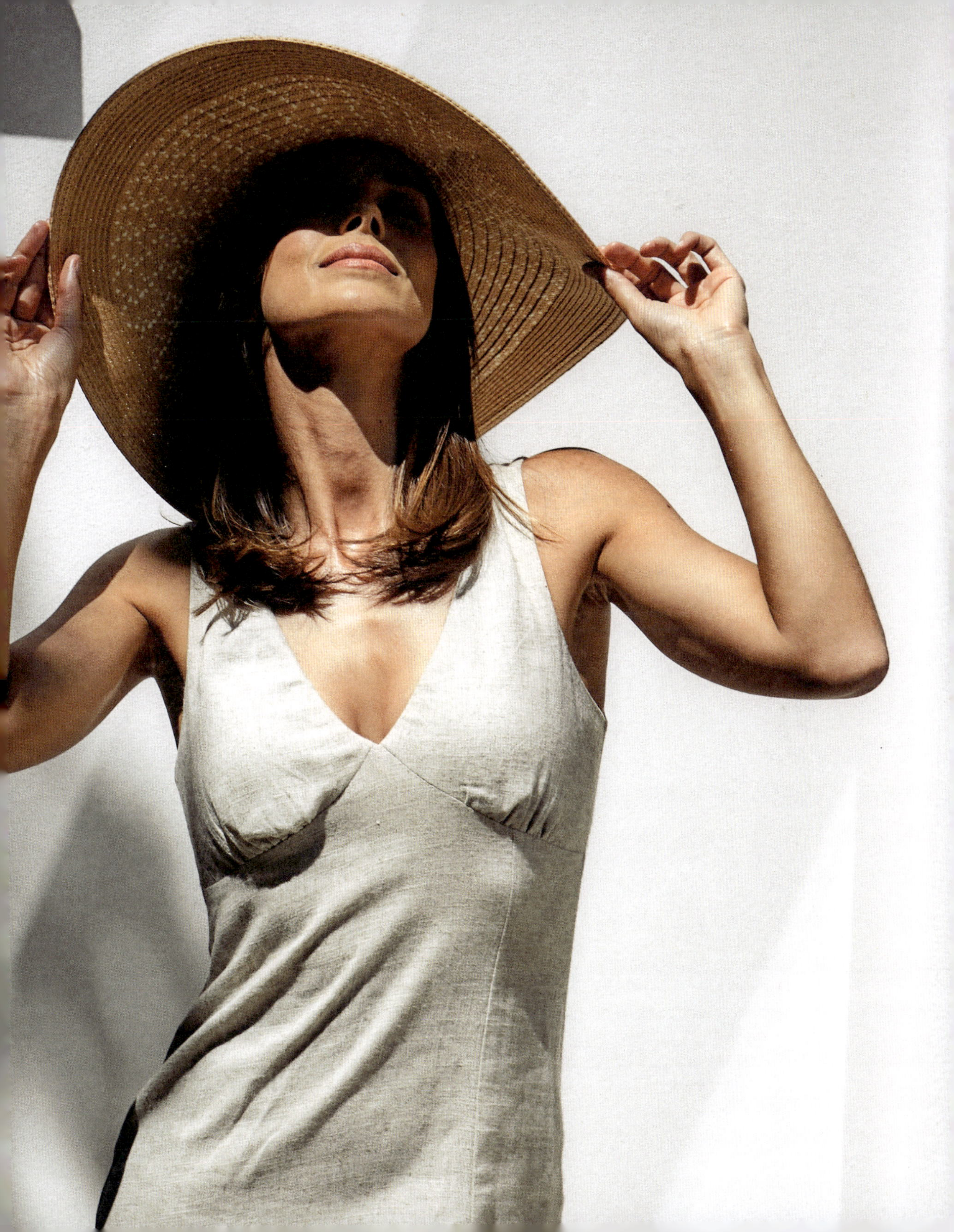

SUIVEZ LES RECOMMANDATIONS !

— **Vérifiez l'indice UV** sur l'application météo de votre Smartphone ! L'exposition aux UV est considérée comme :

- faible pour un indice inférieur à 2 ;
- modérée pour un indice entre 3 et 4 ;
- forte pour un indice entre 5 et 6 ;
- très forte pour un indice entre 7 et 8 ;
- extrême au-delà de 9.

Gare à la réverbération des surfaces claires (sable, eau, neige), qui augmente l'intensité du rayonnement.

— **Recherchez l'ombre et protégez-vous** : parasol, chapeaux à large bord (attention à la nuque !), vêtements amples, longs et de couleur sombre seront vos alliés. Il existe des vêtements anti-UV, recommandés pour vos enfants à la plage.

— **Portez des lunettes de soleil** avec filtre anti-UV.

— **Limitez la durée d'exposition** : c'est la durée cumulée qui présente un danger. Plus elle est courte, plus la peau peut reconstruire ses défenses entre deux expositions. Évitez de vous exposer entre 12 heures et 16 heures, où l'intensité des rayons est maximale.

— **Protégez-vous avec une crème solaire**. La bonne crème, c'est aussi celle que vous prenez plaisir à appliquer. Le choix entre crème, spray, lotion... se fera en fonction de la surface à protéger et du confort d'application. Par exemple, crème pour le visage, stick pour les lèvres, le nez ou le contour des yeux ; lait, spray ou gel pour le corps.

— **Appliquez le produit solaire sur toute la surface du corps** exposée, sans oublier les oreilles, la nuque, le dos des mains et le dessus des pieds... Appliquez une couche épaisse, 30 minutes avant de vous exposer, même s'il y a des nuages, et renouvelez l'application toutes les deux heures !

— **N'oubliez pas de remettre de la crème après la baignade**, même si la crème est dite « résistante » à l'eau, après une activité physique intense ou en cas de transpiration abondante.

QUEL EST VOTRE PHOTOTYPE ?

— **Phototype I** : peau très blanche, cheveux blonds ou roux, yeux bleus/verts. Vous ne bronzez jamais et attrapez très facilement des coups de soleil.

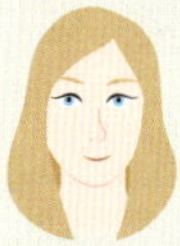

— **Phototype II** : peau claire, cheveux blonds, roux ou châtains, yeux verts/marron. Vous bronzez à peine et attrapez facilement des coups de soleil.

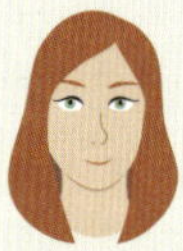

— **Phototype III** : peau moyennement claire, cheveux châtains ou bruns, yeux marron. Vous bronzez progressivement et attrapez occasionnellement des coups de soleil.

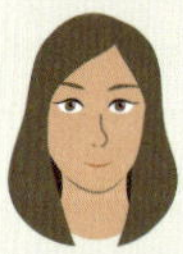

— **Phototype IV** : peau mate, cheveux bruns/noirs, yeux marron/noirs. Vous bronzez facilement et attrapez rarement des coups de soleil.

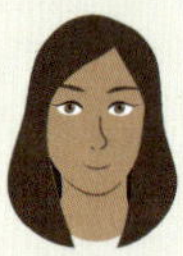

— **Phototype V** : peau très mate, cheveux noirs, yeux noirs. Vous bronzez vite et beaucoup, vous attrapez très rarement des coups de soleil.

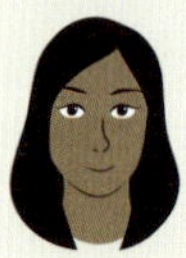

— **Phototype VI** : peau noire, cheveux noirs, yeux noirs. Vous n'avez jamais de coups de soleil.

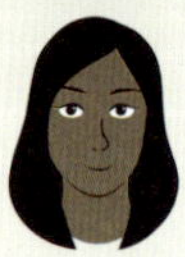

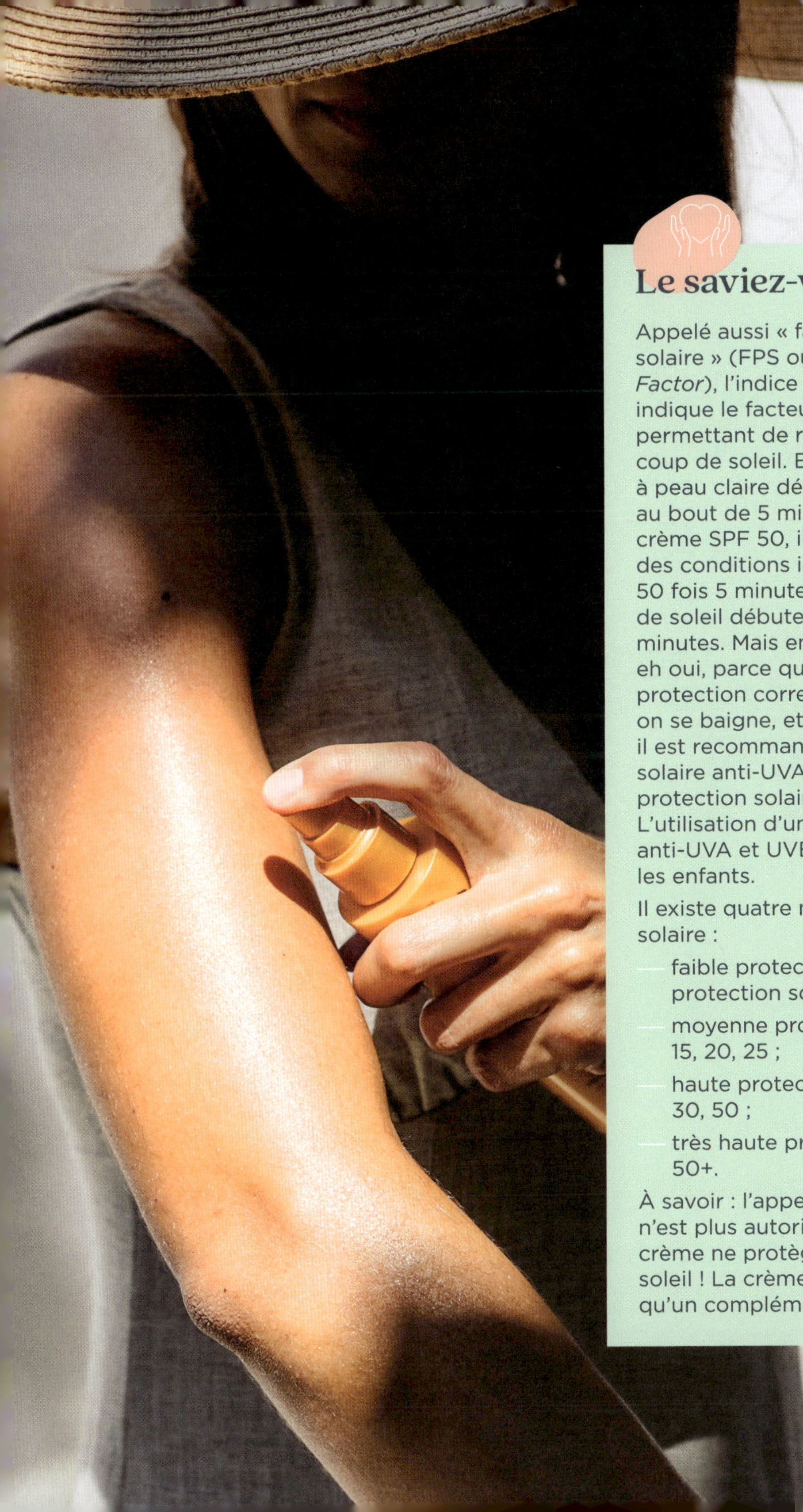

Le saviez-vous ?

Appelé aussi « facteur de protection solaire » (FPS ou SFP pour *Sun Protection Factor*), l'indice de protection solaire indique le facteur temps multiplicatif permettant de retarder l'apparition d'un coup de soleil. Exemple : une personne à peau claire débute un coup de soleil au bout de 5 minutes. Si elle utilise une crème SPF 50, il faudra, en théorie, dans des conditions idéales d'utilisation, 50 fois 5 minutes pour que le coup de soleil débute, soit 4 heures et 10 minutes. Mais en pratique, c'est moins ; eh oui, parce que l'on n'applique pas la protection correctement, on transpire, on se baigne, etc. Pour bien se protéger, il est recommandé de choisir une crème solaire anti-UVA et UVB dont l'indice de protection solaire est de 30 au minimum. L'utilisation d'une crème solaire indice 50 anti-UVA et UVB est indispensable pour les enfants.

Il existe quatre niveaux de protection solaire :

- faible protection : indices de protection solaires affichés 6, 10 ;
- moyenne protection : indices affichés 15, 20, 25 ;
- haute protection : indices affichés 30, 50 ;
- très haute protection : indice affiché 50+.

À savoir : l'appellation « écran total » n'est plus autorisée en France, car aucune crème ne protège complètement contre le soleil ! La crème solaire protectrice n'est qu'un complément aux autres mesures.

Au secours, je souffre d'acné !

Alors là, on s'attaque à un sujet qui me tient à cœur ! Voir son visage rouge, granuleux, parfois déformé, peut engendrer une véritable souffrance psychologique, avec un retentissement majeur sur la confiance en soi. Cette pathologie de la peau touche principalement les adolescents, mais elle concerne de plus en plus d'adultes : une femme sur trois souffre d'acné après 25 ans.

UNE PATHOLOGIE MULTIFACTORIELLE

En effet, l'acné n'est pas liée à une seule cause, mais plutôt à plusieurs raisons combinées.

— Déjà, **l'hérédité** : eh oui, si vos parents ont souffert d'acné, vous avez plus de risque d'en avoir aussi… Youpidou, pas merci la génétique !

— Ensuite, **les changements ou les variabilités hormonales** liées au cycle menstruel : on a des boutons souvent avant les règles, à l'adolescence, pendant la grossesse… Mais aussi à la prise ou l'arrêt de certaines contraceptions hormonales ! Des contraceptions à base de progestatifs seuls ont ainsi tendance à augmenter l'acné, tandis que des contraceptifs œstroprogestatifs peuvent la calmer. C'est pourquoi de nombreuses femmes découvrent qu'elles ont de l'acné à 25, 30 ans lorsqu'elles décident d'arrêter leur pilule contraceptive qu'elles prenaient pourtant depuis l'adolescence…

— **L'hygiène de vie** : l'alimentation, le sommeil, la consommation d'alcool, de tabac jouent un rôle important. Certains aliments peuvent provoquer de l'acné chez certaines personnes, c'est

On en parle

Le régime alimentaire de type occidental serait-il facteur d'acné ?
Il y a peu d'études sur le sujet, néanmoins, il semble que la survenue ou l'aggravation de l'acné soit principalement favorisée par l'une et/ou l'autre de ces trois catégories d'aliments : les sucres à absorption rapide, le lait (principalement de vache) et les acides gras saturés. Les mécanismes physiopathologiques et biochimiques pouvant expliquer cette association sont bien connus. Cependant, les études existantes ne fournissent pas assez de preuves pour émettre des recommandations certaines sur le régime préventif « antiacné ». On peut tout de même conseiller aux préadolescents et adolescents touchés de réduire les aliments riches en lait de vache (notamment écrémé) et les aliments très sucrés. Les études les plus récentes n'ont en revanche pas trouvé de lien solide entre la consommation de chocolat et le risque d'acné ! Ouf, nous sommes sauvés !

très variable ! Ce qui provoque des poussées de boutons chez une personne n'est pas forcément vrai chez une autre !

— Enfin, la routine **cosmétique** a aussi son importance : veillez à vérifier si vos cosmétiques ont été testés et sont estampillés « non comédogènes » (qui ne provoquent pas de boutons).

À CHACUN SON TRAITEMENT !

Vos imperfections vous minent le moral ? Consultez un professionnel de santé (médecin généraliste, dermato, gynéco). En fonction du type d'acné dont vous souffrez, des solutions existent. Mais ce n'est pas parce que votre copine ou copain prend un traitement qui marche bien sur lui/elle qu'il va marcher sur vous ! Après examen de votre peau, votre médecin saura vous conseiller le traitement le plus adapté à votre situation. Sachez néanmoins qu'il existe deux types d'acné :

— l'acné rétentionnelle s'exprime par un excès de sébum, qui ne s'écoule plus normalement et forme un bouchon, formant des points noirs ou boutons blancs. Dans ce cas, les exfoliants kératolytiques (vitamine A ou apparentés) sont prescrits en première ligne : crème à l'adapalène, trétinoïne... ;

— l'acné inflammatoire, quant à elle, est due à une prolifération bactérienne déclenchant une inflammation : papules rouges, voire pustules (purulents).

Le traitement repose sur des antibiotiques, soit locaux soit oraux. En alternative aux antibiotiques oraux, on peut appliquer du peroxyde de benzoyle ou du zinc.

Et pour les **acnés mixtes**, on combine les traitements !

Certaines pilules ont un effet antiacnéique et peuvent être proposées chez les femmes qui en souffrent. Parlez-en avec votre médecin !

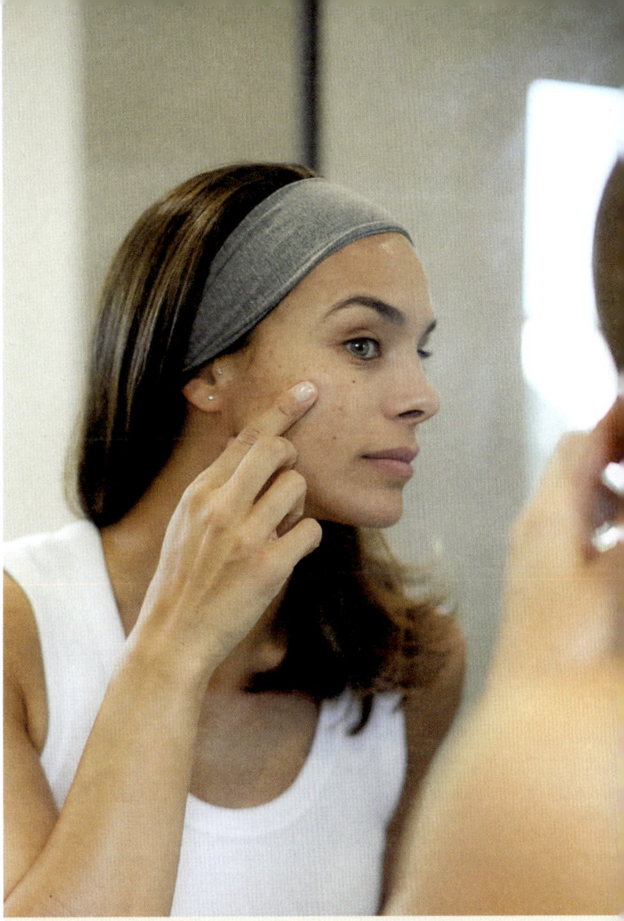

NE TOUCHEZ PAS VOS BOUTONS !

Connaissez-vous la dermatillomanie ? C'est lorsque l'on ne peut s'empêcher de se toucher le visage, d'en scruter le moindre recoin afin de percer chaque bouton, chaque point noir, d'éliminer les imperfections, pour se libérer d'un stress inconscient. Vous le savez, mais je vous le redis : ces manipulations excessives ont l'effet contraire de celui escompté : les imperfections deviennent inflammatoires, rouges, peuvent s'infecter et se multiplier. Et nous voilà dans le cercle vicieux du « je suis stressée, donc j'ai des boutons, donc je les perce, mais ils sont encore plus visibles voire j'en ai de nouveaux, donc ça me stresse, donc je les perce... » Que faire ? Déjà, prenez conscience de votre trouble ! Puis apprenez progressivement à gérer votre anxiété par d'autres moyens de relaxation.

Vieillir en bonne santé

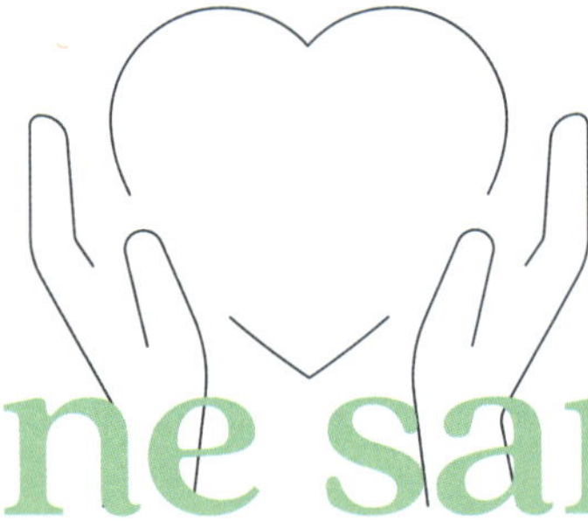

Que se passe-t-il dans le corps lorsque nous vieillissons ? Pourquoi notre corps subit-il tous ces changements, qui finissent par se voir extérieurement et être ressentis intérieurement ? En l'état actuel de nos connaissances, nous pouvons dire que le vieillissement est dû à un ensemble de mécanismes entraînant l'évolution irréversible des cellules, des tissus, donc des organes dont le fonctionnement ralentit. Mais s'il est inéluctable, il est malgré tout modulable ! Bonne nouvelle, on peut agir et retarder le vieillissement !

NOUS NE SOMMES PAS ÉGAUX DEVANT LE VIEILLISSEMENT

Dans l'exercice de mon cabinet – sans être psychologue ni experte gériatrique, je n'oserai jamais le prétendre ! –, je m'interroge : je côtoie des personnes plus ou moins âgées épanouies, actives, toniques, et d'autres isolées, fatiguées, en souffrance. Pourquoi une telle différence ? Je suis bien consciente que la vie est semée d'épreuves, laissant des cicatrices plus ou moins profondes et jouant sur l'épuisement psychique et physique des personnes. Mais ce n'est pas la seule raison : le mode de vie et les habitudes que vous adoptez ont des conséquences plus ou moins bénéfiques sur votre manière de vieillir. Et la façon dont vous vieillissez, physiquement et psychiquement, dépend en partie aussi du regard que vous portez sur vous-même, de la façon dont vous considérez votre corps, selon votre amour-propre. S'accepter tel que l'on est et s'aimer soi-même permet de vieillir beaucoup plus sereinement !

Le saviez-vous ?

Pourquoi vieillit-on ? Il existe plusieurs théories du vieillissement, qui serait dû à :

- la défaillance du système immunologique ;
- le vieillissement cellulaire ;
- les modifications du système endocrinien ;
- la génétique ;
- la diminution de la capacité d'élimination des déchets métaboliques.

L'ADN NE FAIT PAS TOUT !

Notre corps est composé de cellules vivantes, qui respirent, utilisent de l'énergie, se déplacent, se multiplient, se transforment... Nous sommes un amas cellulaire actif ! Ces cellules fonctionnent en suivant notre code génétique : l'ADN. Cet ADN contiendrait des signaux

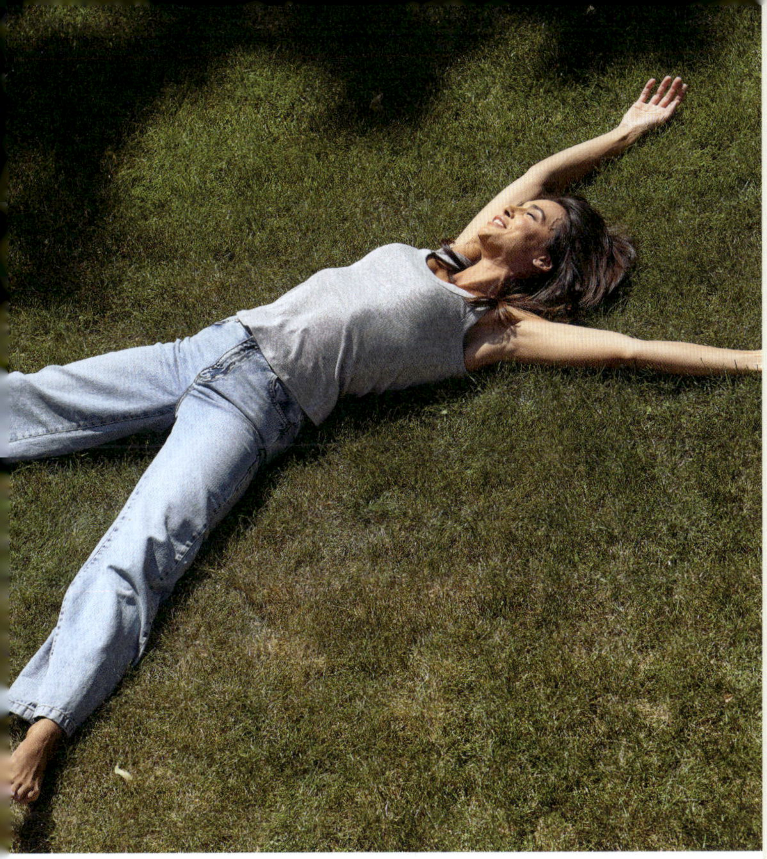

génétiques programmant la mort cellulaire (les télomères). Cette programmation pourrait être comparée à une batterie dont la durée de vie est limitée ! D'où l'importance de la génétique dans le processus de vieillissement. Cependant, de nombreux facteurs internes et externes influencent cet ADN et, donc le vieillissement cellulaire. On peut aussi agir pour stimuler le bon fonctionnement des organes. Plus d'infos page 155.

AU NIVEAU HORMONAL, QUE SE PASSE-T-IL ?

La ménopause

Elle correspond à l'arrêt de la production des ovules par les ovaires, associée à l'arrêt du cycle menstruel, donc la disparition des règles. On peut affirmer la ménopause avec l'arrêt des règles depuis un an après l'âge de 50 ans, mais certaines femmes sont concernées avant. Avec la ménopause, le taux d'œstrogènes diminue, ce qui provoque parfois certains symptômes comme des

FAQ !

Pourquoi je ne grandis plus ?
La croissance dépend de la stimulation hormonale. Elle s'arrête à la fin de l'adolescence avec la fusion des cartilages de croissance au niveau des hanches, des genoux, des coudes, des poignets. Cette fusion s'enclenche sous l'effet des œstrogènes chez la femme et de la testostérone chez l'homme.

Pourquoi mon corps change ?
Le métabolisme corporel dépend aussi de la production hormonale. Avec l'âge, la production de muscle diminue et les cellules deviennent plus grasses. Les muscles se transforment en gras, c'est ainsi qu'avec l'âge, on peut prendre du poids et perdre de la force !

Pourquoi ma peau se relâche-t-elle ?
Comme tous les organes du corps, la peau fonctionne moins bien avec le vieillissement : elle produit moins de collagène, le taux d'hydratation de la peau diminue, ce qui engendre un relâchement cutané avec une perte de souplesse, une peau qui s'affine et l'apparition de rides.

Pourquoi j'ai des cheveux blancs ?
La décoloration des cheveux qui deviennent blancs s'appelle la « canitie » (un mot cadeau pour faire bien en soirée ●). C'est un processus normal du vieillissement lié à une diminution de l'activité des mélanocytes, les cellules de la peau et des cheveux qui produisent la mélanine, le colorant. On sait que les UV, l'inflammation, le stress psychologique accélèrent la décoloration des cheveux, mais cette modification serait réversible en cas de réduction de notre exposition à ces facteurs, selon une étude récente[19]. Donc la bonne nouvelle, c'est que l'apparition des cheveux blancs peut être ralentie !

bouffées de chaleur, des sueurs nocturnes, une irritabilité, des troubles du sommeil, une sécheresse vaginale, un relâchement de la peau… Ces modifications hormonales ont une incidence sur la santé globale des femmes : augmentation du risque cardio-vasculaire, fragilisation des os (ostéoporose), troubles psychologiques.

Chaque femme vit cette période de la ménopause plus ou moins bien. Peut-être parce qu'il y a peu encore, elle était taboue, les femmes n'osaient pas en parler. Très peu de femmes connues et reconnues osaient l'assumer. Loin de moi l'envie de le leur reprocher, au contraire ! Je pense que si elles ne prenaient pas la parole sur ce sujet, c'est qu'elles n'avaient ni la place ni la confiance pour le faire. Le regard de la société porté sur les femmes mûres, longtemps considérées comme « inutiles » ou « défraichies », les poussaient à s'en cacher pour rester désirables. Mais il est grand temps que cela cesse ! Objectivement, certaines femmes vivent très bien leur ménopause, perçue comme une libération du cycle menstruel et la pression contraceptive, tandis que d'autres ont besoin d'aide pour la traverser.

Et l'andropause, ça existe ?

Au niveau médical, on parle plutôt de syndrome de déficit en testostérone lié à l'âge. On ne peut pas parler d'andropause comme de la ménopause, car cette diminution de la production de testostérone est inconstante chez l'homme, alors que la ménopause est inévitable ! Mais le principe est le même : avec l'âge, les testicules produisent moins de testostérone. Avec cette diminution hormonale, des symptômes peuvent apparaître tels que des dysfonctionnements sexuels (baisse de la libido, des érections), des sueurs nocturnes, des troubles du sommeil… Là aussi, l'andropause a une incidence sur la santé globale des hommes avec une fragilisation osseuse, des troubles psychologiques voire des troubles cognitifs (mémoire, attention).

En cas de déficit prouvé par une prise de sang et des symptômes handicapants, on peut prescrire de la testostérone en crème ou par comprimés.

Mes conseils

Pour bien vivre votre ménopause, voici ce que je peux vous conseiller :

- pratiquez une activité physique régulière pour entretenir votre masse musculaire, vos os et limiter la formation des graisses ;
- adaptez votre alimentation, avec une alimentation équilibrée, légèrement moins calorique, pour éviter la prise de poids, et sans épices pour limiter les bouffées de chaleur ;
- limitez les excitants : thé, café et autres sodas, pour limiter l'irritabilité et les bouffées de chaleur ;
- prenez soin de votre sommeil, pour tous ses bienfaits que vous connaissez déjà, sur le corps et l'esprit ;
- l'hypnose, l'acupuncture ou encore le yoga peuvent vous aider à gérer vos symptômes, notamment les bouffées de chaleur !

En cas de symptômes gênants, consultez votre médecin ou gynécologue pour envisager un accompagnement thérapeutique :

- compléments alimentaires, phytothérapie, gels vaginaux, crèmes ou comprimés contenant des hormones.

BONNE NOUVELLE : ON PEUT AGIR POUR MIEUX VIEILLIR !

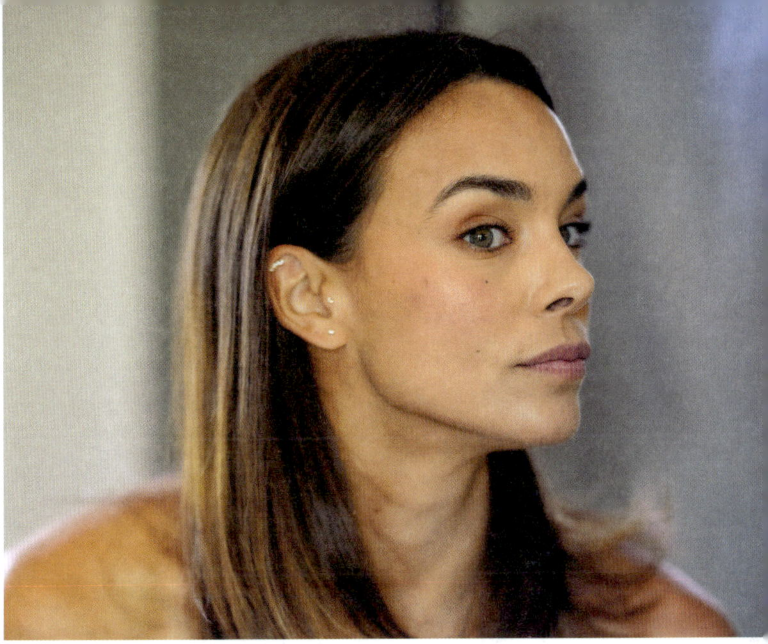

Ralentir le vieillissement, c'est possible, en adoptant de bonnes habitudes. Si je vous dis Okinawa, ça vous parle ? Allez, je vous emmène au Japon, sur l'île d'Okinawa, qui détient le record de longévité mondiale : là-bas, l'espérance de vie est de 86 ans pour les femmes et 78 ans pour les hommes, avec trois fois plus de centenaires qu'en France !

Les « zones bleues »

Ces zones géographiques bien limitées, précises, présentent une population à la longévité vraiment élevée par rapport aux régions voisines. Les personnes vivant dans ces zones ont une génétique commune, elles vivent dans les mêmes conditions et partagent des habitudes d'alimentation locale, d'activité physique et de philosophie de vie, avec peu d'influence extérieure. Outre Okinawa au Japon, Punta la Marmora en Sardaigne, la presqu'île de Nicoya au Costa Rica, l'île d'Ikaria en Grèce et Lomo Linda en Californie.

Comment expliquer que ces populations présentent une longévité extraordinaire alors qu'elles ont une culture et des modes de vie différents ? Il existe plusieurs hypothèses[20] :

— elles vivent en altitude ou dans des reliefs : cet isolement positif les protège-t-il de la mondialisation ? La qualité de l'air et de l'eau est-elle meilleure ?
— une génétique particulière ;
— une alimentation faite de produits locaux, de saison, et peu de produits dérivés de l'industrie alimentaire ;
— un maintien de l'activité physique pendant le vieillissement, même après 80 ans ;
— moins de stress et de troubles psycho-psychiatriques comme la dépression dans chacune des « zones bleues » ;
— des liens sociaux solides, avec le soutien de la communauté pour les personnes âgées.

L'épigénétique : optimiser son vieillissement pour vivre plus longtemps en bonne santé

Je vais essayer de vous expliquer cette notion très intéressante qu'est l'épigénétique. En fait, les cellules de notre corps contiennent toujours un code d'informations : l'ADN. Mais ce code n'est pas utilisé de la même manière en fonction des types de cellules. En gros, l'information est la même, mais elle est interprétée différemment ! Comment expliquer cela ? C'est là que l'épigénétique entre en scène !
Le préfixe épi- signifie « extérieur, superficiel, dessus ». Exemple : l'épiderme, la couche superficielle de la peau, au-dessus du derme. Donc « épigénétique » signifie « action extérieure sur la génétique » ou « ajout d'une couche par-dessus les gènes » !

Il faut faire la différence avec une modification de la séquence de l'ADN, qui s'appelle une « mutation génétique ». Alors que celle-ci est irréversible, l'épigénétique, c'est-à-dire l'activation modulée des gènes, est, elle, réversible ! Ces signaux épigénétiques sont transmissibles lors des divisions cellulaires… D'où l'hypothèse, pas encore démontrée chez l'être humain, que notre épigénétique est peut-être transmise à notre descendance[21] !

Que se passe-t-il si l'interrupteur de gènes est défaillant ?
Les altérations des modifications épigénétiques sont associées à l'apparition de cancers. Imaginez un gène codant pour des modifications cellulaires tumorales qui, au lieu d'être éteint, se retrouve allumé… Eh bien il devient un « oncogène », un gène favorisant le développement de cancers ! Les altérations des modifications épigénétiques sont aussi associées à l'apparition de nombreuses maladies comme le diabète, l'obésité, les maladies neurodégénératives…
Aujourd'hui, la recherche scientifique s'attarde donc à trouver des médicaments pour corriger les mécanismes épigénétiques, et de fait, les maladies exprimées : les « épimédicaments » !

Mais qu'est-ce qui détermine notre épigénétique ?
Vous le devinez déjà : eh oui, ce sont notre environnement et nos habitudes de vie qui influencent nos gènes ! Les apports en nutriments, les perturbateurs endocriniens, le tabac *and co*… Néanmoins, les mécanismes par lesquels l'exposition environnementale dérégule l'épigénome ne sont pas complètement élucidés[22] !

UNE HISTOIRE D'INTERRUPTEUR !

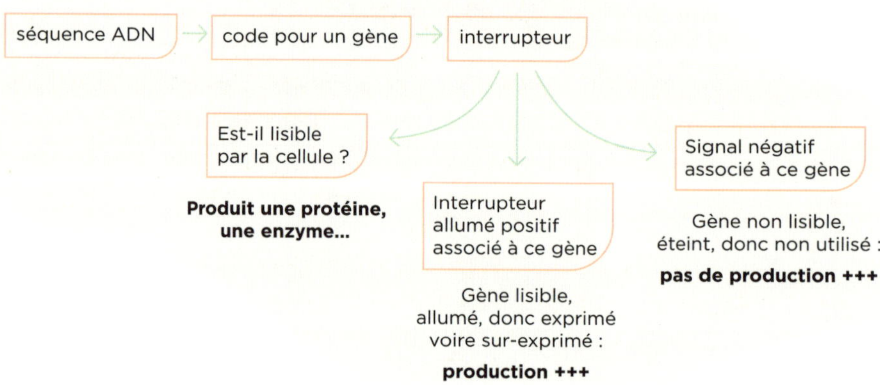

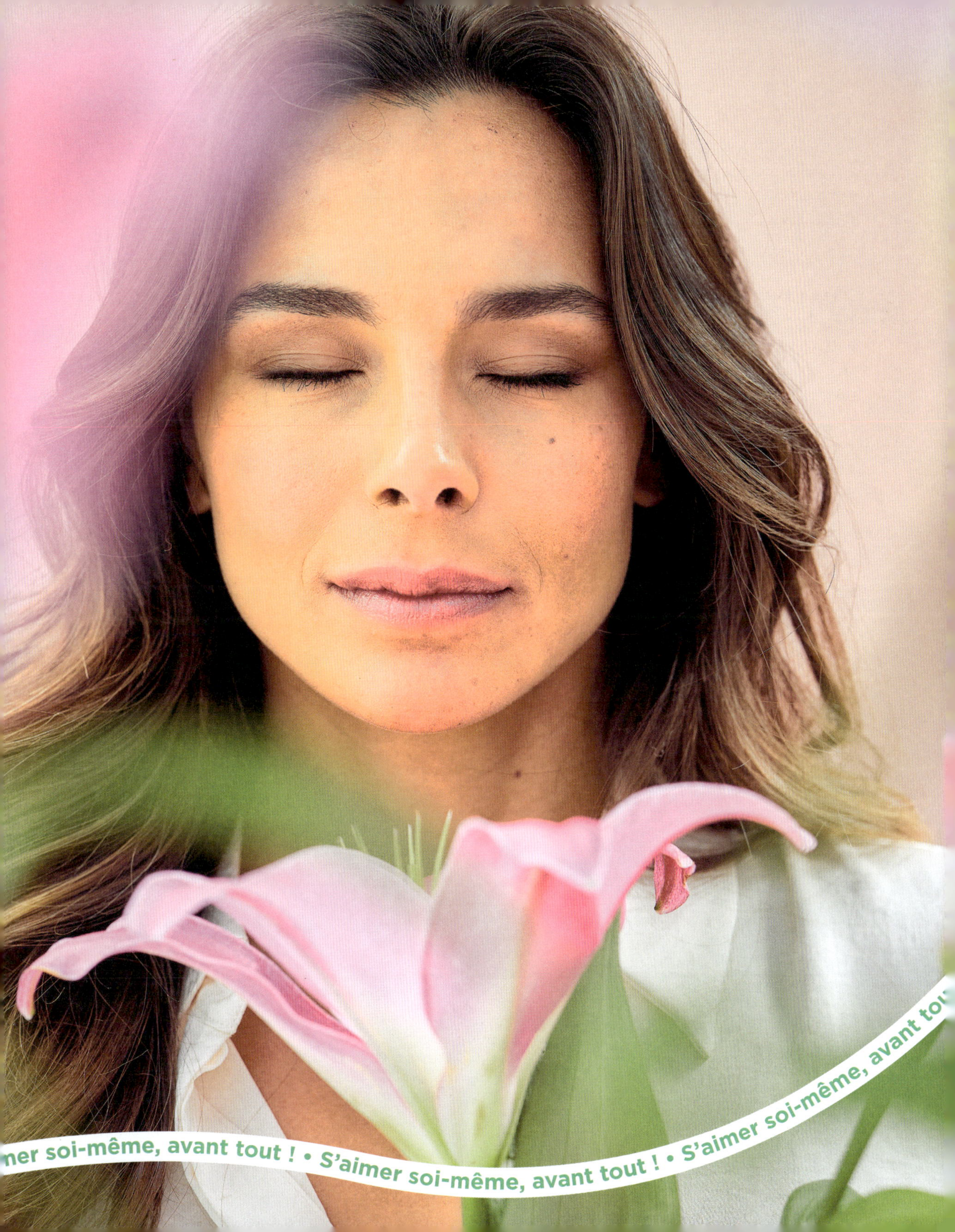
ner soi-même, avant tout ! • S'aimer soi-même, avant tout ! • S'aimer soi-même, avant tou

LA MÉDECINE ESTHÉTIQUE POUR ATTÉNUER LES SIGNES DE L'ÂGE ?

avec l'éclairage du Dr Frédéric Lange, chirurgien esthétique - @dr.lange

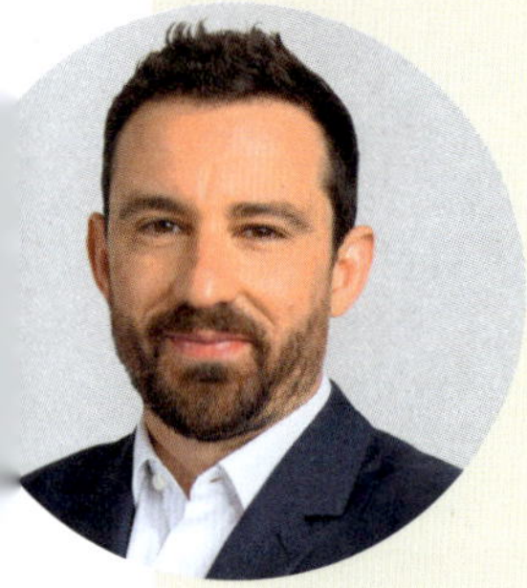

Vieillir, constater et accepter ses changements physiques et psychiques peut être difficile à vivre pour certaines personnes ; libre à chacun de vouloir ralentir et atténuer les signes de l'âge. Aujourd'hui, c'est possible grâce aux progrès de la médecine esthétique antiâge !

Selon le Dr Lange que j'ai interrogé sur le sujet, « *Les techniques d'esthétiques ont considérablement évolué depuis 20 ans. Cette discipline encore jeune et qui se cherchait propose désormais des résultats bien plus subtils et naturels qu'il y a 30 ans. Ces techniques se sont démocratisées mais il convient de garder à l'esprit qu'il s'agit de techniques médicales : elles présentent donc des bénéfices et des inconvénients dont il est indispensable de parler avec son chirurgien avant de se lancer.* » Devant l'essor de cette pratique et ses dérives, notre rôle de professionnels de santé est donc de vous délivrer une information fiable. Que l'on soit pour ou contre n'est pas la question ! Véritable chirurgie du beau, du précis, dans le souci du détail, la médecine esthétique est une pratique **médicale spécialisée et encadrée**. Attention aux arnaques qui fleurissent partout, notamment sur les réseaux sociaux !

Le Botox®, c'est quoi ?

Il s'agit de la toxine botulique diluée des milliers et milliers de fois de façon à être inoffensive. Elle est utilisée en neurologie, en urologie et dans d'autres disciplines médicales depuis des décennies. En esthétique, son utilisation est plus récente. Celle-ci est injectée dans les muscles responsables de rides (ride du lion, rides du front, etc.) afin de les relâcher et les mettre au repos temporairement environ 6 mois. Le but est de corriger, « estomper » les rides d'expression. Les effets s'installent en quelques jours et durent en moyenne 6 mois. Bien réalisée, il estompe les rides sans figer le visage. La principale complication est le ptôsis (chute temporaire de la paupière) par injection mal contrôlée.

L'acide hyaluronique, c'est quoi ?

On en a déjà parlé page 144. Grâce à son effet repulpant, l'injection d'acide hyaluronique permet le comblement des rides et la restauration de volumes mais l'effet est transitoire : entre 6 mois et 12 mois en fonction des zones du visage. Bien réalisée, les résultats ne se voient pas ou plutôt repulpent le visage sans le déformer. Les risques ? Si les injections sont mal réalisées ou dosées, on peut avoir un effet « *overfilled* » trop rempli du visage. Le risque principal est l'injection accidentelle dans un vaisseau du visage. Cette « occlusion artérielle » peut avoir des effets graves allant jusqu'a la nécrose.

Le saviez-vous ?

Dans le viseur de la direction générale de la Concurrence, de la Consommation et de la Répression des fraudes, les influenceurs. En effet, ils font la promotion de cosmétiques, de compléments alimentaires, de programmes minceur, pire, d'injections à visée esthétique par des esthéticiens et non-professionnels de la santé, au mépris des règles sur la publicité et surtout de notre santé ! Le risque, ce sont des procédures mal réalisées avec parfois des produits falsifiés[23]. Plusieurs procédures ont été ouvertes à leur encontre.

Les fils tenseurs : l'alternative au lifting ?

Il s'agit de fils résorbables lisses ou crantés (présentant des micro-accroches). Ils sont insérés sous la peau, d'un point A à un point B, pour la retendre sur ce trajet. En complément de l'effet tenseur, ils permettent de stimuler la production de collagène. La pose ne laisse normalement pas de cicatrices. Les fils crantés ont un effet immédiat, tandis que les fils lisses agissent en quelques semaines. Ils se résorbent en 6 mois, laissant place à des fils de collagène créés par le corps ! Puis l'effet se dissipe en 1 à 2 ans...

Les risques ? Les effets indésirables peuvent être ceux des corps étrangers introduits dans le corps : risque d'infection, d'inflammation, de rejet, mais aussi des œdèmes ou des douleurs persistantes.

Le lifting : une véritable opération du visage

Sous anesthésie locale ou générale, le chirurgien décolle la peau et parfois même, les muscles superficiels du visage afin de les replacer et remettre en tension. En gros, on décolle puis retend la peau du visage. Dans les suites, le visage présente un œdème, parfois des bleus et les cicatrices sont discrètes entre l'oreille et les cheveux. Plus rarement, troubles de la sensibilité, nécrose, paralysie faciale temporaire... L'effet final se voit plusieurs mois après.

Les prothèses mammaires : banalisées mais pas sans risques ! Réalisées en chirurgie ambulatoire, le taux de satisfaction chez les patientes est de 98%.

Bien que cette chirurgie soit banalisée aujourd'hui, il ne faut pas oublier les risques de la pose de prothèses mammaires : hématomes, inflammations, infections, ainsi que des difficultés de cicatrisation. À terme, la prothèse peut se déplacer, se déformer, se percer... L'incidence du cancer du sein chez les femmes porteuses d'implants est la même que dans la population générale. Avec les techniques radiologiques modernes, la prévention du cancer du sein se fait dans les mêmes modalités que les patientes non implantées.

Mes conseils

Prenez le temps de bien réfléchir avant de vous lancer dans la chirurgie esthétique ! Il existe toujours un risque dans les procédures : infection, allergie, rejet... Sans parler des troubles psychologiques qui peuvent survenir après les procédures, comme la dysmorphophobie ou l'addiction ! Gare à la piqûre bas de gamme...

N'allez pas à l'étranger parce que « c'est moins cher » : il y a beaucoup moins de réglementations qu'en France et le service après-vente est quasi inexistant.

Alors voici mes conseils :

1- Faites-vous toujours accompagner par des médecins esthétiques diplômés
2- Prenez plusieurs avis.
3- Prenez un délai de réflexion avant de passer au bloc !

La liposuccion : l'aspirateur des graisses !

Cette technique est utilisée pour aspirer la graisse sous la peau, grâce à une canule (un petit tuyau). Elle doit être réalisée sur une peau suffisamment tonique pour se rétracter. La liposuccion permet de remodeler les zones du corps considérées comme disgracieuses par le patient. Il ne s'agit pas d'une technique d'amaigrissement global mais uniquement localisée. Mais là encore, il s'agit d'une véritable chirurgie ! Avec des effets indésirables possibles : bleus, douleurs, irrégularités possibles.

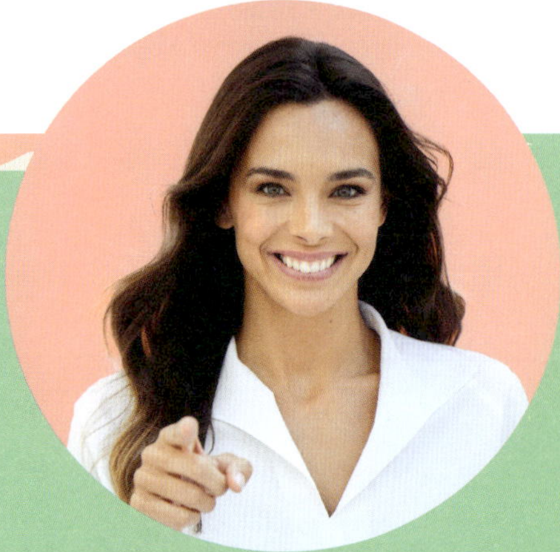

Mes super-conseils pour bien vieillir

Je vous donne ma recette miracle, juste histoire de faire semblant qu'il en existe une !
Le combo gagnant pour bien vieillir, c'est : bien manger, bien bouger, limiter les toxiques, bien dormir, être stimulé, sourire, être entouré. Évidemment, plus vous adoptez ces bonnes habitudes jeune, mieux c'est ! Mais la bonne nouvelle, c'est qu'il n'est jamais trop tard, youpidou ! Les bénéfices sur votre santé physique et mentale existent à tout âge !
Je vous l'ai dit précédemment, les cellules vieillissent, les organes vieillissent… Mais je vous rassure, si le fonctionnement organique diminue, il reste performant !

1- Bien manger

C'est avoir une alimentation variée et équilibrée, toute la vie *of course* !

— Augmenter la part de protéines pour lutter contre la fonte musculaire.
— Augmenter la part de calcium pour lutter contre la fragilisation osseuse.
— Faire le plein d'oméga-3 pour la santé des neurones et d'antioxydants pour lutter contre le vieillissement cellulaire : les deux retardent les maladies neurodégénératives.

2- Bien bouger

L'activité physique est encore une fois votre meilleure alliée santé pour contrer les effets du vieillissement. Elle permet :

— de réduire l'apparition des maladies chroniques liées à l'âge, en améliorant les capacités cognitives, ce qui favorise le maintien de l'autonomie ;
— de renforcer la structure osseuse pour lutter contre l'ostéoporose et diminuer le risque de fracture ;
— de limiter la fonte musculaire pour lutter contre les douleurs articulaires, l'affaissement postural (le fait que l'on se courbe, que les vertèbres se tassent…) ;
— d'entretenir la santé cardio-vasculaire pour limiter l'hypertension artérielle, la bonne contractilité du cœur ;
— d'entretenir la capacité pulmonaire avec les muscles respiratoires et de favoriser la bonne oxygénation des neurones et de reculer les maladies neurodégénératives !

3- Limiter les toxiques

Alcool, tabac, drogues accélèrent le vieillissement par excès d'oxydation, destruction cellulaire… Mais aussi pollution environnementale, avec les perturbateurs endocriniens…

4- Bien dormir

- Entretenir son sommeil[24] avec un rythme adapté pour améliorer son bien-être psychique, lutter contre la fatigue.
- Faire des siestes pour récupérer !

5- Être stimulé

Le vieillissement normal s'accompagne d'une diminution du nombre de neurones et d'un déclin cognitif léger et progressif. Mais, alléluia, le cerveau est un organe extraordinaire, où les neurones se connectent entre eux sans arrêt.

Entretenir ses capacités cognitives (mémoire, attention, raisonnement, communication) passe par la stimulation. Mais comment être stimulé ? Par la nouveauté ! Qui dit nouvelles expériences dit apprentissages. Donc restez curieux, testez de nouvelles choses, en lisant, en découvrant un nouveau loisir, en apprenant de nouvelles langues, techniques…

La stimulation cognitive recule les maladies neurodégénératives comme Alzheimer.

6- Être entouré et être positif

Une vie sociale participe à vous stimuler :

- les échanges sociaux sont l'occasion d'apprentissages et entretiennent la cognition. Ils procurent en outre des bienfaits émotionnels ;
- l'entourage représente également une stimulation quotidienne pour bouger davantage ;
- elle renforce votre état d'esprit positif : être entouré est la meilleure résilience face aux épreuves de la vie ! Les liens sociaux permettent le recul des maladies neurodégénératives, encore et toujours !

7- Mais aussi suivre sa santé !

Par les dépistages, les vaccins, la prévention… Justement, j'en parle page 163.

Le saviez-vous ?

Quelle activité physique et mentale pour les seniors ?

Pour les adultes de plus de 65 ans, l'OMS rappelle l'importance des activités physiques de la vie quotidienne à travers des loisirs créatifs et du sport plaisir. Bien évidemment, la pratique d'une activité physique doit, je cite, « être raisonnée et adaptée à l'état de santé, à la condition physique et aux capacités fonctionnelles du sujet ». En résumé, elle doit s'adapter aux capacités et aux préférences de la personne. Si vous êtes sportif depuis toujours et en bonne santé, vous pourrez pratiquer une activité physique relativement intense, comparé à une personne âgée qui est sédentaire ou qui souffre d'une maladie chronique, pour qui la reprise sera très progressive avec des séances courtes à faible intensité. Mots d'ordre : accompagnement individualisé, progressivité en toute sécurité.
Le secret de la longévité physique : combiner des exercices d'endurance, de renforcement musculaire, d'assouplissement mais aussi des exercices d'équilibre ! Concernant les activités stimulant la mémoire : les jeux de logique, de calculs, les mots croisés ou encore les jeux de carte sont conseillés !

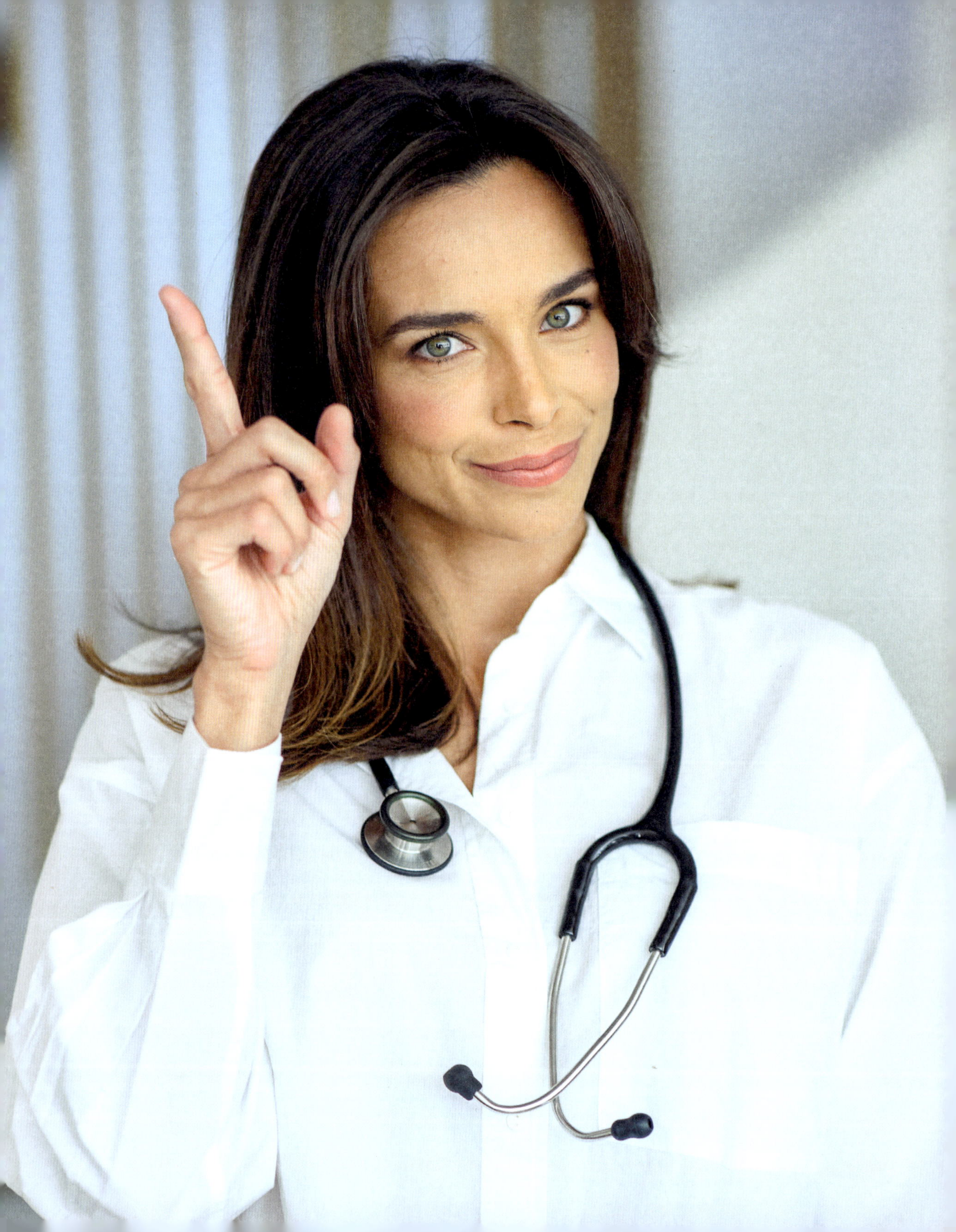

Prévenir plutôt que guérir

SUIVRE SA SANTÉ TOUT AU LONG DE SA VIE

Voici ce en quoi je crois profondément et depuis toujours : il vaut mieux prévenir que guérir. Prendre sa santé en main avant qu'elle ne se dégrade.

Tandis que la médecine moderne s'attache à trouver des remèdes aux maladies, on en oublie un peu la base : ne pas tomber malade ! Heureusement, aujourd'hui, la prévention retrouve une place essentielle dans l'espace public avec les spots télé « ne mangez pas trop gras, trop sucré, trop salé », « les antibiotiques, c'est pas automatique », mais aussi le mois de novembre sans tabac, Octobre Rose pour le dépistage du cancer du sein, l'activité physique pour tous… Tout ça, ça vous parle forcément ! Cependant, je pense que l'on peut faire encore mieux !

Prenez votre santé en main !

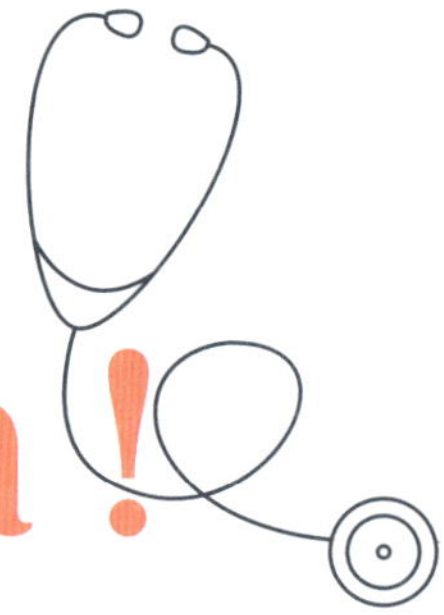

Je l'ai remarqué au cabinet, beaucoup de patients rechignent à suivre leur santé. Ils consultent rarement et bottent en touche quand je leur parle de dépistage du cancer colorectal, de corriger leur taux de cholestérol, de diminuer le tabac… Ils n'ont pas l'envie, ils n'y croient pas et abandonnent littéralement, lâchant finalement un : « Il faut bien mourir de quelque chose ! » Alors oui, je suis d'accord avec cette fatalité, mais je réponds toujours : « Le plus tard possible ! Qu'en pensez-vous ? »

VOUS ÊTES L'ACTEUR N° 1 DE VOTRE SANTÉ

J'aimerais sincèrement que vous réalisiez que vous êtes votre meilleur atout santé ! Nous, médecins, ne sommes finalement que des conseillers, des relais d'informations, des lanceurs d'alerte. À vous de vous en saisir pour maîtriser au mieux votre santé et ainsi votre vie future. Si nous vous prescrivons un médicament pour lutter contre l'hypertension et éviter ses complications futures (insuffisance cardiaque, AVC, insuffisance rénale, troubles cognitifs… oui, tout ça) et que vous ne le prenez pas malgré nos explications, nous ne pourrons rien faire de plus pour vous. Malheureusement, ce genre de situation arrive bien trop souvent, et je pense que ces comportements sont dus à de nombreux facteurs :

— **la diminution de la confiance accordée aux soignants et à la médecine moderne** : comment en sommes-nous arrivés là ? La faute aux scandales sanitaires, au manque de transparence ? Pour une information honnête, il faut être transparent avec les patients et leur parler des bénéfices, mais aussi des risques des traitements ;

— **la peur de la maladie, dite « technique de l'autruche »** : vous la voyez, cette autruche, la tête plantée dans le sol, qui ne veut ni entendre ni voir ? Alors oui, ça fait peur d'être malade, mais dans la plupart des cas, ça se soigne ! À vous de voir si vous préférez avoir une chance de guérir ou pas… ;

— **le manque d'information sur les bénéfices/risques des comportements préventifs et trop de désinformation** : l'accès à l'information est tellement facilité aujourd'hui que n'importe qui peut partager une opinion, un point de vue, et le faire passer pour une information objective. Ce qui engendre un grand fourre-tout, on ne sait plus démêler le vrai du faux. Soyez très vigilant : on voit, on lit et on entend de tout ! Pourtant, lorsque l'on parle de médecine, on parle de science. On parle de données mesurées, de faits objectivés, et pas d'opinions ! La désinformation tue des gens qui arrêtent leurs traitements médicamenteux, qui refusent une chimiothérapie, pensant que le régime alimentaire à base de céleri les sauvera... (Scoop : c'est faux). Les *fake news*, comme on dit en anglais, sont un véritable fléau. Ayez toujours le réflexe de vérifier les sources ;

— **le manque d'accompagnement personnalisé des patients** : pas assez d'écoute, d'empathie, de compréhension, d'honnêteté, de temps, de moyens financiers et humains, sans parler des vieux médecins paternalistes. Il faudrait aussi une médecine à double sens dans la relation médecin/patient. Or la médecine se pratique de plus en plus à la chaîne avec un risque de déshumanisation.

Bon, c'était le décor sombre. Je vais plutôt tenter de vous convaincre de miser sur votre plus grand atout en prenant en main votre santé ! Le meilleur atout aux cartes, c'est le 1... Dites-vous que vous êtes votre numéro 1 ! D'autant plus que prendre soin de vous est statistiquement plus rentable que jouer au casino : je vous assure que vous avez beaucoup plus de chances de gagner (des années de vie !).

CONSULTER, C'EST POUVOIR ÊTRE RASSURÉ

La démarche de consulter n'est pas évidente pour tout le monde, je le conçois totalement : déjà, **l'accès aux soins est limité dans certaines zones de désert médical**, engendrant un coût financier pour le patient et lui demandant une organisation de son emploi du temps, ce qui peut provoquer un stress supplémentaire...

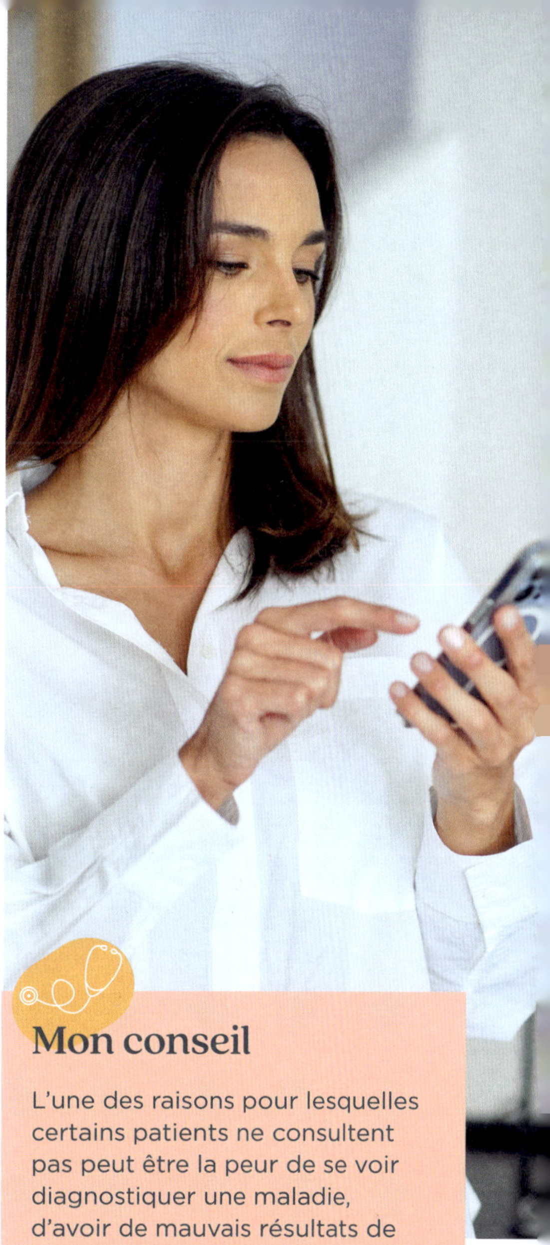

Mon conseil

L'une des raisons pour lesquelles certains patients ne consultent pas peut être la peur de se voir diagnostiquer une maladie, d'avoir de mauvais résultats de prise de sang... À nous, médecins, de rassurer, d'accompagner et de donner des informations accessibles. Dans un monde idéal, je vous conseillerais de trouver un médecin qui vous correspond, qui prend le temps de vous expliquer ce qu'il fait et pourquoi, qui vous écoute et vous conseille.

Rappelons la chance que nous avons d'avoir la Sécurité sociale (pour combien de temps encore, ça, je ne le sais pas...) qui, contrairement à ce qui se passe dans de nombreux pays, nous permet d'avoir un suivi de notre santé à un coût supportable. Juste pour comparaison, regardez le prix d'une consultation ailleurs...

Le coût moyen des consultations médicales dans 10 pays

GÉNÉRALISTE		SPÉCIALISTE
71 €	Royaume-Uni	135 €
83 €	États-Unis	112 €
67 €	Canada	92 €
51 €	Australie	78 €
46 €	Suisse	76 €
44 €	Chine	75 €
43 €	Mexique	65 €
40 €	Japon	57 €
29 €	Thaïlande	41 €
25 €	Maroc	37 €

D'autant plus que quelques consultations par an restent bien moins chères qu'un traitement à prendre à vie ! Je vous donne un exemple concret : il vaut mieux surveiller son taux de sucre dans le sang en réalisant une prise de sang tous les ans, éventuellement aller consulter une diététicienne pour changer ses habitudes alimentaires, que de développer un diabète sans le savoir, constater que sa santé est altérée (reins, yeux, cœur et vaisseaux touchés) et devoir prendre un traitement à vie tout en risquant des opérations, des complications...

Concernant le manque de temps, je peux l'entendre, mais je refuse cet argument : si on trouve du temps pour regarder la télé, aller à la salle de sport ou au restaurant, on en trouve pour notre santé ! Aujourd'hui, on peut même consulter un médecin (voire son médecin traitant) en téléconsultation, depuis chez soi ou son lieu de travail : pratique pour dépanner !

Le dernier enjeu reste donc de restaurer la confiance entre le médecin généraliste ou spécialiste et le patient. Je vous assure que nous sommes impliqués et motivés pour vous aider ! La plus grande satisfaction du médecin, c'est de réussir à soigner ses patients. Nous avons donc le même objectif !

Le saviez-vous ?

L'hypertension artérielle est une pathologie souvent silencieuse (hormis les maux de tête, la fatigue, des vertiges parfois...), donc mal diagnostiquée en France. On estime qu'un Français hypertendu sur deux ne sait pas qu'il souffre de cette maladie ! Or l'hypertension artérielle a des conséquences sur les vaisseaux artériels, les reins, le cerveau et le cœur, qui se fatiguent plus vite qu'ils ne devraient. Alors si vous voulez garder un cœur en bonne santé, il vaut mieux savoir si vous avez de l'hypertension et la traiter dans ce cas. Sachez que les femmes représentent plus de la moitié des décès causés par l'hypertension artérielle. Pourtant, cette affection cardio-vasculaire courante est encore souvent considérée comme un risque important pour la santé des hommes.

LES RÉPONSES À VOS QUESTIONS !

Est-ce VRAIMENT nécessaire d'avoir un suivi ?

Oui, c'est nécessaire d'avoir un suivi de santé ! Il sera plus ou moins assidu selon votre profil, votre âge, vos antécédents, etc. Le médecin généraliste est votre interlocuteur privilégié pour répondre à toutes vos questions, sans tabou, pour suivre votre santé physique et votre santé mentale, et vous orienter vers des spécialistes si nécessaire. Aucun autre professionnel de soin n'est aussi polyvalent (oui, je survends mon métier, mais évidemment que de nombreux autres médecins spécialisés sont polyvalents !).

Si je vais BIEN, pourquoi consulter ?

Par exemple, pour parler :

— de votre pratique sportive, éventuellement faire un bilan de santé avant cette pratique ;

— de vos éventuelles habitudes toxiques : tabac, alcool, drogues… Évaluer si vous en connaissez les risques, vous accompagner pour arrêter ;

— de tout ce qui touche à la sexualité : faire un dépistage des IST (infections sexuellement transmissibles), parler libido, contraception, couple… ;

— de travail, de santé mentale ;

— d'un projet de grossesse…

Bref, les sujets sont vastes ! D'autant que plus on avance en âge, plus on a été exposé à des facteurs de risques, et plus le risque de maladie augmente. Alors si c'est votre cas, vous avez tout intérêt à consulter régulièrement !

Faire une prise de sang de routine, c'est utile ?

Ça dépend pour qui, quand et laquelle ! En fait, je vous annonce un scoop : il n'existe pas de recommandation officielle pour réaliser une prise de sang à tel âge et à telle fréquence ! L'utilité d'une prise de sang va dépendre de vos symptômes, de vos besoins et de votre profil de santé ! Souvent, les patients souhaitent réaliser une prise de sang de routine pour vérifier que tout va bien. Dans ce cas, la prise de sang peut être un moyen de répondre à la question et de les rassurer partiellement. Ensuite, en fonction de votre mode de vie, de vos antécédents personnels et familiaux, le médecin évalue le risque de développer certaines pathologies et va définir une prise de sang personnalisée si nécessaire.

— Exemple : vous vous sentez fatigué → on peut rechercher des carences, une inflammation, évaluer le taux de globules rouges globules blancs, la thyroïde…

— Exemple : il y a un antécédent d'hypercholestérolémie dans votre famille → ça peut être bien de vérifier votre cholestérol, des facteurs de risque cardio-vasculaires, le foie…

— Exemple : vous avez pris du poids dernièrement → contrôle de la thyroïde, des facteurs de risques cardio-vasculaires…

— Exemple : vous avez pris des risques sexuels → bilan IST nécessaire.

EN VRAI, à QUOI ça sert d'être suivi ?

Comme je vous le disais, être bien suivi au niveau médical permet d'anticiper et prévenir certaines maladies, pour vivre longtemps en bonne santé ! Vérifier sa tension artérielle, faire le dépistage des cancers…, bref, s'assurer que tout va bien. On sait que la prise en charge précoce du cancer par exemple permet d'améliorer les chances de guérison ! Pourtant, le taux de dépistage en France est encore trop bas. Ainsi, près de 35 % de la population a réalisé un test de dépistage du cancer colorectal en 2020-2021, un chiffre en hausse par rapport à la période précédente (2018-2019) mais toujours en deçà du standard européen (45 %). Il est également utile de mettre à jour ses vaccinations (*cf.* page 185 pour le calendrier mémo vaccinal, page 184 pour les dépistages et les recommandations).

Savoir que tout va bien, c'est quand même cool, non ? Je vous propose, en suivant votre santé, de retirer l'épée de Damoclès au-dessus de votre tête. Je le vois régulièrement avec les patients à qui je propose un bilan IST : au début, ils sont perplexes, un peu inquiets, et quand les résultats tombent, qu'ils sont négatifs, ils sont soulagés ! Et si jamais on découvre une pathologie, eh bien on la traite rapidement pour limiter les complications.

LE CAS PATIENT

Voici un exemple concret d'une consultation habituelle en médecine générale. Une jeune femme en bonne santé vient consulter pour un deuxième épisode de douleurs lombaires aigües, c'est ce que l'on appelle un lumbago. Un motif habituel.
→ Si je m'arrête à son motif principal, la consultation peut durer à peine 10 minutes, le temps de l'interroger un peu sur ses douleurs, de l'examiner et de lui délivrer une ordonnance de kinésithérapie, parfois d'anti douleurs. Mais j'en profite pour discuter avec cette patiente : elle est heureuse, en couple depuis quelques mois. Je lui demande si elle et son/sa partenaire ont fait un dépistage des IST : « Ah non, mais c'est une bonne idée ! » Par la même occasion, je lui rappelle de faire son frottis de dépistage, ici, au cabinet ou chez un(e) gynéco ou une sage-femme. Je l'interroge sur ses habitudes : elle s'est remise à fumer et dort moins car elle est stressée par son nouveau job. L'occasion de parler de la consommation de cigarettes, de partager quelques conseils pour son sommeil, de mieux gérer son stress… De lui ouvrir la porte si elle souhaite que l'on en reparle à l'occasion.

Autre exemple : une personne âgée vient renouveler son ordonnance de traitement anti-hypertenseur habituel.
→ Si je m'arrête à son renouvellement, là encore, je peux être efficace ! Interrogatoire sur ses symptômes, examen cardio-vasculaire, et hop ! j'imprime l'ordonnance. Mais cette consultation peut aussi être l'occasion de discuter de son activité physique quotidienne. Elle fait du jardinage : un bon point ! Ah oui, on doit justement faire le rappel pour le vaccin du tétanos car le dernier date… de 47 ans ! Je lui explique aussi l'importance de faire du renforcement musculaire. Elle envisageait de s'inscrire à un cours de gym douce, la voilà confortée dans son idée !

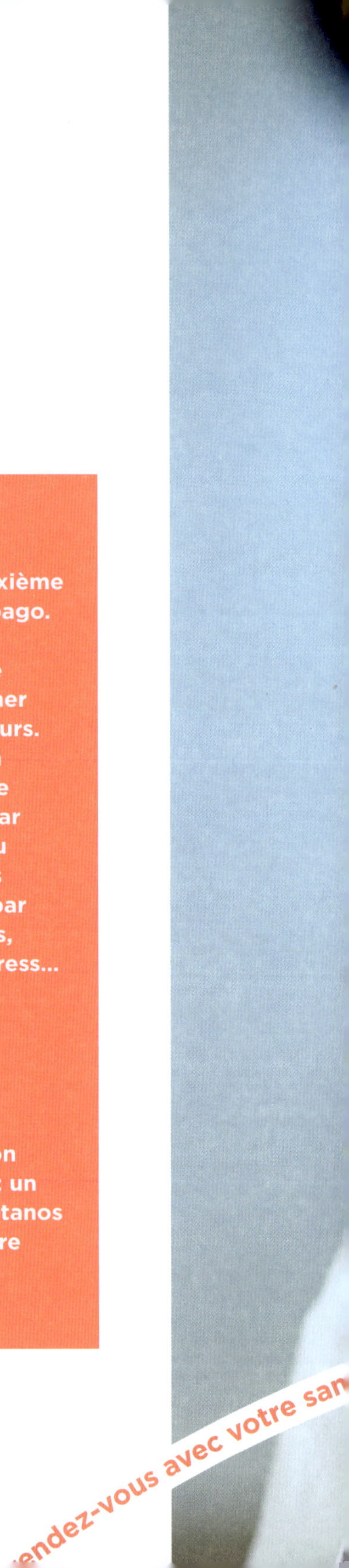

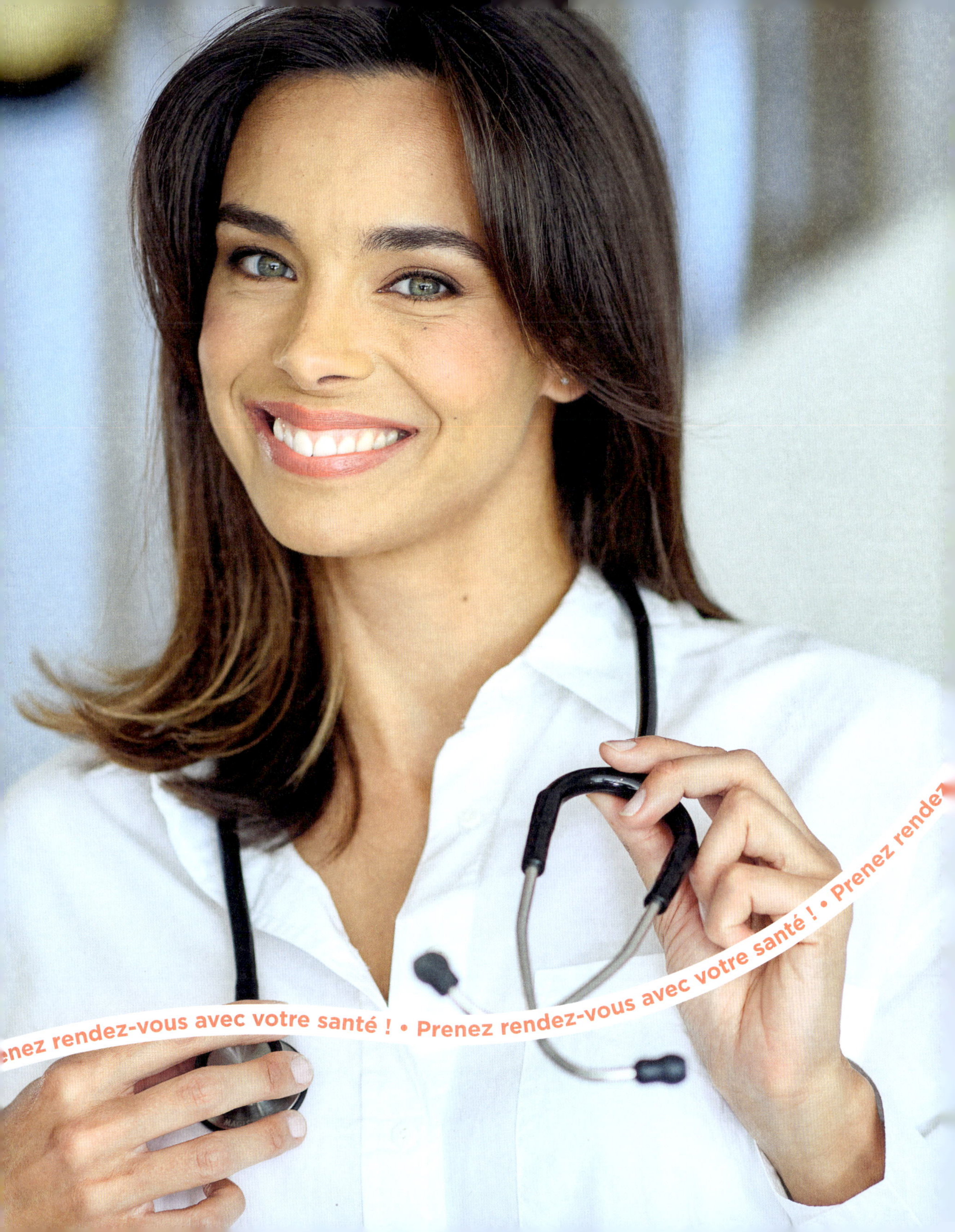
enez rendez-vous avec votre santé ! • Prenez rendez-vous avec votre santé ! • Prenez rendez

Vaccins : des infos, pas d'intox

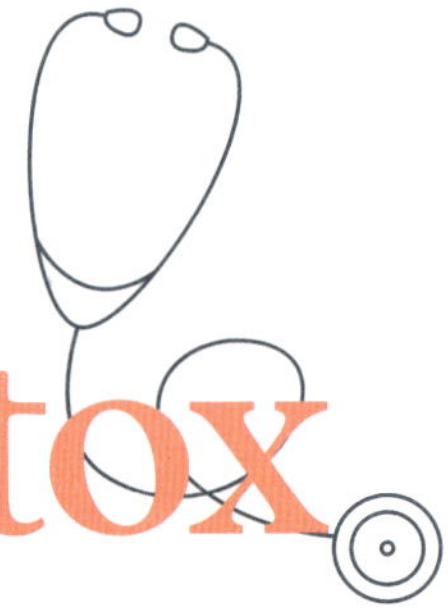

Dès le plus jeune âge, dès quelques mois de vie, on nous bassine avec les vaccins ; j'utilise volontairement ce mot car c'est ce que me répètent une partie de mes patients. Mais en réalité, quelle chance nous avons d'avoir des vaccins !

FRANCHEMENT, ÇA SERT À QUOI DE SE FAIRE VACCINER ?

Vacciner son enfant, ou soi-même, c'est stimuler son système immunitaire pour qu'il lutte plus efficacement contre des maladies graves et mortelles comme la rougeole, le tétanos, l'hépatite B, la méningite bactérienne… Les vaccins diminuent énormément le risque de mourir de ces maladies. Vacciner son enfant, c'est aussi participer à la protection des autres enfants de ces maladies *via* l'immunité collective !
Le seuil de la population vaccinée pour induire une immunité collective dépend de la contagiosité de la maladie : il est par exemple de 80 % pour la diphtérie et de 90-95 % pour la rougeole. Dans le cas d'une maladie infectieuse non transmissible, comme le tétanos, tout le monde doit être vacciné pour être protégé.
Malheureusement, on a l'exemple des effets catastrophiques du manque de vaccination avec les épidémies de rougeole observées dans le monde. Autant d'hospitalisations et de décès évitables : 2 636 cas en France en 2019, dont 732 hospitalisés et 2 décès…

COMMENT SAVOIR SI JE DOIS ME FAIRE VACCINER OU FAIRE VACCINER MON ENFANT ?

En santé, chaque décision et chaque recommandation reposent sur un principe très simple : la balance bénéfices/risques. La balance B/R des vaccins est positive, c'est-à-dire que la personne vaccinée obtient beaucoup plus de bénéfices à se faire vacciner que de risques à ne pas le faire !

Il existe des vaccins obligatoires, notamment pour des maladies graves et mortelles comme l'hépatite B, la méningite, la rougeole, l'infection à pneumocoque… Et d'autres qui sont recommandés, pour des maladies moins fréquentes ou moins létales comme la grippe, la gastroentérite à rotavirus… Le hic, on l'a vu ces dernières années, est que les réseaux d'information numériques permettent la circulation démentielle de fausses informations, avec un vrai préjudice pour les gens qui les croient. Certains vaccins ont été décriés dans le passé, là aussi pour de mauvaises raisons, comme le vaccin contre l'hépatite B. Je vous le rappelle, le virus de l'hépatite B provoque une infection du foie qui, quand elle s'installe, a des conséquences graves : une hépatite B chronique évolue souvent vers une cirrhose, une destruction de la structure et de la fonction du foie. La cirrhose est mortelle et fait aussi le lit du cancer du foie ! Alors que le vaccin était soupçonné, à tort, d'augmenter le risque d'autisme, TOUTES les études scientifiques étaient rassurantes : il n'y a aucun risque supplémentaire de développer telle ou telle maladie quand on se fait vacciner avec ce vaccin.

1,4 MILLION D'ENFANTS DÉCÈDENT CHAQUE ANNÉE DANS LE MONDE FAUTE D'AOIR ÉTÉ VACCINÉS.

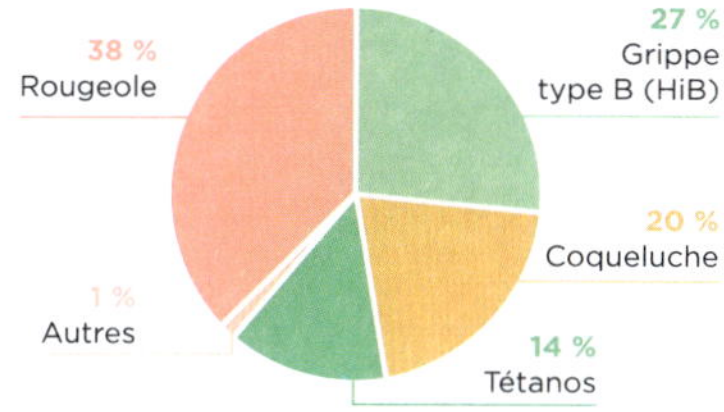

UN MICROBE CIRCULE BEAUCOUP MOINS DANS UNE POPULATION VACCINÉE

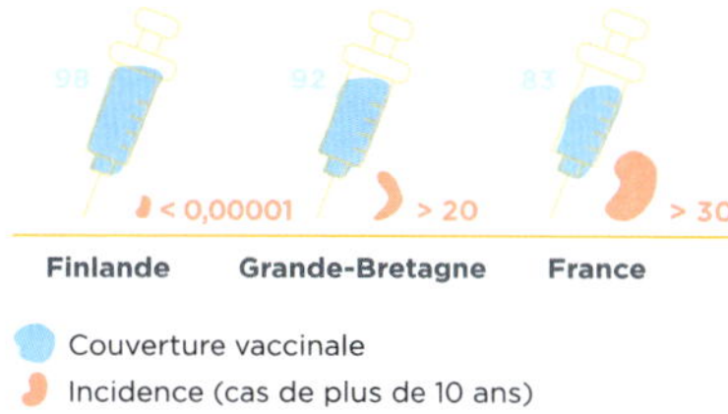

Mon conseil

N'oubliez pas vos rappels !

Le vaccin DTP (diphtérie-tétanos-poliomyélite) est à refaire régulièrement pour relancer votre immunité contre le tétanos, une infection dangereuse qui se contracte par une plaie *via* de la terre ou du métal rouillé.

Le rappel de la coqueluche doit être fait chez une femme enceinte, les jeunes parents ou l'entourage d'un nourrisson pour mieux le protéger de cette infection sévère.

Voir le tableau mémo vaccinal page 186 et les dépistages page 185.

Et le Covid-19 alors ?

Ce virus fait maintenant partie des virus courants, provoquant des épidémies périodiques. Un peu comme la grippe. Bien que l'on n'ait peu de données sur les effets indésirables des vaccins à long terme, on applique la même logique de la balance bénéfices/risques : dans l'état actuel des connaissances, la vaccination est utile et recommandée chez les personnes particulièrement fragiles pour limiter les formes graves et diminuer les décès.

Le saviez-vous ?

La vaccination antigrippale pour les personnes fragiles

Chaque année, la vague de grippe engendre des décès, notamment chez les personnes fragiles – les personnes âgées ou ayant un déficit immunitaire. Les vaccins antigrippaux sont modifiés chaque année pour correspondre aux nouvelles souches de grippe arrivant dans notre pays. Ils diminuent la sévérité des infections grippales même si leur efficacité varie chaque année.

Santé sexuelle : zéro tabou entre nous !

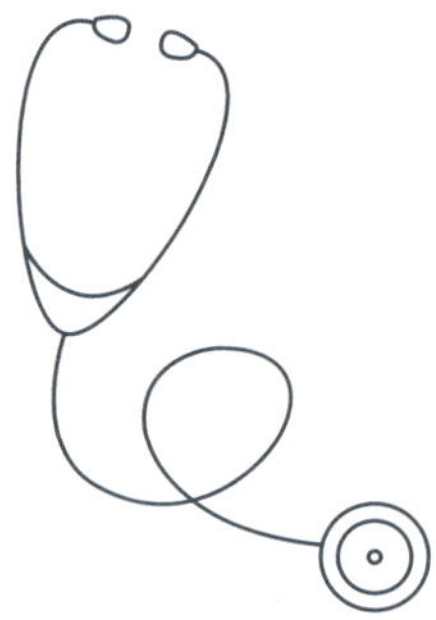

Stop aux tabous, stop aux non-dits ! La sexualité est un versant très important de notre santé, physique et mentale. Encore une fois, corps et esprit sont très liés dans la sexualité. Tandis que la parole se libère enfin sur ce sujet, que les gens ont accès à l'information, on voit pourtant une augmentation du nombre d'infections sexuellement transmissibles. Et en parallèle, on voit la fertilité diminuer à cause de notre environnement toxique...

J'ai du mal à comprendre que l'on en soit là aujourd'hui, avec tous les moyens que nous avons de nous faire dépister, l'accès aux préservatifs, les traitements pour nous soigner... Aussi, il me tient à cœur de vous livrer des infos utiles et pratiques pour que vous puissiez vivre votre sexualité de manière sereine !

C'EST QUOI, LES IST ?

IST signifie « infections sexuellement transmissibles » (on ne dit plus MST, c'est *has been* et connoté comme des pathologies graves). Selon l'OMS, les IST ont une incidence directe sur la santé sexuelle et reproductive à travers la stigmatisation, la stérilité, les cancers et les complications de la grossesse. Vous connaissez déjà leurs petits noms, enfin peut-être pas tous ?

Les guérissables

La syphilis : infection bactérienne un peu vicieuse, qui donne des symptômes variés et qui, si elle n'est pas traitée, peut s'attaquer au cerveau, aux articulations, au fœtus...
La chlamydia : là encore, une bactérie un peu vicieuse, qui quand elle infecte les organes génitaux de la femme ne donne pas toujours de symptômes mais peut détériorer sa fertilité ! Eh oui, ce n'est pas rien !
Le gonocoque : cette bactérie s'attrape par des rapports sexuels oraux ou génitaux. Elle provoque ce que l'on appelait avant « la

Le saviez-vous ?

C'est quoi, le chemsex ?

Il s'agit de pratiques sexuelles sous usage de drogues (*Chemical Sex*), en couple ou en groupe, où les participants prennent des drogues pour potentialiser leurs sensations. Mais ces pratiques, vous vous en doutez, sont très risquées pour la santé, à cause des effets dangereux des drogues mais aussi du risque d'IST beaucoup plus élevé.

chaude-pisse » chez l'homme : des brûlures urinaires, et globalement des infections des voies génito-urinaires chez l'homme et chez la femme.

Le mycoplasme génital : une petite bactérie responsable de nombreux désagréments génitaux chez l'homme et chez la femme.

Le trichomonas : un parasite, cette fois, qui provoque une infection des voies urogénitales chez l'homme et chez la femme, avec notamment des pertes bizarres.

Les partiellement guérissables

Les virus des hépatites B et C sont particuliers : quand ils infectent le corps, ils se logent dans le foie. Soit l'organisme réussit à les éliminer, soit les virus continuent à se développer et à détruire le foie.

— L'hépatite B se transmet facilement *via* le sang, le sperme, les sécrétions vaginales. C'est un virus très contagieux. Il n'existe pas de traitement pour guérir de l'hépatite B, mais on peut la contrôler. L'infection peut être asymptomatique ou donner des symptômes variés.

— L'hépatite C n'est pas une IST à proprement parler, mais le virus est très contagieux et peut se transmettre par contact avec du sang, lors des règles, de rapports anaux ou de pratiques traumatisantes (où ça crée des plaies, où ça saigne…). Il existe aujourd'hui des traitements pour guérir de l'hépatite C.

Le papillomavirus : on en parle page 177.

Les non-guérissables

Le VIH : le virus de l'immunodéficience humaine s'attaque au système immunitaire de la personne. Si ce dernier est complétement détruit, on parle du stade sida, stade avancé de la maladie risqué pour la vie du malade. Heureusement, aujourd'hui, on peut vivre normalement avec le VIH si on prend correctement un traitement quotidien qui a pour but de détruire un maximum de virus, faisant chuter à 0 le taux du VIH dans le sang.

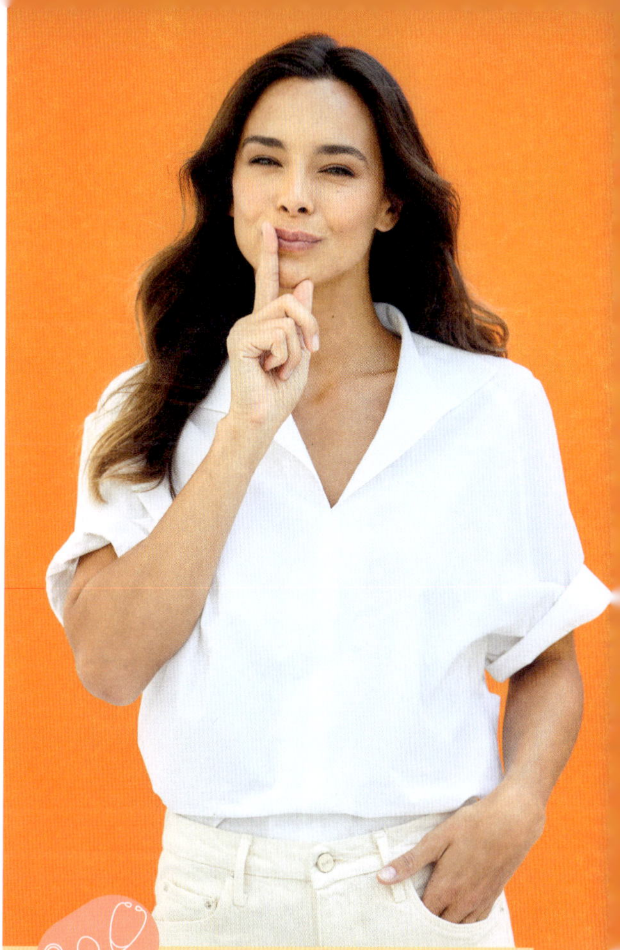

Le saviez-vous ?

La PrEP, c'est quoi au juste ?

Il s'agit d'un traitement médicamenteux pour éviter d'être infecté par le VIH lorsque l'on prend des risques sexuels, principalement pour les hommes ayant des rapports sexuels avec des hommes. Mais il ne protège pas des autres IST et nécessite un suivi médical précis.

Prescrit par un médecin, il se prend de deux manières différentes : soit à la demande, avant les rapports sexuels et pendant plusieurs jours après, chez les hommes ; soit de manière continue chez les femmes.

L'herpès génital : ce virus provoque des éruptions de boutons douloureux au niveau génital. Malheureusement assez vicieux, il se cache du système immunitaire et stagne dans les ganglions à vie, en provoquant parfois des récidives de boutons…

GOOD NEWS, LES TESTS SONT « GRATUITS » !

Le dépistage des IST s'est enfin démocratisé ! Si vous cherchez à réaliser un dépistage d'IST, plusieurs options s'offrent à vous :
— parlez-en à votre médecin, à une sage-femme, pour avoir une ordonnance et réaliser les tests en laboratoire ;
— allez directement au laboratoire, même sans ordonnance, et faites gratuitement un test pour le VIH. Les autres sont encore payants dans certains centres pour l'instant ;
— allez en CeGIDD (Centres gratuits d'information, de dépistage et de diagnostic), des centres gratuits donc, anonymes et accessibles à tous ;
— allez dans un centre de santé sexuelle, où les dépistages sont gratuits ;
— les associations de lutte contre le sida et autres associations proposent des dépistages gratuits ;
— les Pass (Parcours d'accès spécifique santé) ont une permanence pour les personnes en situation de précarité, démunies, sans couverture médicale.

Le saviez-vous ?

Les préservatifs gratuits : un accès rapide et sans frein pour une meilleure lutte

Depuis le 1er janvier 2023, deux marques de préservatifs masculins sont délivrées gratuitement en pharmacie pour les moins de 26 ans. Il suffit de donner son âge ou de présenter sa carte Vitale ! Cette mesure veut lutter contre les IST et améliorer la contraception. On en trouve aussi dans les centres de dépistage, les associations de lutte contre le VIH/sida, dans les centres de santé sexuelle, dans les centres médico-sociaux, les missions locales, les points Écoute-jeunes, à l'infirmerie du collège ou du lycée, dans les centres d'animation ou les MJC…

Mes conseils

À qui s'adresser pour la contraception ?

À un médecin généraliste, gynécologue ou sage-femme ! Il existe aujourd'hui de nombreux moyens contraceptifs, renseignez-vous pour trouver le vôtre ! Plus d'infos sur https://questionsexualite.fr/choisir-sa-contraception

À qui m'adresser si j'ai des soucis au niveau sexo ?

Avant tout, je voudrais vous rassurer. La sexualité n'est pas un long fleuve tranquille. Elle change et évolue selon votre âge, la période de votre vie, vos envies et vos désirs. Et parfois, certains soucis de santé retentissent sur votre sexualité ! Donc si vous faites face à des difficultés dans votre sexualité, n'ayez pas honte d'en parler avec votre médecin. Vous pouvez aussi vous adresser à un psychologue ou à un spécialiste de ces questions : un sexologue.

QUE FAIRE EN CAS DE RAPPORT SEXUEL NON PROTÉGÉ ?

— **Risque d'attraper une IST : pensez à faire le dépistage !**
Vous pouvez vous faire dépister entre deux à trois semaines après l'exposition aux IST, selon le type d'infection et les circonstances de contamination.
Gonocoque : 3 à 7 jours après, par analyse d'urine ou prélèvement local génital et oral.
Chlamydia : 3 à 14 jours après, par analyse d'urine ou prélèvement local génital et oral. Je vous conseille donc d'attendre 2 semaines pour faire ces deux analyses combinées, sauf si des symptômes apparaissent avant !
Syphilis : dès 2 à 4 semaines après par prise de sang mais il faudra recontrôler à 3 mois pour une certitude.
Hépatite B et C : dès 4 semaines par prise de sang mais il faudra recontrôler à 3 mois pour une certitude.
VIH : par prise de sang avec recherche directe du virus dès 3 semaines après et test sérologique fiable après 6 semaines. Autotest possible par piqûre au bout du doigt après 3 mois.

— **Si vous n'avez pas de contraception : risque de grossesse non désirée.**

— **Penser à la pilule du lendemain !**

Il existe deux types de pilules du lendemain. Il est également possible de poser un DIU (dispositif intra-utérin ou stérilet) en contraception d'urgence.

Petite info importante si vous avez pris un risque sans contraception : la pilule du lendemain est maintenant délivrée gratuitement en pharmacie pour toutes, mineures et majeures ! N'attendez pas ! Elle est à prendre le plus rapidement possible après le rapport à risque – maximum jusqu'à 5 jours après. L'efficacité diminuant avec le délai de prise, je recommande la plus grande vigilance : faites un test de grossesse à distance, 2 semaines après le rapport. Attention, la pilule du lendemain n'est pas un moyen de contraception à long terme !

QUE FAIRE EN CAS DE GROSSESSE NON DÉSIRÉE ?

Il est possible en France de réaliser une IVG (interruption volontaire de grossesse) jusqu'à 16 semaines sans règles (14 semaines de grossesse) : soit par médicament, jusqu'à 9 semaines sans règles (7 semaines de grossesse), soit par chirurgie, par une aspiration, jusqu'à 16 semaines sans règles (14 semaines de grossesse) dans un centre de santé sexuelle et dans les centres d'orthogénie dans les hôpitaux.

Suivez vos dépistages !

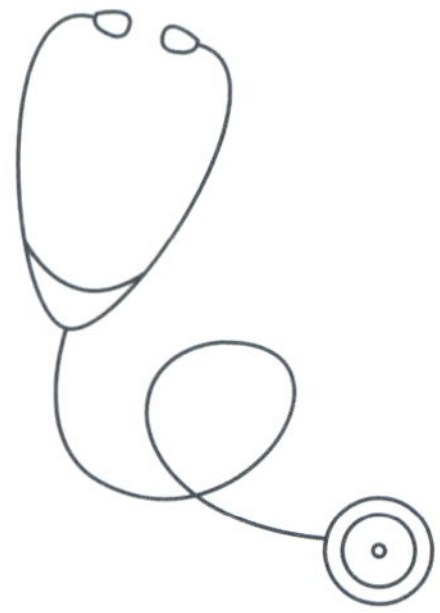

Sachez que les différents dépistages sont organisés et proposés gratuitement par la Sécurité sociale !

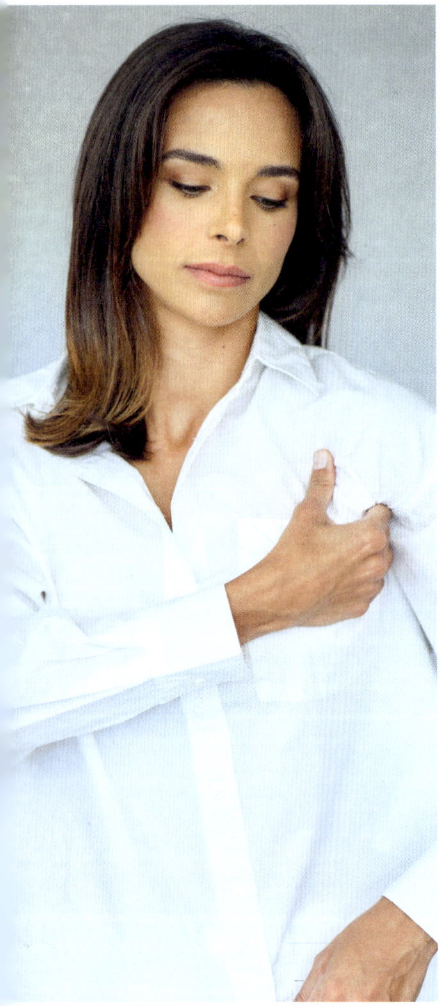

MAMMOGRAPHIE : DÉPISTAGE DU CANCER DU SEIN

Cet examen des seins est préconisé à partir de 50 ans et tous les deux ans ; il se fait par mammographie (radio des seins). À ce jour, les recommandations ciblent les femmes après 50 ans car il existe une augmentation du risque de cancer du sein à partir de cet âge-là. Avant cet âge, cela dépend de votre risque individuel, donc la surveillance et le dépistage peuvent débuter avant 50 ans, à la discrétion de votre médecin et de votre choix personnel. Je vous donne mon avis perso sur ce point : être vigilante, c'est bien, mais ne soyez pas obnubilée ! Sachez que les mammographies engendrent une irradiation des tissus, néfaste pour votre santé. Pour les femmes jeunes, on préfère l'échographie et, si nécessaire, l'IRM des seins.
La vigilance autour du cancer du sein est recommandée toute votre vie, de deux manières : visuellement en observant vos seins et par autopalpation si vous êtes à l'aise avec ça ! Ce geste ne doit pas vous stresser plus qu'il n'en faut.

Comment examiner vos seins ?

Une fois par mois chez vous, une fois par an chez le professionnel de santé ! Concernant la surveillance mensuelle, faites-la plutôt au début du cycle, après les règles.

— **Visuellement :** vérifiez si vos seins n'ont pas un aspect « peau d'orange », qu'il n'y a pas de déformation du sein, de tache colorée, de rétraction du mamelon soudaine, d'écoulement par le mamelon spontané ou à la pression. Si c'est le cas, consultez.

— **Autopalpation** : palpez tout le cadran du sein : avec la paume de la main, écrasez la glande sur les côtés. Il est normal de sentir de la glande, anormal si une zone présente une boule très dure comme de la pierre, qui n'est pas mobile. Si vous n'êtes pas à l'aise avec l'autopalpation, faites examiner vos seins chez le médecin une fois par an ! Et en cas d'inquiétude, consultez ! Si certaines anomalies sont bénignes, et tant mieux, un cancer débutant a plus de chance de guérir en étant pris en charge précocément ! Alors n'attendez pas pour consulter.

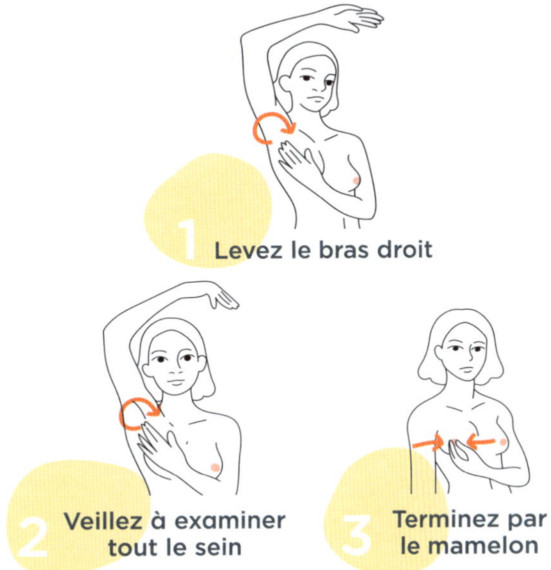

FROTTIS : DÉPISTAGE DU CANCER DU COL DE L'UTÉRUS

Le frottis consiste soit en l'analyse de la présence du papillomavirus, soit en l'analyse des cellules du col de l'utérus. Au moins 90 % des personnes sexuellement actives rencontrent le papillomavirus dans leur vie, donc quasiment tout le monde. La plupart du temps, il est éliminé tout seul par le corps, ouf ! Mais parfois, l'infection à HPV (infection par le papillomavirus humain) persiste, et le virus s'installe dans les cellules du col de l'utérus ; ces cellules se modifient lentement et peuvent devenir cancéreuses au bout de quelques années.

Quand dois-je faire mon frottis ?

On recommande de faire un frottis à partir de 25 ans, mais cette recommandation dépend des pays ! Par exemple, en Nouvelle-Calédonie, il est recommandé à partir de 20 ans, ou cinq ans après les premiers rapports sexuels. Votre gynéco vous le fait chaque année ? Ce ne sont pourtant pas les recommandations… En plus du surcoût pour la Sécurité sociale, cet examen engendre souvent du stress ! En revanche, et c'est mon point de vue personnel : il peut être utile de réaliser votre premier frottis avant 25 ans si vous avez une activité sexuelle depuis de nombreuses années. Imaginez si vos premiers rapports sont survenus à 14 ans…

Le prélèvement fait par votre médecin ou gynécologue au niveau des cellules du col de l'utérus est ensuite envoyé en laboratoire pour analyse, pour y chercher l'HPV.

Le saviez-vous ?

Le préservatif ne protège pas de l'HPV !

Malheureusement, le préservatif ne protège pas complètement de l'HPV. Eh oui, car le papillomavirus est présent au niveau de la sphère génitale et notamment sur la peau, donc le préservatif ne protège pas complètement des papillomavirus.

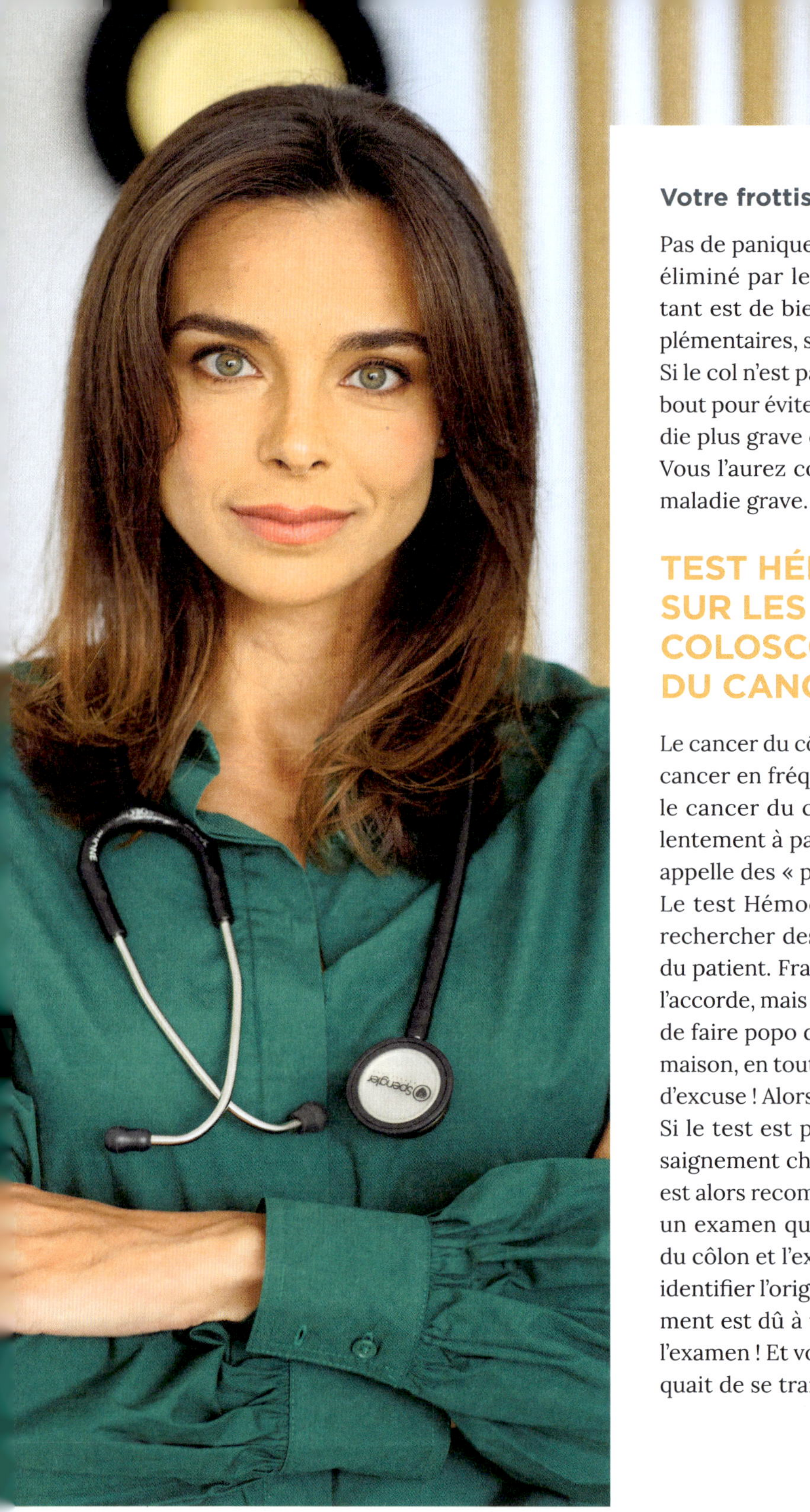

Votre frottis n'est pas normal ?

Pas de panique ! Le virus peut finalement être éliminé par le corps. Le point hyperimportant est de bien faire le suivi (analyses complémentaires, surveillance à six mois ou un an). Si le col n'est pas normal : on en retire un petit bout pour éviter le développement d'une maladie plus grave comme le cancer.
Vous l'aurez compris, on agit donc AVANT la maladie grave.

TEST HÉMOCCULT SUR LES SELLES OU COLOSCOPIE : DÉPISTAGE DU CANCER COLORECTAL

Le cancer du côlon est aujourd'hui le deuxième cancer en fréquence et en mortalité[1]. Comme le cancer du col de l'utérus, il se développe lentement à partir de lésions initiales que l'on appelle des « polypes ».
Le test Hémoccult permet d'analyser et de rechercher des traces de sang dans les selles du patient. Franchement pas glamour, je vous l'accorde, mais ce n'est vraiment pas compliqué de faire popo dans un pot ! Rapide à faire, à la maison, en toute intimité, vous n'avez donc pas d'excuse ! Alors parlez-en avec votre médecin ! Si le test est positif, cela signifie qu'il y a un saignement chronique dans le tube digestif. Il est alors recommandé de faire une coloscopie, un examen qui permet d'observer l'intérieur du côlon et l'extrémité de l'intestin grêle pour identifier l'origine du saignement. Si le saignement est dû à un polype, on le retire pendant l'examen ! Et voilà, un polype de moins qui risquait de se transformer en cancer !

Le saviez-vous ?

Le vaccin Gardasil® a été développé pour stimuler le système immunitaire et se débarrasser de l'infection aux papillomavirus. Même s'ils ont un joli nom, croyez-moi, ils peuvent être vicieux. Ces virus rencontrés lors de contacts intimes sexuels sont soit éliminés par le système immunitaire, soit intégrés dans les cellules du col de l'utérus. Après des années d'évolution, ils peuvent engendrer un cancer ! Ce vaccin a démontré ses effets positifs depuis son utilisation dans le monde. En Australie, où la population est bien vaccinée, et ce depuis 2008, l'apparition de lésions précancéreuses (c'est-à-dire de lésions qui pourraient évoluer en cancer) a diminué pour les femmes jeunes ! Ce vaccin protège aussi d'autres cancers, notamment le cancer de la vulve, du pénis, de l'anus, de la cavité orale, de l'oropharynx, des amygdales et peut-être d'autres ! Aujourd'hui, il est proposé aux jeunes femmes et aux hommes pour les protéger du papillomavirus ; mais il ne protège pas à 100 %, d'où l'importance de se faire dépister par le frottis, indispensable !

MAIS POURQUOI ON NE DÉPISTE PAS TOUS LES CANCERS ?

Tout simplement parce que certains cancers se développent trop vite, ou n'ont pas de marqueurs visibles dans une prise de sang ! Le coût serait très élevé, sans compter que le dépistage peut avoir des effets négatifs, comme une chirurgie excessive sur des cancers qui n'auraient finalement pas évolué ; c'est notamment le cas du cancer de la prostate. Il survient généralement chez la personne âgée, l'évolution est souvent lente…

Le saviez-vous ?

Le cancer du poumon est très meurtrier : il représente la première cause de décès par cancer.

S'il n'y a pas encore de dépistage organisé, c'est en réflexion : un scanner thoracique à basse dose chez les fumeurs ? La recherche d'un autre marqueur dans la prise de sang ?

La question des thérapies complémentaires

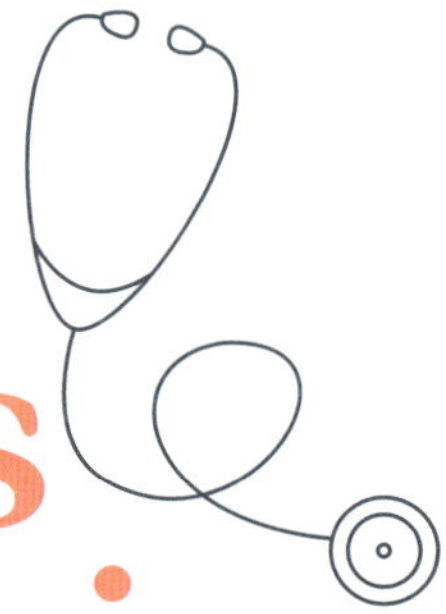

Appelées « médecines douces », il serait préférable de les appeler « thérapies alternatives », car elles ne relèvent pas de la médecine mais plutôt des soins ! Si ces différentes thérapies se sont développées de manière exponentielle ces dernières années, c'est certainement pour répondre au besoin des patients d'être plus écoutés, accompagnés, pris en charge... D'être réellement soignés dans la globalité, physiquement et psychologiquement.

UNE COMPLÉMENTARITÉ POSSIBLE

Ce n'est que mon avis que je partage ici avec vous, sans détour - en aucun cas je ne parle pour mes confrères médecins -, mais je pense que la médecine occidentale fondée sur les preuves, *Evidence Based Medecine alias* EBM, très rationnelle, a atteint certaines limites. Face à une société en constante évolution, ouverte sur le monde, à la recherche de réponses rapides, la médecine comme on l'exerçait « avant » est devenue insuffisante. Attention, je ne dis pas qu'elle doit être abandonnée, non non non, au contraire ! La médecine EBM doit être renforcée, mais elle doit aussi s'adapter en composant avec ces techniques de soins parallèles.

À mon sens, les enjeux actuels reposent sur :

- le renforcement de la confiance des patients envers leurs médecins et la médecine EBM ;
- l'absolue nécessité d'informer les patients sur les limites de ces thérapies alternatives et leurs potentiels risques ;
- une complémentarité possible entre la médecine classique et les soins parallèles.

Certaines thérapies alternatives sont étudiées depuis de nombreuses années, avec des bénéfices plus ou moins prouvés ; c'est le cas pour l'acupuncture, médecine chinoise ancestrale reconnue depuis 1979 par l'OMS comme médecine traditionnelle. Sachez qu'en France, les actes d'acupuncture sont considérés comme des actes médicaux et ne peuvent donc être pratiqués que par des médecins, dentistes, sage-femmes.

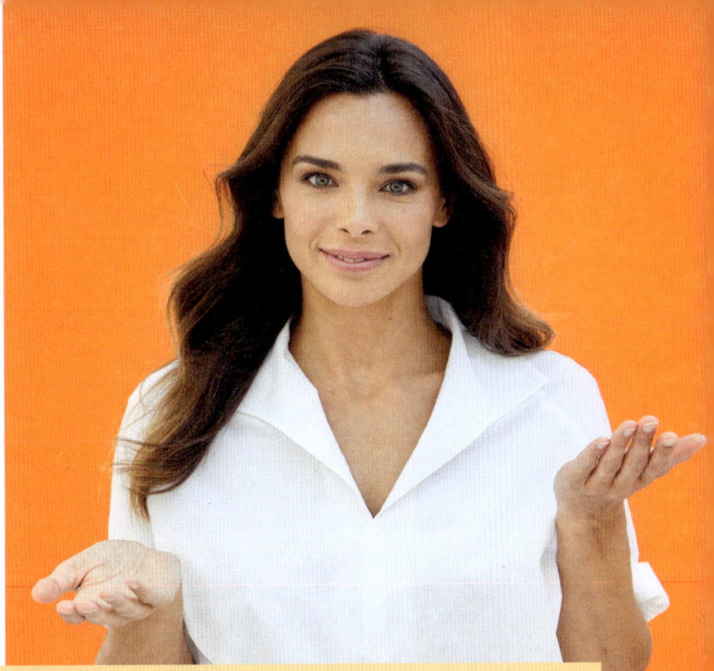

Le saviez-vous ?

Selon l'OMS, environ 80 % de la population mondiale a recours à la « médecine traditionnelle ». Ce terme regroupe les connaissances, compétences et pratiques utilisées au fil du temps pour préserver la santé et prévenir, diagnostiquer et traiter les maladies physiques et mentales. La médecine traditionnelle englobe donc des pratiques anciennes, comme l'acupuncture, la médecine ayurvédique et les mélanges à base de plantes, ainsi que les médecines modernes.

La médecine traditionnelle occupe une place de plus en plus importante dans le monde de la science moderne. 40 % des produits pharmaceutiques autorisés aujourd'hui sont issus de substances naturelles, c'est dire l'importance vitale de la conservation de la biodiversité et de la durabilité. Par exemple, l'aspirine a été découverte grâce à des formules de médecine traditionnelle utilisant l'écorce de saule, la pilule contraceptive a été mise au point à partir des racines de l'igname sauvage et les traitements contre le cancer de l'enfant utilisent la pervenche de Madagascar. L'examen des anciens textes de médecine chinoise est à l'origine des recherches sur l'artémisinine pour la lutte contre le paludisme, qui ont été récompensées par le prix Nobel. La médecine moderne apporte aussi des explications quant aux bénéfices supposés des thérapies complémentaires. L'intelligence artificielle sert aujourd'hui à cartographier les données et tendances de la médecine traditionnelle et à analyser les propriétés pharmacocinétiques des produits naturels. L'imagerie par résonance magnétique fonctionnelle permet d'étudier l'activité cérébrale et la « réponse de relaxation » de certaines thérapies de médecine traditionnelle, comme la méditation et le yoga, de plus en plus utilisées pour la santé mentale et le bien-être en période de stress.

Actuellement, 400 pratiques ont été répertoriées par l'OMS, les plus connues et reconnues étant l'ostéopathie, l'acupuncture (qui fait partie de la médecine traditionnelle chinoise), l'hypnose, le massage, la sophrologie, la naturopathie, qui inclut la phytothérapie et l'aromathérapie (l'usage des huiles essentielles).

QUELLES DIFFÉRENCES ENTRE LA MÉDECINE CONVENTIONNELLE ET LES THÉRAPIES ALTERNATIVES ?

La médecine conventionnelle s'appuie sur des traitements qui ont obtenu une validation scientifique, soit par des essais cliniques, soit parce qu'ils bénéficient d'un consensus professionnel fort, obtenu avec l'accord de la majorité des experts de la discipline concernée. Dans la très grande majorité des cas, les pratiques de soins non conventionnelles ont fait l'objet d'études scientifiques peu rigoureuses, ne démontrant pas leurs modalités d'action, leur efficacité, ainsi que leur non-dangerosité. **Lorsqu'elles sont utilisées pour traiter des maladies graves ou en urgence, à la place des traitements conventionnels reconnus, elles peuvent donc faire perdre des chances d'amélioration ou de guérison aux malades.** Le problème est là…

Il faut aussi savoir que l'enseignement de ces pratiques ne donne pas lieu à des diplômes nationaux, à l'exception de l'acupuncture. Cependant, certaines pratiques font l'objet de diplômes d'université (DU) ou de diplômes interuniversitaires (DIU) placés sous la seule responsabilité d'une université. Ces diplômes ne justifient aucunement l'innocuité ou l'efficacité de ces pratiques ! Et ils ne donnent pas droit, à eux seuls, d'exercer une profession de santé. Certaines formations sont par ailleurs délivrées au sein d'organismes privés sans aucun contrôle des institutions publiques quant à leur contenu, et sans reconnaissance par l'État des diplômes délivrés.

Justement, quelles sont ces pratiques ?

Vous en avez forcément entendu parler : ostéopathie, chiropraxie, méditation, mésothérapie, auriculothérapie, hypnothérapie, sophrologie, thermalisme psychiatrique, biologie totale, acupuncture, homéopathie, biorésonance, thérapie nutritionnelle, micronutrition, réflexologie, naturopathie, phytothérapie, aromathérapie, kinésiologie…
Ces pratiques se développent parallèlement à la médecine conventionnelle, en France et partout dans le monde. Elles sont en progression dans le champ du bien-être, de la nutrition et de l'apparence esthétique.

Drapeau rouge !

Attention à l'ostéopathie.

Le thérapeute que vous consultez doit être sérieux et vigilant concernant votre état de santé : antécédents personnels, bilan médical préalable, diagnostic…

— Il n'a pas le droit de procéder à des manipulations internes !

— Les manipulations cervicales sont à proscrire car elles entraînent un risque de dissection des artères du cou provoquant les AVC.

— Les manipulations du crâne, de la face et du rachis chez le nourrisson de moins de 6 mois ne sont pas autorisées.

Quelles thérapies alternatives sont validées et dans quelles indications ?

L'acupuncture est une médecine traditionnelle chinoise, fondée sur la stimulation de points précis du corps à visée thérapeutique.
Étant donné que cette technique est utilisée depuis des centaines d'années, de nombreuses études ont tenté de prouver ses bénéfices. Ce n'est pas moi qui le dis, mais les instances de santé : l'acupuncture est efficace – en tout cas plus que l'absence de traitement – contre certaines douleurs chroniques, comme des douleurs lombaires, des douleurs de règles, des douleurs liées au cancer, mais aussi pour traiter des nausées et vomissements. Mais on ne peut pas affirmer son efficacité dans d'autres indications.

L'hypnose peut être proposée dans de nombreuses situations ; selon l'avis de la HAS, les études à ce jour démontrent son utilité dans l'anesthésie ou lors de gestes chirurgicaux pour la gestion des douleurs. Elle a aussi un intérêt particulier dans le syndrome du côlon irritable pour diminuer les symptômes digestifs. Bien qu'elle soit très utilisée dans ces cas, les données actuelles sont insuffisantes pour affirmer son efficacité dans le sevrage tabagique ou les troubles anxieux. Certains patients diront qu'elle a été salvatrice.

Et les autres ?

L'ostéopathie repose sur des manipulations externes de structures musculo-squelettiques et myofaciales pour remédier à des troubles fonctionnels (douleurs, blocages, gênes fonctionnelles…). Elle est pratiquée par des thérapeutes manuels non professionnels de santé ou par des professionnels de santé qui se sont formés en parallèle.
Le problème : les formations, les techniques sont hétérogènes et il n'existe pas de preuve de bénéfices dans les études menées à ce jour. Pourtant, ça marche sur vous ? L'effet placebo est probable, l'effet initial est possible mais, je le répète, on n'a pas de preuve de bénéfices de cette pratique sur la durée.

Mon conseil

La naturopathie : pourquoi pas, mais à certaines conditions !

Encore une fois, choisissez bien le praticien. Celui-ci vous prodiguera des conseils hygiéno-diététiques de bon sens effectivement très utiles ! Mais fuyez s'il vous recommande de changer ou d'arrêter votre traitement médical. Et, bien sûr, mentionnez le suivi avec votre médecin pour l'optimiser. La plupart du temps, les prises de sang à rallonge sont d'ailleurs inutiles…

La naturopathie repose sur les principes d'une bonne hygiène de vie : alimentation, exercice physique et psychisme. Elle n'est pas censée guérir mais plutôt aider l'organisme à maintenir son équilibre, à stimuler son métabolisme et son autoguérison. Attention, les naturopathes ne sont pas des diététiciens nutritionnistes, ni des professionnels de santé – là aussi, leurs formations sont aléatoires et de courte durée. Le risque principal ? Les dérives antimédicaments.

La chiropractie entend traiter les troubles du système musculaire et squelettique par des actes de manipulations et de mobilisations manuelles, instrumentales ou assistées mécaniquement. La profession est encadrée, il existe une formation. Mais les études scientifiques n'ont pas permis d'affirmer avec certitude son efficacité ni ses risques. Pourtant, dans les douleurs lombaires aiguës, la chiropraxie pourrait être aussi efficace que la kiné ou les traitements médicamenteux. Quelles limites ? Comme l'ostéopathie !

Vous l'aurez compris, les thérapies alternatives peuvent avoir des bénéfices dans certains cas, en complément de la prise en charge médicale, mais sont risquées si elles sont pratiquées en remplacement du traitement médical optimal ou si elles sont pratiquées par des thérapeutes peu consciencieux. Je préfère me répéter : si vous consultez un thérapeute, parlez-en avec votre médecin !

Calendrier de votre suivi

Un mémo pour vous aider à y penser !

Pour tous

— **La base :** un RDV médical 1 fois par an au moins, c'est bien ●

— **Le bonus :** une prise de sang régulière pourquoi pas tous les 1 à 5 ans en fonction du profil de risque individuel (antécédents personnels et familiaux, prises de risque IST, addictions…).

— **Pensez-y !**

Le dentiste : 1 fois par an idéalement pour contrôle et détartrage.

Le dermato : 1 fois par an si possible et autosurveillance régulière de sa peau (grain de beauté et taches).

L'ophtalmologue : si vous avez des problèmes aux yeux ou des troubles visuels ; 1 fois par an ou tous les 2 ans.

Pour vous, Mesdames, avant 50 ans

- Entre 25 ans et 29 ans : frottis par étude des cellules.
- Entre 30 et 40 ans : frottis par recherche de la présence de papillomavirus.

→ Premier 3 ans après, puis tous les 5 ans.

- Dépistage du cancer du sein :
  - par autopalpation régulière ;
  - palpation annuelle chez le médecin ;
  - pas d'examens spécifiques sauf si risque individuel élevé.

Après 50 ans

- Poursuite des frottis jusqu'à 65 ans !
- Dépistage du cancer du sein par :
  - autopalpation régulière ;
  - palpation annuelle chez le médecin ;
  - mammographie tous les 2 ans.
- Dépistage du cancer colorectal (*cf.* page 178).
- Contrôle ophtalmo tous les 2 ans, dépistage DMLA et troubles visuels.

Pour vous, Messieurs, avant 50 ans

Pas de dépistage spécifique organisé par la Sécurité sociale, mais vigilance bien sûr !

Après 50 ans

- Dépistage du cancer colorectal (*cf.* page 178).
- Vigilance concernant le cancer de la prostate :
  - dépistage par toucher rectal ;
  - consultation chez l'urologue ;
  - prise de sang souvent demandée pour doser le PSA (prostate antigène…) mais pas recommandée officiellement !
- Contrôle ophtalmo tous les 2 ans : dépistage DMLA et troubles visuels.

Un bilan préventif

Tout assuré social peut bénéficier d'un Examen de prévention en santé (anciennement appelé Bilan de santé gratuit) tous les cinq ans. Votre caisse d'Assurance-Maladie peut vous inviter à vous inscrire à cet examen, mais vous pouvez également la contacter spontanément pour en bénéficier. Vous recevrez une demande d'inscription à remplir, accompagnée d'un questionnaire médical, puis une convocation à l'examen. En remplissant précisément le questionnaire, vous orientez les examens à effectuer.

Mémo vaccinal simplifié

Attention, le calendrier vaccinal évolue et change régulièrement !

Les vaccins en VERT sont obligatoires, ceux en JAUNE sont facultatifs

Vaccin	1 mois	2 mois	3 mois	4 mois	5 mois	11 mois	12 mois	16-18 mois	6 ans	11-13 ans	15 ans	16-18 ans	18-24 ans	25 ans	45 ans	65 ans	> 65 ans
Diphtérie, Tétanos, Poliomyélite (BTP)		×		×		×			×	×				×	×	×	×
Rougeole, Oreillons, Rubéole (ROB)							×	×					Rappel tous les 10 ans				
Coqueluche acellulaire (Ca)		×		×		×			×	×				×			
Haemophilus influenzae de type B (HiB)		×		×		×											
Pneumocoque		×		×		×											
Méningocoque C					×		×	en rattrapage 1 dose jusqu'à 24 ans									
Hépatite B		×		×		×											
Hépatite A							×										
Méningocoque B			×		×		×										
Rotavirus		×	×	+/-													
Tuberculose (BCG)	×	1 dose recommandée à partir d'un mois															
Papillomavirus (recommandation)										×	2 doses à 6 mois d'intervalle						
ou Papillomavirus (en rattrapage)	en rattrapage 3 doses à 0 - 1 - 6 mois à partir de 13 ans																
Grippe (personnes fragiles)													1 dose annuelle				×
Zona											1 dose entre 65 et 75 ans					×	×

- Le rattrapage est possible si la vaccination est incomplète.
- Rappel de vaccin pour la coqueluche = protection du nourrisson. Il est nécessaire pour les femmes enceintes et ses proches si la vaccination date de plus de cinq ans.
- Varicelle : ce vaccin est recommandé chez les grands enfants ou les adultes non vaccinés.
- Autres vaccins à faire si vous voyagez (voir le centre de vaccination des voyageurs) :
  - fièvre jaune
  - typhoïde

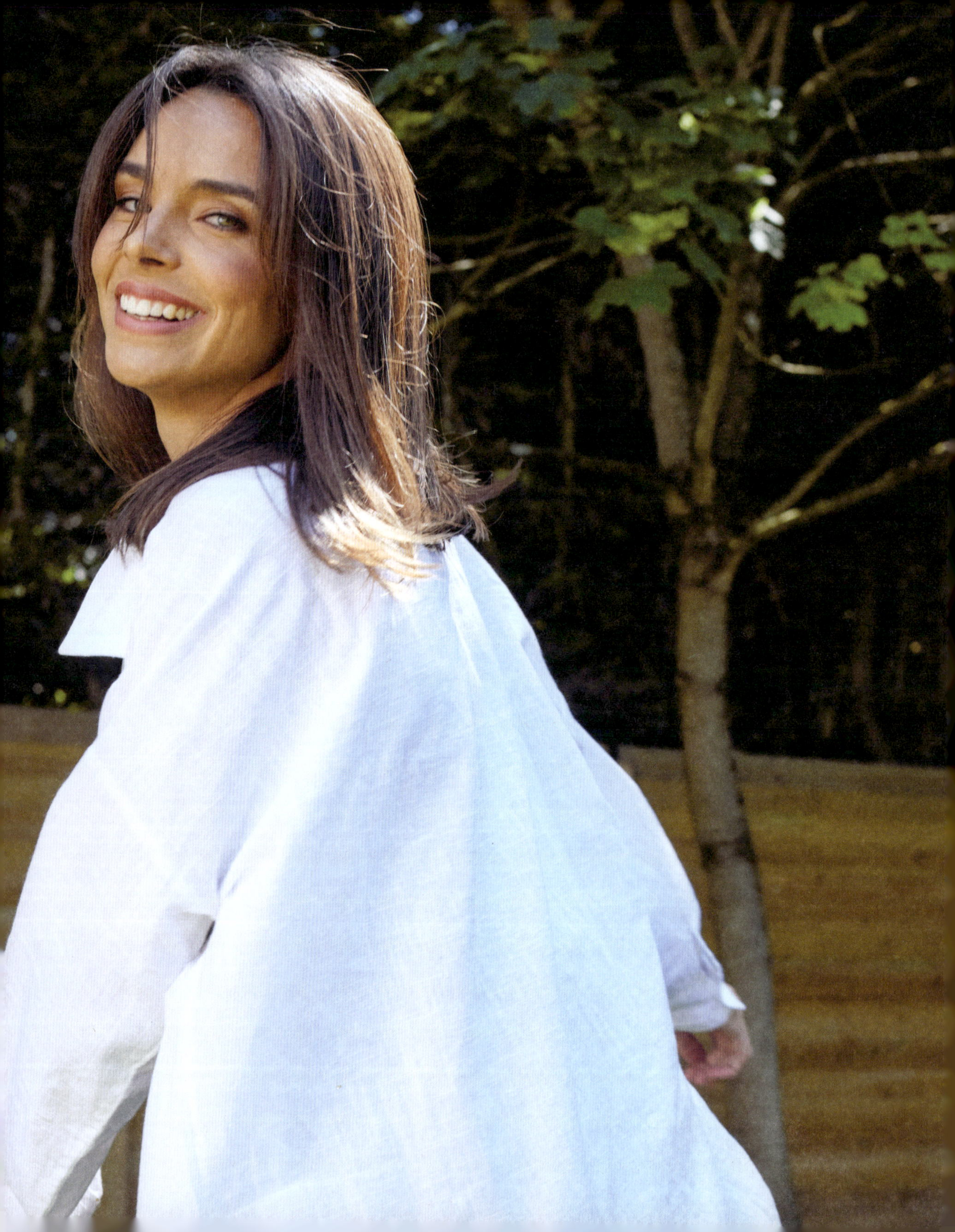

Vous avez maintenant quelques clés pour agir sur votre santé physique et mentale. À travers ces 6 piliers détaillés et les différents conseils partagés, j'espère sincèrement vous aider à être en pleine forme !
Pour une vie en bonne santé, épanouie et la plus longue possible, on est d'accord ?

Références

L'ensemble du contenu de cet ouvrage repose sur certains référentiels médicaux dont le Manuel diagnostique et statistique des troubles mentaux (DSM 5) et sur les recommandations nationales du Ministère de la Santé, de l'Agence nationale de sécurité du médicament (ANSM), de la Haute Autorité de santé (HAS) et du Programme national nutrition santé (PNNS) ; certaines statistiques proviennent du site de Santé publique France.

Chapitre 1

Notes de fin

page 29

[1] Lawrenson JG, Hull CC, Downie LE. The effect of blue-light blocking spectacle lenses on visual performance, macular health and the sleep-wake cycle: a systematic review of the literature. Ophthalmic Physiol Opt. 2017 Nov;37(6):644-654. doi: 10.1111/opo.12406. PMID: 29044670.

Bigalke JA, Greenlund IM, Nicevski JR, Carter JR. Effect of evening blue light blocking glasses on subjective and objective sleep in healthy adults: A randomized control trial. Sleep Health. 2021 Aug;7(4):485-490. doi: 10.1016/j.sleh.2021.02.004. Epub 2021 Mar 8. PMID: 33707105.

Chapitre 2

Sources

- HAS, Guide des connaissances sur l'activité physique et la sédentarité. https://www.has-sante.fr/upload/docs/application/pdf/2022-08/guide_connaissance_ap_sedentarite_vf.pdf
- La clinique du coureur. https://lacliniqueducoureur.com/
- HAS, « Consultation et prescription médicale d'activité physique à des fins de santé ». https://www.has-sante.fr/jcms/c_2876862/fr/consultation-et-prescriptionmedicale-d-activite-physique-a-des-fins-de-sante;medicosport.cnosf.org
- Ziltener J.-L., Leal S., Borloz S., « Activités physiques – sport et arthrose », Revue Médicale Suisse, n° 332, mars 2022. https://www.revmed.ch/revue-medicale-suisse/2012/revue-medicale-suisse-332/activites-physiques-sport-et-arthrose
- Medicosport.CNOSF.org

Notes de fin

page 42

[1] 2018 Physical Activity Guidelines Advisory Committee Scientific Report". Department of Health and Human Services, Washington (DC), 2018.
https://health.gov/paguidelines/second-edition/report.aspx https://www.ncbi.nlm.nih.gov/pmc/articles/PMC4721342/
https://www.ncbi.nlm.nih.gov/pmc/articles/PMC3774634/
https://pubmed.ncbi.nlm.nih.gov/36081328/

page 44

[2] https://www.inserm.fr/expertise-collective/activite-physique-prevention-et-traitement-maladies-chroniques

page 47

[3] Plus de renseignements sur https://www.ottawaheart.ca/fr/maladie-coronarienne-guide-a-lintention-des-patients/stress-depression-et-anxiete

page 49

[4] Source : https://dumas.ccsd.cnrs.fr/dumas-01528930/document

Chapitre 3

Sources

- Dr Juneau M., « Protéines d'origine végétale ou animale : un impact sur la santé », Observatoire de la prévention, Institut de cardiologie de Montréal, 2020. https://observatoireprevention.org/2020/02/27/proteines-dorigine-vegetale-ou-animale-un-impact-sur-la-sante/
- Anses, « Les références nutritionnelles en vitamines et minéraux », https://www.anses.fr/fr/content/les-références-nutritionnelles-en-vitamines-et-minéraux
- Santé publique France, « Qu'est-ce que le PNNS ? ». https://www.mangerbouger.fr/ressources-pros/le-plan-national-nutrition-sante-pnns/qu-est-ce-que-le-pnns

Diabète Québec, « Indice glycémique ». https://www.diabete.qc.ca/fr/vivre-avec-le-diabete/alimentation/aliments-et-nutriments/lindice-glycemique/
- Foodwatch, « Nitrites dans la charcuterie : l'Anses confirme le lien entre risque de cancer et exposition aux nitrites et nitrates via la viande transformée », 2022. https://www.foodwatch.org/fr/communiques-de-presse/2022/nitrites-dans-la-charcuterie-lanses-confirme-le-lien-entre-risque-de-cancer-et-exposition-aux-nitrites-et-nitrates-via-la-viande-transformee
- HAS, Anorexie mentale : prise en charge, 2010. https://www.has-sante.fr/upload/docs/application/pdf/2013-03/reco2clics_-_anorexie_-mentale.pdf
- HAS, « Boulimie et hyperphagie boulimique : repérage et éléments généraux de prise en charge », 2019. https://www.has-sante.fr/jcms/c_2581436/fr/boulimie-et-hyperphagie-boulimique-reperage-et-elements-generaux-de-prise-en-charge

Notes de fin

page 73

[1] https://www.huiledoliveextravierge.com/composition.php

page 82

[2] Inserm, « La consommation d'édulcorants serait associée à un risque accru de cander », 2022. https://presse.inserm.fr/la-consommation-dedulcorants-serait-associee-a-un-risque-accru-de-cancer/45022/
Debras C. & al, "Artificial sweeteners and cancer: risk Results form the NutriNet-Santé population-based cohort study", PLOS Medicine, 2022. https://journals.plos.org/plosmedicine/article?id=10.1371/journal.pmed.1003950

page 91

[3] https://www.anses.fr/fr/system/files/NUT2014SA0008Ra.PDF

page 95

[4] Tavolacci M.-P., Ladner J., Dechelotte P., "COVID-19 Pandemic and Eating Disorders among University Students", PubMed, 2021.
Silén Y., Keski-Rahkonen A., "Worldwide prevalence of DSM-5 eating disorders among young people", PubMed, 2022.

page 98

[5] « Génétique et épigénétique des troubles des conduites alimentaires », Nicolas Ramoz, Julia Clarke et Philip Gorwood, 2017.

Chapitre 4

Sources

« Optimiser le bien-être au travail et la performance globale : enjeux et perspectives » d'Olivier Bachelard, Regards, 2017/1 (no 51) https://doi.org/10.3917/regar.051.0169
https://dares.travail-emploi.gouv.fr/ sites/default/files/pdf/travail_et_bien-etre_tc_vd_2.pdf

Notes de fin

page 113

[1] Robert Waldinger, Harvard College, 2015. (https://www.ted.com/talks/robert_waldinger_what_makes_a_good_life_lessons_from_the_longest_study_on_happiness/c?language=fr)

Chapitre 5

Notes de fin

page 135

[1] « Étude sur les patients atteints de maladies cardiovasculaires : amélioration du stress et de la qualité de vie », The Journal of Alternative and Complementary Medicine, Université Nice-Sophia Antipolis.
[2] Eren N. B., Oztunc G., "The Effects of Aromatherapy on the Stress and Anxiety Level of Nurses Working in Intensive Care Units", International Journal of Caring Sciences, vol. 10 issue 3, 2017.
[3] Hernandez-Reif M., "High blood pressure and associated symptoms were reduced by massage therapy", Journal of Bodywork and Movement Therapies, vol. 4 issue 1, 2000.
[4] Field T., "Cortisol decreases and serotonin and dopamine increase following massage therapy", International Journal of Neuroscience, 2005.
[5] Hou W.-H. et al, "Treatment effects of massage therapy in depressed people: a meta-analysis", The Journal of Clinical Psychiatry, 2010.

page 136

[6] Département Prévention Cancer Environnement, « Parabènes », Centre de lutte contre le cancer, 2022. https://www.cancer-environnement.fr/fiches/expositions-environnementales/parabenes/
[7] CHU de Besançon.
[8] Journal of Psychiatric Research, Université de Strasbourg.
[9] Journal of Holistic Nursing.
[10] Journal of Korean Academy of Nursing.

page 141

[11] Département Prévention Cancer Environnement, « Parabènes », Centre de lutte contre le cancer Léon Bernard, 2022. https://www.cancer-environnement.fr/fiches/expositions-environnementales/parabenes/

page 142

[12] Que choisir, « Produits cosmétiques, les fiches des molécules toxiques à éviter » https://www.quechoisir.org/decryptage-produits-cosmetiques-les-fiches-des-molecules-toxiques-a-eviter-n2019/
[13] Endocrine Disruptor Lists, « Substances identified as endocrine disruptors at EU level », 2022. https://edlists.org/the-ed-lists/list-i-substances-identified-as-endocrine-disruptors-by-the-eu
- Dr Juneau M., « Les phtalates : une composante de certains plastiques et produits cosmétiques nuisible à la santé humaine », Observatoire de la prévention, Institut de cardiologie de Montréal, 2021. https://observatoireprevention.org/2021/11/23/les-phtalates-une-composante-de-certains-plastiques-et-produits-cosmetiques-nuisible-a-la-sante-humaine/
- Anses, Connaissances relatives à la réglementation, à l'identification, aux propriétés chimiques, à la production et aux usages des composés de la famille des Phtalates (Tome 1), 2014. https://www.anses.fr/fr/system/files/SUBCHIM2009sa0331Ra-104.pdf
- Perturbateurs endocrinien, « Listes des perturbateurs endocriniens ». https://www.perturbateur-endocrinien.com/liste-perturbateurs-endocriniens/

[14] Que choisir, « Produits cosmétiques, téléchargez notre carte-repère des molécules toxiques ». https://www.quechoisir.org/decryptage-produits-cosmetiques-telechargez-notre-carte-repere-des-molecules-toxiques-n11449/
[15] Que choisir, « Produits cosmétiques, téléchargez notre carte-repère des molécules toxiques ». https://www.quechoisir.org/decryptage-produits-cosmetiques-telechargez-notre-carte-repere-des-molecules-toxiques-n11449/

page 143

[16] Namer M. et al, "The use of deodorants/antiperspirants does not constitute a risk factor for breast cander", Bulletin du Cancer, 2008.

page 144

[17] Xavier J., « Le collagène une protéine anti-âge indispensable », Doctissimo, 2020. https://www.doctissimo.fr/beaute/ingredients-cosmetiques/collagene

page 145

[18] Adel K., « Le point sur les suppléments de collagène », Médecins francophones du Canada, 2020. https://www.medecinsfrancophones.ca/le-point-sur-les-supplements-de-collagene/#:~:text=Les%20chercheurs%20ont%20conclu%20que,peau%20%C3%A0%20court%20terme5.

page 153

[19] Rosenberg A. M. et al, « Quantitative mapping of human hair greying and reverseal in relation to life stress", eLife. https://elifesciences.org/articles/67437

page 155

[20] Poulain M., « Blue Zones : aires de longévité exceptionnelle de par le monde », Gérontologie et société, vol. 38, n° 151, 2016. https://www.cairn.info/revue-gerontologie-et-societe-2016-3-page-55.html

page 156

[21] Inserm, « Épigénétique : Un génome, plein de possibilité ! », 2017. https://www.inserm.fr/dossier/epigenetique/
[22] Département Prévention Cancer et Environnement, « Épigénétique et environnement », Centre de lutte contre le cancer Léon Bernard, 2022. https://www.cancer-environnement.fr/fiches/informations-generales/epigenetique-et-environnement/

page 158

[23] ANSM, « Produits injectables utilisés en esthétique pour le traitement des rides : attention aux marchandises falsifiées ! », 2021. https://ansm.sante.fr/actualites/produits-injectables-utilises-en-esthetique-pour-le-traitement-des-rides-attention-aux-marchandises-falsifiees

page 160

[24] Nguyen-Michel V. H., Lâm X. Y., Sebban C., « Le sommeil et ses troubles chez le sujet âgé », L'Information Psychiatrique, vol. 86, 2010. https://www.cairn.info/revue-l-information-psychiatrique-2010-1-page-57.html

Chapitre 6

Sources

https://www.has-sante.fr/jcms/c_2680281/fr/hypertension-arterielle-de-l-adulte-depister-tot-traiter-mieux

Remerciements

Déjà, je tiens à vous remercier. Car sans vous, je ne serai pas là, en train d'écrire des remerciements pour mon deuxième livre ! Vous avez changé ma vie le jour où j'ai remporté la couronne de Miss France. Cette expérience m'a donné confiance en moi, m'a permis de rencontrer des personnes passionnantes et d'évoluer vers une carrière professionnelle, médicale et médiatique que je n'aurais jamais osé envisager auparavant. Alors merci pour tout ça !

Bien évidemment je remercie du fond du cœur mon éditeur, Marabout, et plus particulièrement Elisabeth, Olivia, Lauriane et Fabienne pour leur confiance, leur soutien et leur bienveillance absolue ces derniers mois. Votre énergie positive m'a portée pendant les moments de doute. Merci beaucoup et bravo pour votre travail ! Merci également à Laurence pour ses magnifiques photos !

Merci aussi à mes managers, mes bras droits, Marion, Léa et Laureen. Vous le savez, mais je vous le redis : sans vous, je n'aurai jamais pu mener à bien ce projet, en continuant mes autres activités en parallèle. Alors ce livre, c'est aussi un peu le vôtre ! Merci pour votre soutien sans faille, vos sourires communicatifs et votre amitié.

Merci aux experts qui ont accepté de participer à ce livre sans hésiter, pour partager de l'information utile à tous. Merci à mes confrères et consœurs médecins qui m'ont appris ce beau métier pendant neuf longues années, qui m'ont inspirée, en transmettant leur passion avec pédagogie et bienveillance. Merci aux soignants que j'ai croisés dans les hôpitaux et les cabinets médicaux, qui exercent avec le cœur. Vous êtes des héros du quotidien. Je vous présente mon immense respect.

Enfin, merci à mes proches. Ma famille, que j'aime de tout mon cœur, qui continue de me soutenir inconditionnellement malgré la distance et ma vie parfois compliquée à suivre. Mes parents, ces héros, toujours présents pour donner un coup de main, pour me faire un bon petit plat, pour me faire rire mais aussi pour me remettre en question. Ma sœur et mon frère, ces deux trésors qui me donnent envie d'être un bon exemple (et me font aussi beaucoup rire).
Merci à Christophe, qui m'a toujours soutenue dans mes projets les plus fous, et a été un exemple de travail acharné. Merci d'avoir cru en moi. Merci à mes ami(e)s ici, et ailleurs dans le monde, qui se reconnaîtront ! Ceux qui me tirent vers le haut, m'encouragent à donner de le meilleur de moi-même, sont présents dans les meilleurs et les pires moments… et qui me rappellent aussi de prendre soin de moi ! Parce qu'on n'est rien sans l'amitié et l'amour non ?

Photographies par Laurence Laborie

L'éditeur remercie Fabienne Travers pour sa précieuse collaboration

Mise en page : Maogani

Achevé d'imprimer en France par PPO
pour le compte des Éditions Marabout (Hachette Livre)
58, rue Jean--Bleuzen, 92178 Vanves Cedex
Dépôt légal : août 2023
ISBN : 978-2-501-17373-5
8885657